Trauma:
Diagnostik und Behandlung der Traumafolgestörugen – eine aktuelle Übersicht

Herausgegeben durch:
Dr. med. Werner Tschan
PO Box 429
CH-4009 Basel / Schweiz

fon +4161-331-6113
info@bsgp.ch
http://www.bsgp.ch

Herstellung und Verlag
BoD-Books on Demand, Norderstedt
ISBN: 978-3-7386-2538-7

Bei der Verfassung und Zusammenstellung der Texte in diesem Werk wurde mit grösster Sorgfalt vorgegangen; trotzdem können Fehler nicht vollständig ausgeschlossen werden.

Inhaltsverzeichnis

Danksagung

Ich danke meinen Patienten, welche sich vertrauensvoll mit ihren Anliegen an mich gewandt haben und die mir mitgeholfen haben, den vorliegenden Text über Traumafolgestörungen zu verfassen. Danken möchte ich auch den Fachkolleginnen und –kollegen, die mir ihren Forschungen und ihren Beiträgen mitgeholfen haben, Traumafolgen besser zu verstehen. Ein besonderer Dank gilt meiner Ehefrau Melanie Kast Tschan, die neben Medizin auch Philosophie studiert hatte – und die mich Dank ihren Kenntnissen und Erfahrungen stets unterstützt hat. Sie hat in der Entstehung dieses Werkes Wesentliches beigesteuert und hat durch ihre Sicht als Frau auch mitgeholfen, einen allfälligen Genderbias zu überwinden.

Ein besonderer Dank gilt unserer Hündin, welche die therapeutischen Prozesse in unserer Praxis grundlegend verändert hat. Immer wird sie durch Patientinnen und Patienten als erste begrüsst, und falls sie nicht anwesend ist, kommen besorgte Fragen. Ihre blosse Anwesenheit im Praxisraum vermittelt für viele Traumabetroffene *„Sicherheit"*.

Danken möchte ich auch denjenigen Patientinnen und Patienten für ihre Bereitschaft, Teile ihrer Geschichten als Beispiel hier verwenden zu dürfen. Ihre Biografien sind auf eine Art und Weise verändert, dass ein Rückschluss auf bestimmte Personen ausgeschlossen ist – der Kerngehalt der Aussagen in Bezug auf die Traumafolgen ist hingegen tatsachengemäss wiedergegeben.

Empfohlene Literatur

Jede Empfehlung ist subjektiv. Die nachfolgend aufgeführten Autoren und deren Bücher waren für mich eine grosse Hilfe für de Entwicklung des vorliegenden Werkes. Judith Herman hat als eine der ersten Fachfrauen nach der revolutionären Wende von 1980, die mit der Schaffung der PTSD und DID Diagnose eingeleitet wurde, die *„Sutren, die Bibel, der Koran oder den Talmud der Psychotraumatologie"* geschrieben. Das wäre das erste Buch, welches ich lesen würde; das zweite wäre das neuste Buch von Daniel Siegel und das dritte das Monumentalwerk von Henry Ellenberger über die historische Entwicklung der wissenschaftlichen Konzeption der Traumafolgestörungen.

- Siegel Daniel J.: The developing Mind: Toward a Neurobiology of Interpersonal Experience. New York, Guilford, 1999.
- Siegel Daniel J.: The developing Mind. How relationships and the brain interact to shape who we are. New York, Guilford, 2012.
- Ellenberger Henry: Die Entdeckung des Unbewussten. Zürich, Diogenes, 1980.
- Herman Judith: Trauma and Recovery. New York, Basic Books, 1998. Dt.: Die Narben der Gewalt. Paderborn, Junfermann, 2003.
- Kluft Richard P.: Shelter from the Storm. Processing the Traumatic Memories of DID/ DDNOS Patients with The Fractionated Abreaction Technique. North Charlston, Create Space Independent Publishing Platform, 2013.
- Panksepp Jaak: Affective Neuroscience. The Foundations of Human and Animal Emotions. New York, Oxford University Press, 1998.
- Damasio Antonio: The Strange Order of Things: Life, Feeling, and the Making of the Cultural Mind. New York, Pantheon, 2018.
- Seung Sebastian: How the Brain's Wiring Makes Us Who We Are. Wilmington MA, Mariner, 2013.

- Cozolino Louis: Why Therapy Works: using our minds to change our brains. New York, W.W. Norton, 2016.
- Cozolino Louis: Neuroscience of Psychotherapy. Building and Rebuilding the Human Brain. New York, W.W. Norton, 2017.
- Van Derbur Marilyn: Tagkind – Nachtkind. Das Trauma sexueller Gewalt. Überlebenswege, Heiungsgeschichte, Hilfen zur Prävention. Kröning, Asanger, 2013.
- Gallese Vittorio: The Birth of Intersubjectivity: Psychodynamics, Neurobiology and the Self. New York, W.W. Norton, 2014.
- Porges Stephen: Die Polyvagaltheorie und die Suche nach Sicherheit: Traumabehandlung, soziales Engagement und Bindung. Lichtenau, G.P. Probst, 2018.
- Onno Van der Hart, Ellert R.S. Nijenhuis und Kathy Steel: Das verfolgte Selbst: Strukturelle Dissoziation. Die Behandlung chronischer Traumatisierung. Paderborn, Junfermann, 2008.

Ein Beispiel zur Einleitung

Eine 26 jährige Frau sieht sich plötzlich von Feuerwehrleuten und Polizei umringt, auf dem Dach eines mehrgeschossigen Gebäudes. Die Frau weiss nicht, wie sie auf den 9. Stock der Klinik gekommen ist. Es fragt sie auch niemand danach. Die Rettungsleute wie auch das Klinikpersonal gehen davon aus, dass die junge Frau sich das Leben nehmen wollte.

Der Frau wurde durch das Klinikpersonal in der Folge vorgeworfen, sie sei nicht kooperativ und verhalte sich destruktiv. Sie bekam täglich 200mg Diazepan (Valium ®) und 30mg Alprazolam (Xanax ®). Wenn sie einen Anlauf nahm, etwas über ihre traumatischen Erfahrungen mitzuteilen, wurde sie jeweils von Ärztinnen oder Ärzten mit dem Hinweis unterbrochen, es gehe jetzt um die Suizidalität und nicht um die alten Sachen. Ziel sei, dass sie wieder stabiler sei, dann könne sie die Klinik wieder verlassen ...

Weder Ärzte noch Pflegepersonal realisierte die dissoziativen Symptome. Die Patientin selbst fürchtete sich vor diesen für sie unerklärlichen Filmrissen – die sie so nicht zum ersten Mal erlebte. Sie wusste nicht, was mit ihr los war. Es war ihr einfach alles zuviel. Dass diese Phänome Ausdruck einer dissoziativen Störung sind, erfuhr sie erst viele Jahre später im Rahmen einer traumafokussierten Behandlung. Sie konnte dann auch beschreiben, dass diese Symptome in der Vergangenheit auftraten, wenn sie unter Spannung stand und nicht weiter wusste. Immer habe es geheissen, sie habe die ganze Familie zerstört. So der Vater, der sie jahrelang vergewaltigt hatte ...

Dabei hatte sie immer auf eine *"normale Familie"* gehofft, wo man es gut miteinander hat – so wie sie dies bei anderen gesehen hatte, wo man zusammen lachen konnte, fröhlich war, und Spiele zusammen spielen konnte.

Die psychiatrischen Klinken waren zunächst ein Schutz für sie. Hier konnte ihr zumindest der Vater nichts anhaben. Als sie jedoch durch Ärzte und Pflegepersonal immer öfters zurecht gewiesen wurde (sie solle sich jetzt endlich zusammen nehmen, sie solle nicht immer mit den alten Sachen anfangen, damit würde sie sich nur selber schaden, etc.) reagierte sie zunehmend verunsichert. Und als sie schliesslich in der Klinik durch einen Mitpatienten vergewaltigt wurde, hielt es auch da nicht mehr aus – nun gab es keinen sicheren Ort mehr für sie, weder in ihrer Familie, noch in der psychiatrischen Klinik, noch sonst wo.

Diese Beispiel zeigt unmissverständlich die Notwendigkeit einer systemischen Sichtweise zum Verständnis der Traumafolgestörungen auf – ohne die sozialen Dimensionen werden die individuellen Auswirkungen nicht verstanden. Der Rechtsstaat soll Menschen vor Gewalt schützen – das Versagen ist mit Händen zu greifen und verdeutlicht den schmerzvollen Leidensweg dieser jungen Frau. Die Staatliche Rentenversicherung (in der Schweiz: Invalidenversicherung genannt) gewährte ihr schliesslich wegen anhaltender Erwerbsunfähigkeit eine volle Erwerbsausfallsrente – deren reale Höhe auf Grund der fehlenden Berufsausbildung (einer weiteren Folge der durchgemachten Gewalterfahrungen) auf das gesetzliche Minimum beschränkt wurde – womit sie systembedingt erneut "*bestraft*" wurde. Eine Intervention beim zuständigen Ministerium (in der Schweiz: Bundesrat) wurde abschlägig beantwortet: man könne bei der Rentenbemessung nicht auf die individuellen Gegebenheiten abstellen, der Gesetzgeber habe für alle geltende Massstäbe geschaffen. Ende der Diskussion.

Kompetenz im Beruf

„Wirksame therapeutische Arbeit ist nur möglich, wenn der Klient sich in der Therapiesituation sicher fühlt" (Porges 2017, S. 190). Traumatherapeuten müssen über ein spezifisches Wissen, spezifische Fertigkeiten und eine bestimmte Haltung verfügen – alles vereint wird dies mit dem Begriff der Kompetenz charakterisiert.

Mit Kompetenz wird im Allgemeinen die Befähigung zur Ausübung einer beruflichen Tätigkeit auf einer bestimmten Stufe umschrieben. Die Bewältigung von Gewalterfahrungen setzt eine optimale Helferkette voraus – erst das Zusammenwirken aller involvierten Fachleute hilft Betroffenen, ihre durchgemachten Erfahrungen überwinden zu können. Vergessen können sie die traumatischen Ereignisse ohnehin nicht, und ungeschehen machen kann sie auch niemand. Die Hilfe wird über unerschiedliche Fachdisziplinen vermittelt – es ist deshalb erforderlich, die Kompetenzen der involvierten Fachleute in einer integrierenden Sichtweise darzustellen.

Zunehmend wird heute gefordert, dass die Abschlüsse der Berufsbildung international vergleichbar sein sollen. Die EU hat im Jahre 2000 mit der Lissabon-Strategie ein Vorgehen festgelegt, welches durch den Kopenhagen-Prozess (2002) weiter konkretisiert wurde. Im Hochschulbereich hat die Bologna-Reform eine Vereinheitlichung der Studiengänge zum Ziel gehabt – der Kopenhagen-Prozess unterstützt hingegen die Vielfältigkeit der Berufsbildungssysteme aller Länder.

Für die universitäre Bildung hat sich die ECTS (European Credit Transfer System) Bewertung etabliert. Ein Kreditpunkt entspricht einem zeitlichen Arbeitsaufwand des Studierenden von 25-30 Stunden. Ein im Vollzeitstudium absolviertes Studienjahr umfasst 1500-1800 Stunden (60 Kredit–

Punkte). Der Workload umfasst den gesamten Zeitaufwand für die Erreichung der Lernergebnisse (Learning Outcomes), d.h. inkl. Vor-/Nachbereitung, Selbststudium und Leistungsnachweisen). Nach Möglichkeit werden Leistungsüberprüfungen auf Modulebene durchgeführt.

Als Beispiel einer derartigen Kompetenzumschreibung sei auf Art. 5 des Schweizer Bundesgesetzes über die Psychologieberufe vom 18. März 2011 (in Kraft seit 1. April 2013) verwiesen, wonach Fachkräfte die in der Hochschulausbildung erworbenen Kenntnisse, Fähigkeiten und sozialen Kompetenzen so erweitern und vertiefen, dass die Absolventinnen und Absolventen in den entsprechenden Fachgebieten der Psychologie eigenverantwortlich tätig werden können. Derartige und ähnliche Formulierungen finden sich inzwischen für die unterschiedlichen Berufsdiziplinen, welche in die Bewältigung von Traumafolgestörungen involviert sind (Retkowski 2018). Dabei müssen die Kompetenzen der Polizeieinsatzkräfte, der Pflegefachleute, der Juristen wie auch der therapeutischen tätigen Fachleute als Teil der Helferkette aus einer interdisziplinären Sichtweise formuliert werden.

„Die Essenz der Psychotherapie ist der Therapeut" (Rufer 2012, p. 49). Die therapeutische Kompetenz wie auch die Auseinandersetzung mit eigenen Schwächen und Stärken wird damit zum entscheidenden Faktor von gelingender diagnostischer und therapeutischer Intervention. Darüber hinaus erfordert eine traumasensitive Arbeit neben der Bereitschaft zu einem systemischen Denken (Siegel 2010) umfassende Kenntnisse über Traumafolgen, den neurowissenschaftlichen Erkenntnissen und den Willen, Betroffenen in der Bewältigung ihrer Erfahrungen zu helfen. Menschen mit schweren Traumafolgestörungen haben unzählige Grenzverletzungen sowie Erfahrungen mit Fremdbestimmung und Kontrolle über sich erlebt. Es ist deshalb entscheidend, Überlebenden im therapeutischen Prozess ein hohes Mass an Selbstbestimmung zuzugestehen (Erpenbeck 2017). Menschen mit Traumafolgestörungen können bei Traumatherapeutinnen und – therapeuten zu grossen Belastungen führen – dies muss als Berufsrisiko anerkannt werden. Als Trauma-Therapeutin resp. -Therapeut muss man die

Bereitschaft zu flexiblen Lösungsansätzen mitbringen, wie auch die Bereitschaft, auf die unterschiedlichen individuellen Bedürfnisse einzugehen. Um die erforderliche Sicherheit innerhalb des therapeutischen Prozesses zu schaffen, hat Stephen Porges den Begriff der Präsenz vorgeschlagen. Diese zeigt sich in verschiedenen Dimensionen – das wesentliche ist dabei die Bereitschaft, Betroffene in ihrem Heilungsprozess zu begleiten und zu unterstützen. Dies ist ein entscheidender Unterschied in der gutachterlichen Diagnostik von Traumafolgestörungen – wo Gutachter einen Klienten vergleichsweise kurz sehen, erlaubt die Behandlung einen prozesshaften Einblick in die Entstehungsbedingungen der jeweiligen Traumafolgestörung, zusätzlich verstärkt durch die therapeutische Präsenz. *„Um zu therapeutischer Präsenz fähig zu sein, muss der Therapeut zunächst geerdet, zentriert, stabil und aussderdem offen und empfänglich für das gesamte Erleben des Klienten sein"* (Porges 2017, S. 193).

Die Fachkompetenz umfasst:

- Beziehungskompetenz (angemessene Nähe und Distanz, Klärung der eigenen Rolle, Eingehenkönnen auf stark beziehungstraumatisierte Menschen)
- Präsenz
- Verbindlichkeit
- Berufserfahrung
- Methodenkompetenz (Diagnostik, Einsatz therapeutischer Interventionsstrategien, Therapieplanung, Formulierung von Zielsetzungen, Umsetzung)
- Fundierte Kenntnisse über die Epidemiologie von Traumafolgestörungen
- Kenntnisse über Täterstrategien
- Beratungskompetenz
- Kenntnisse über Bedrohungsmanagement und Sicherheitsfragen
- Faktenwissen über die Auswirkungen traumatischer Erfahrungen inkl. den individuellen Anpassungsleistungen (welche die Symptomatik häufig verschleiern)
- Handlungswissen über therapeutische Techniken zur Stabilisierung von Betroffenen

- Bereitschaft zum Einsatz von grenzachtenden Berührungen in der Therapie
- Motivationsfähigkeit
- Fähigkeit als Rollenmodell für Patienten zu wirken
- Taktgefühl
- Konfliktfähigkeit
- Scham- und Affekttoleranz
- Bereitschaft, von der Patientin resp. dem Patienten zu lernen
- Frustrationstoleranz
- Fähigkeit, Infragestellung auszuhalten und sich testen zu lassen
- Fähigkeit, Praxis und Theorie in Einklang zu bringen
- Kollegiale Zusammenarbeit
- Kontext- und Systemkompetenz

Weitere Kompetenzen:

- Fähigkeit zur Selbstorganisation (Mentale Fähigkeiten, Zeitmanagement)
- Speditive und zielorientierte Arbeitsweise
- Belastbarkeit
- Gelassenheit und psychische Stabilität
- Rollenklärung und Abgrenzung (die fachliche Beziehung ist keine private Beziehung)
- Authentizität (Konsitenz der eigenen Haltung)
- Nähe und Distanzfähigkeit (klare Grenzen!)
- Reflexionsfähigkeit (aus Erfahrungen lernen)
- Fähigkeit, positiv zu denken und Positives zu vermitteln
- Fähigkeit, zu ermutigen ohne zu schönen
- Fähigkeit, für eigene Integrität zu sorgen
- Selbstpflege, um leistungsfähig zu bleiben

Stephen Porges hat unter Berücksichtigung der Therapiewirkungsforschung darauf hingewiesen, dass für die Behandlung von Traumafolgestörungen die therapeutische Beziehung im Hinblick auf gewünschte Veränderungen von zentraler Bedeutung ist, und dass konkrete Resultate therapeutischer

Arbeit nur in geringem Masse bestimmten Teckniken zuzuschreiben sind (Porges 2017, S. 190).

Teilnehmer sollen nach Besuch von Aus- und Fortbildungen über Diagnostik und Behandlung von Traumafolgestörungen über folgende Kompetenzen verfügen:

Kenntnisse
- Theoretisches Verständnis über Traumatisierungen
- Vertiefte Kenntnisse über Dissoziationen
- Kenntisse über Diagnostik bei Traumafolgestörungen
- Verständnis über die altersentsprechenden Auswirkungen traumatischer Erfahrungen auf die Entwicklung der Persönlichkeit und die damit verbunden Langzeitfolgen
- Verständnis über die gesundheitlichen Auswirkungen traumatischer Erfahrungen und die neurowissenschaftlichen Erklärungsansätze
- Kenntisse über die somatischen Folgen nach traumatischen Erfahrungen
- Kenntnisse über Komorbiditäten
- Kenntnisse über die pharmakologischen Behandlungsmöglichkeiten
- Kenntisse über die Entwicklungsgeschichte der Neurobiologie von Traumafolgestörungen
- Den gesellschaftliche Kontext (Soziologie) von Traumafolgestörungen berücksichtigen können.
- Transformation der wissenschaftlichen Erkenntisse für die traumasensitive Behandlung

Fertigkeiten
- Umfassende Diagnostik und Differentialdiagnostik von Traumafolgestörungen
- Schulenübergreifende Interventionskonzepte bei Traumafolgestörungen kennen und anwenden können
- Anwendung der neurobiologischen Erkenntisse auf therapeutische Interventionen bei Traumafolgestörungen
- Gestaltung und Durchführung von traumasensitiven Behandlungen

Haltungen
- Reflexion über die Auswirkungen traumatischer Erfahrungen auf Therapeu-
ten
- Beachtung von Grenzen
- Klare Reaktionsweisen bei Fehlverhalten von Fachleuten

Ein weiteres Beispiel zur Verdeutlichung von Kompetenzen in Zusammenhang mit der Diagnostik und Behandlung von Traumafolgestörungen findet
sich im deutschen HRG - gemäss §7 des HRG (Hochschulrahmengesetz,
1976 mit Änderungen) wird als Ziel der Ausbildung gefordert: *„Lehre und
Studium sollen den Studenten auf ein berufliches Tätigkeitsfeld vorbereiten
und ihm die dafür erforderlichen fachlichen Kenntnisse, Fähigkeiten und
Methoden dem jeweiligen Studiengang entsprechend so vermitteln, dass er
zu wissenschaftlicher oder künstlerischer Arbeit und zu verantwortlichem
Handeln in einem freiheitlichen, demokratischen und sozialen Rechtsstaat
befähigt wird"*.

Kompetenz könnte man auch mit Problemlösefähigkeiten umschreiben.
Erfahrung kann nicht durch Ausbildung vermittelt werden – das müssen
sich Fachleute in ihrer praktischen Tätigkeit und Lebenswirklichkeit selber
aneignen – im Mittel geht man davon aus, dass es 10 Jahre in einem Be-
rufsfeld dauert, bis man über die notwendige Erfahrung verfügt. Kompetenz
wird durch Heinz Bachmann (2011, p.19) wie folgt verstanden:

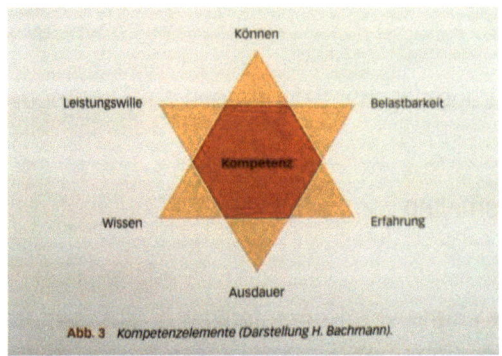

Abb. 3 *Kompetenzelemente (Darstellung H. Bachmann).*

Kompetenz, H. Bachmann 2011

Für die Dozenten-Kompetenz bedeutet die Stoffvermittlung im Bereich von Traumafolgestörungen zunächst die Anforderung: *„ ... als Lehrende(r) die Fähigkeit zu besitzen, die Fachinhalte ... nicht allein entlang der Logik des Erkenntnisgebäudes der Wissenschafts-disziplin auszuwählen, sondern aus der beruflichen Praxis abgeleitete Auswahlkriterien entwickeln zu können, um die für ein berufliches Tätigkeitsfeld erforderlichen fachlichen Kenntnisse zu vermitteln"* (Webler 2004, p. 12). Dies setzt fundierte und schulenüber-greifende Kenntnisse über Psychotherapie voraus, sowie Erwachsenenbildner-Kompetenz und Know-How über Traumafolgestörungen. *„Um hier entscheidungssicher zu sein, muss dieses berufliche Tätigkeitsfeld den Dozenten ausreichend vertraut sein – ein verbreiteter struktureller Mangel, denn viele Dozenten an Universitäten verfügen nur über drei Erfahrungsräume – die Schüler-, Studierenden- und Lehrendenperspektive, sollen aber für akademische Berufe ausserhalb der Hochschulen ausbilden"* (Webler 2004, p. 12).

Die Traumatherapeutin resp. der Traumatherapeut ist für seine Patienten stets auch ein Rollenmodell für den Umgang mit den traumatischen Erfahrungen. Sie oder er muss daher ihre/seine Haltungen vor diesem Hintergrund reflektieren. Das heisst mit anderen Worten, dass ein Dozierender im Bereich Traumafolgestörungen sorgfältig auf die Menschenwürde, Autonomie und Gerechtigkeit zu achten hat und dass er nicht in einem autoritären Stil sein Wissen doziert, sondern in einem partizipativen, wo auch andere

Meinungen Geltung haben können. Die Lernenden haben ihre Kompetenzen, wie sie auch die Patientinnen und Patienten in der Psychotherapie haben. Dem ist in didaktischer und methodischer Hinsicht Rechnung zu tragen – der Dozent steht nicht wie ein General vor seiner Armee, die er zu befehligen hat, vielmehr sollen die Lernenden ihr Wissen, ihre Fähigkeiten und Kompetenzen einbringen können. Damit wird die Aus- und Fortbildung selbst zu einem Modell, wie eine traumasensitive Therapie zu praktizieren ist.

„Verantwortliches Handeln kann nur im Zusammenwirken von Theorie und Praxis, durch Aufklärung und Aufmerksamkeit dieser Verantwortungsdimension gegenüber in Lehrveranstaltungen und durch praktische Erprobung erlernt werden" (Webler 2004, p. 14). Mit diesem anspruchsvollen Ziel vor Augen habe ich diesen aktuellen Überblick über die Diagnostik und Behandlung von Traumafolgestörungen verfasst. Die Dinge sind in stetem Fluss – Diagnostik und Behandlung von Traumafolgestörungen werden seit ihrer erstmaligen Formulierung seit 1980 laufend verändert. Die geplante Neuauflage der ICD-11 wird wiedum Neuerungen bringen – es wird u.a. ein Begriff für komplexe Traumafolgestörungen geschaffen. Facheute müssen ihr Wissen stets up to date halten - das vorliegende Werk beruht auf dem derzeitigen Stand des Wissen.

Literatur:

- Bachmann Heinz: Hochschullehre neu definiert – shift from teaching to learning. In: Heinz Bachmann (Hrsg.): Kompetenzorientierte Hochschullehre. Die Notwendigkeit von Kohärenz zwischen Lernzielen, Prüfungsformen und Lehr-Lern-Methoden. Bern, hep Verlag, 2011; 12-28.
- Erpenbeck Mechtild: Wirksam werden im Kontakt. Die systemische Haltung im Coaching. Heidelberg, Carl-Auer, 2017.
- Porges Stephen W.: Die Polyvagaltheorie und die Suche nach Sicherheit. Traumabehandlung, soziales Engagement und Bindung. Lichtenau, G.P. Probst, 2017.

- Rufer Martin: Erfasse komplex, handle einfach. Systemische Psychothera-pie als Praxis der Selbstorganisation – ein Lernbuch. Göttingen, Vanden-hoeck & Ruprecht, 2012.
- Webler Wolff-Dietrich: Lehrkompetenz – über eine komplexe Kombination aus Wissen, Ethik, Handlungsfähigkeit und Praxisentwicklung. Bielefeld, UVW, 2004.

1 Was ist ein Trauma?

„Dissociation is the essence of trauma" (Bessel van der Kolk 2014, p. 66).

Analog wie sich die Gesellschaft vor der Auseinandersetzung mit Gewalt und ihren Folgen durch Dissoziation schützt, versuchen auch einzelne Individuen sich durch Dissoziation zu schützen. Dissoziation bedeutet Abspaltung, Nicht-Wahrhaben-Wollen, nicht zur Kenntnis nehmen müssen – Trauma heisst Wunde. Wunden schmerzen. Der Volksmund sprach bei traumatisierten Personen immer schon von gebrochenen Menschen – es handelt sich bei den Überlebenden um Betroffene von existentiell bedrohenden Erfahrungen. Traumatische Erfahrungen zeichnen Menschen und hinterlassen Spuren – sowohl im Körper als auch in der Psyche. Instinktiv versucht man sich zu schützen, versucht den Erinnerungen und der Auseinandersetzung auszuweichen. Die häufig anzutreffende Formulierung von Tabuisie-rung des Sachverhaltens greift zu kurz – Dissoziation beruht auf einem evolutions-biologisch abgestützen Schutzmechanismus des einzelnen Individuums, aber auch eine kollektive Reaktion der ganzen Gesellschaft.

Der Mensch ist unteilbar, wenn es um die Bewältigung schrecklicher Ereignisse geht – die traditionelle Aufteilung in Körper und Psyche ist irreführend, da schon ein einfaches Erschrecken bekanntlich stets Körper und Seele trifft. Menschen besitzen eine erstaunliche Fähigkeit in der Bewältigung schrecklicher und traumatischer Erlebnisse – sonst hätte die Menschheit als Spezies wohl kaum überlebt. Es macht deshalb Sinn, die Grundlagen von Traumafolgestörungen aus einer neuen Perspektive anzugehen, welche keine Unterscheidung zwischen Körper und Psyche mehr macht, sondern Körper und Psyche als eine Einheit versteht. Als Ausdruck ein und desselben lebendendigen Organismus, welcher auf die durchgemachten Erfahrungen reagiert. Hier helfen die Neurowissenschaften weiter, welche in den vergangenen 25-30 Jahren das Verständnis für Traumafolgen grundlegend verändert und die ehemaligen mechanistischen Hypothesen weit hinter sich gelassen haben. Ein Trauma führt zu einer Beeinträchtigung der integrativen Funktion dessen, was im englischen mit *mind* bezeichnet wird. Was *mind* ist, wird später ausgeführt.

Es gibt sichbare und es gibt unsichtbare traumatische Erfahrungen. Nebst der individuellen Beeinträchtigung führen traumatische Erfahrungen regelmässig zu Erschütterungen ganzer Gemeinschaften. Die Serientat eines 28-jährigen Mannes in Christchurch NZ am 15.03.2019 mit 50 Toten erschütterte ein ganzes Land – die Premierministerin Jacinda Ardern fand Worte, welche die Hinterbliebenen und Trauernden erreichten. Auch die Gemeinschaft leidet nach derartigen Ereignissen und kann nicht einfach zur Normalität zurück finden. Rituale können mithelfen, diesen Trauerprozess zu gestalten.

Trauma

Ein Trauma führt zu einer Beeinträchtigung der Integration und Verarbeitung des Erlebten.

Grundsätzlich unterscheiden wir zwei Arten von Trauma – nach einmaligen Ereignissen sprachen wir von Monotrauma, bei wiederkehrenden, repetitiven Ereignissen hingegen von Polytrauma. Die Unterscheidung macht Sinn, weil die Folgen nach Monotrauma grundsätzlich anders als nach Mehrfachtrauma sind. Typische Beispiele für Monotrauma sind Naturkatastrophen wie etwa ein Tsunami, ein Erdbeben, eine Lawinen – oder Hochwasserkatastrophe, aber auch ein Unfall oder die Diagnose einer lebensbedrohlenden Erkrankung. Derartige Ereignisse werden oft als Schicksalsschläge hingestellt – gegen die der Mensch ohnhin nichts ausrichten kann, und die in ihren Auswirkungen eigentlich nicht vorhersehbar waren. Je mehr hingegen ein menschliches Zutun hinzukommt, etwa durch schlampige Baumethoden bei Erdbebenfolgen, oder irreführenden Warnungen der Wetterdienste bei Unwetterkatastrophen, desto schwerer tragen Betroffene die Folgen. Sexualisierte Gewaltdelikte, partnerschaftliche Gewalt, Flucht und Immigration stellen hingegen in der Regel Polytrauma dar, die meist nicht bloss mit repetitiven traumatischen

Erfahrungen verbunden sind, sondern vielfach Kinder und Jugendliche in Entwicklung treffen, und deren Ereignisse vielfach unichtbar sind. Die Folgen sind um ein Vielfaches gravierender und komplexer, zudem werden regelmässig Bindungserfahrungen tangiert, wenn beispielsweise die sexualisierten Übergriffe innerhalb der Familie oder durch nahestehende Bezugspersonen verübt werden.

Noch gravierender sind die Auswirkungen frühkindlicher Traumatisierung, beispielsweise im Rahmen von kommerzieller sexualisierter Ausbeutung in der Pornoherstellung und Kinderprostitution. Es resultieren Störungsbilder, welche als Dissoziative Identitätsstörung bezeichnet werden, die schlimmsten Traumafolgestörungen. Man spricht heute von einem Kontinuum an Traumafolgestötungen oder englisch: trauma spectrum disorders.

Monotrauma	einmaliges Ereignis, z. B. Naturkatastrophe
Polytrauma	mehrmalige Ereignis, z.B. sexualisierte Gewalt

Der französische Forscher Pierre Janet war der erste, welcher ein narratives vom eigentlichen Traumagedächtnis unterschieden hat. Er realisierte, dass Triggermechanismen beim Traumagedächtnis zu Aktivierungen der Erinnerungen führen. Janet war auch der erste, welcher den Begriff der Dissoziation im klinischen Zusammenhang verwendet hat – als Gegenteil von Assoziation (Zusammenführen) oder Integration. Er erkannte zudem, dass die Integration im therapeutischen Prozess hilft, die Dissoziation zu überwinden.

Die Erfahrung zeigt, dass eine an sich traumatische Erfahrung per se nicht alleine dafür verantwortlich ist, ob sich in der Folge ein Störungsbild zeigt – sondern dass Fragen der Einordnung des Geschehens und mögliche Bewältigungsstrategien möglicherweise sogar einen grösseren Einfluss auf die Symptomentstehung haben. Weiter ist zu bedenken, dass Menschen, die mit dem selben Ereignis konfrontiert sind, unterschiedlich reagieren können: die eine Person reagiert mit einer Traumafolgestörung, die andere nicht.

Für die zweite Person ist demzufolge dieses Ereignis nicht traumatisch – d.h. mit anderen Worten, dass die nachfolgende Reaktion letztlich bestimmt, ob ein Ereignis traumatisch war oder nicht. Das geht vielen Leuten nicht in den Kopf. Aber so ist es. Die soziale und kulturelle Realität spielt in der Traumaentstehung eine zentrale Rolle – das Verständnis über die Traumafolgen kann damit nicht auf einer individualpathologischen Basis abgehandelt werden, sondern bedarf einer systemischen Sichtweise (Herman 1992, 1998).

Dissoziation

(Phasenweise) Störung der integrativen Funktion des Bewusstseins mit Trennung von Wahrnehmungs- und Gedächtnisfunktion.

Die individuelle Anpassungsleistung ist bei Traumafolgestörungen zwingend mit zu berücksichtigen – insbesondere bei sexualisierten Gewaltdelikten. Ein Beispiel von David Clark, einem meiner Lehrer über Traumafolgestörungen, soll dies verdeutlichen. Eine ca. 35-jährige Frau wird vergewaltigt; sie zeigt in der Folge keine nennenswerten Beschwerden. Für sie gehört das zum Schicksal vom Frausein – sie ist nicht die erste und nicht die letzte, der so etwas zustösst. Neun Monate später erfährt sie aus den Medien, dass derselbe Täter erneut eine Frau in der näheren Umgebung vergewaltigt und getötet hat. Jetzt bricht bei der Frau das Vollbild einer PTSD aus – plötzlich wird ihr gewahr, in welcher Gefahr sie selber geschwebt hatte. Zudem macht sie sich Vorwürfe: hätte sie damals das Delikt angezeigt, dann hätte sie möglicherweise den Tod der anderen Frau verhindern können.

Weiter gehören dissoziative Phänomene zu jeder Traumafolgestörung (ohne dissoziative Symptomatik kann ein noch so schreckliches Ereignis keine Traumafolgestörung bewirken!) – Depersonalisationsphänomene wie *„das bin nicht ich; es ist wie wenn es eine andere Person betrifft"* oder immer wieder auftauchende Flashbacks an die zurückliegenden Ereignisse sind untrügliche Zeichen. Das Vermeidungsverhalten als Teil der vier clusterartigen Symptomgruppen der posttraumatichen Belastungsstörung führt dazu, dass Betroffene häufig nicht über ihre durchgemachten Erfahrungen sprechen (können), da dies unweigerlich ihre traumatischen Erinnerungen wecken würde, welchen sie instinktiv ausweichen, da sie so unerträglich sind.

Traumafolgestörung

Wenn Menschen nach Erleben eines traumatischen Ereignisses charakteristische clusterartige Beschwerden entwickeln, sprechen wir von einer Traumafolgestörung. Das Beschwerdebild kann ab Ereignis bestehen, oder mit einer Latenz von Monaten bis Jahren auftreten. Je nach Schweregrad resultieren unterschiedliche Störungsbilder – wir sprechen deshalb von einem Kontiunuum der Traumafolgestörungen (trauma spectrum disorder).

Die traumatische Erfahrung übersteigt die individuellen Bewältigungsmöglichkeiten und führt deshalb zu einer anderen Art und Weise der Verarbeitung sowie Lernvorgängen als sonstige Alltagserfahrungen. Verantwortlich ist ein evolutionsbiologisch vorgegebener Mechanismus, der sich in erster Linie im Thalmus abspielt – wo sich die Integration unterschiedlicher Lebenserfahrungen vollzieht. Die Dissoziation ist damit nicht ein Abwehrvorgang wie beispielswesie die Verdrängung als aktive Ich-Leistung, sondern stellt einen unwillkürlich ablaufenden Schutzmechanismus dar, der schon beim Kleinkind wirksam ist. Dazu folgen später weitere Ausführungen.

Viele Betroffene schämen sich abgrundtief über ihre Unfähigkeit, mit dem Geschehen fertig zu werden und die Dinge hinter sich zu lassen. Diese Scham verschliesst den Menschen den Mund. „[...] *deep down many traumatized people are even more haunted by the shame they feel about what they themselves did or did not do under the circumstances*" (Van der Kolk 2014, p. 13). Die Entwicklung einer tragfähigen therapeutischen Arbeitsbeziehung ist als Folge der Traumatisierungen mit Beeinträchtigung der Beziehungsfähigkeit deutlich erschwert (Olbricht 2004, p. 172).

> Der Konflikt zwischen dem Wunsch, schreckliche Ereignisse zu verleugnen, und dem Wunsch, sie laut auszusprechen, ist die zentrale Dialektik des psychischen Traumas (Judit Herman, 1992, p. 9).

Das Verständnis für die Traumafolgen ist seit den Pionierarbeiten von Pierre Janet stetig gewachsen. In seiner Doktorarbeit *„L'automatisme psychologique"* (1889) hat Janet den grundlegenden Mechanismus der psychischen Traumatisierung beschrieben. Die Beiträge von Janet wurden jedoch *„vergessen"* und erst mit der Schaffung der PTSD-Diagnose (1980) wieder entdeckt. In den zurückliegenden vier Jahrzehnten fand eine regelrechte Explosion an Forschungsarbeiten über Traumafolgen statt – wesentliche Beiträge wurden durch die Neurowissenschaften, die Entwicklungspsychologie, die interpersonelle Neurobiologie, die Forschungen über epigenetische Regulationen, die Bindungstheorie und die Theory of Mind beigesteuert. Parallel und gleichzeitig nahm seit den 1960er-Jahren die Bereitschaft zu, sich mit Gewaltauswirkungen auf die menschliche Entwicklung auseinanderzusetzen. Die Frauenbewegung begann die sexualisierten und häuslichen Gewaltdelikte zu thematisieren, die Pädiatrie fing an, Kindesmisshandlungen genauer zu beachten. Ein Meilenstein war damals der Beitrag von Kempé *„The Battered Child"*, 1968 publiziert, was schliesslich weltweit zur Schaffung von Kinderschutzgruppen in den pädiatrischen Krankenhäusern führte. Und schliesslich wurde 1980 die Diagnose der Posttraumatischen Störung (PTSD = Posttraumatic Stress Disorder) und zeitgleich die Dissoziative Identitätsstörung (damals als Multiple Persönlichkeitsstörung bezeichnet) geschaffen.

Die Häufigkeit von sexualisierten Gewaltdelikten liess sich nicht mehr kleinreden, ebensowenig die Folgen für die Gesundheit. Die seit Herbst 2017 in der Öffentlichkeit wahrgenommene #MeToo Bewegung verdeutlichte das Ausmass des Problemes. Eine Studie der FRA (European Union Agency for Fundamental Rights) vom Frühjahr 2014 besagt, dass innerhalb der EU-28 33% der Frauen im Alter von 15 bis 74 Jahren körperliche und/oder sexualisierte Gewalt erleben; das sind 62'000'000 Frauen. Männer hat man einmal mehr nicht befragt – ein Bias vieler Wissenschafter, die immer noch dem Irrglauben aufsitzen, dass sexualisierte und häusliche Gewalt praktisch ausschliesslich Frauen trifft. Lara Stemple und Mitarbeiter haben gezeigt, dass bei korrekter Datenerhebung sich die Zahlen über sexualisierte Gewaltdelikte deutlich verändern (Stemple et al. 2014). Werden typische männliche Sozialisierungsbereiche wie Militär oder Knast in die Untersuchungen miteinbezogen, sind Männer wie Frauen etwa geich häufig von sexualisierten Gewalterfahrungen betroffen.

Die körperlichen Auswirkungen psychischer Traumaerfahrungen wurden bis in die jüngste Vergangenheit völlig vernachlässigt. Wie ein Zitat belegen mag, hat dies jedoch eine Vorgeschichte: *„The body, for a host of reasons, has been left out of the talking cure"* (Ogden et al. 2006, p. XXVii). Bei der Formulierung des PTSD-Konzeptes durch die psychiatrischen Fachleute 1980 wurden die körperlichen Symptome schlicht vergessen – dabei ist es bis heute geblieben. Ein fataler Irrtum der psychiatrischen Diagnostik: viele Betroffene suchen wegen körperlichen Beschwerden ihre Hausärztin oder ihren Hausarzt auf, wo sie eine psychosomatische oder eine funktionelle Diagnose erhalten – beides hilft nicht viel weiter, weil die Hausärzte mangels geeigneter Diagnostik die traumatische Ursache der Beschwerden kaum erfassen. Die Ergebnisse der ACE-Studie haben diesbezüglich einen Paradigmenwechsel eingeleitet, der zu einem neuen Krankheitsverständnis innerhalb der Medizin führt (Tschan 2013). In die gleiche Richtung weisen die Erkenntnisse über epigenetische Veränderung in Zusammenhang mit Stressregulationsvorgängen – es liegen gesicherte Erkenntnisse vor, dass traumatische Erfahrungen in der menschlichen Entwicklung zu grundlegenden Veränderungen der Gensteuerung führen.

Was ist eine Dissoziation?

Dissoziation ist das Gegenteil von Assoziation, also abspalten, nicht zusammenbringen oder im englischen als "compartmentalise", d.h. aufteilen, aufspalten, bezeichnet. Bei den Traumafolgestörungen wird unter Dissoziation die Nicht-Integration nicht-bewältigbarer Anteile in die Persönlichkeit verstanden, mit dem Resultat der Abspaltung resp. Ausbildung von selbstständig agierenden Persönlichkeitsanteilen. Betroffene können mitunter diese Anteile nicht wahrnehmen. Dissoziative Reaktionen werden als Selbstschutzmechanismen verstanden, die in Momenten grosser Bedrohung aktiviert werden; und die demgemäss für das Überleben wesentlich sind. Im späteren Lebenszyklus können sie zu dysfunktionalen Mechanismen werden, die nicht mehr sinnvollen Adapationsvorgängen entsprechen. Als Folge der dissoziativen Phänomene entwickeln betroffene Menschen keine positiven Copingstrategien im Umgang mit belastenden Lebenssituationen: *„Die Fähigkeit des menschlichen Gehirns, auf grösseren Stress mit Dissoziation zu reagieren – dies bedeutet: keinen Schmerz, keine Panik, weder Affekte noch den eigenen Körper wahrzunehmen -, ist eine überlebenswichtige Funktion"* (Brisch in Wieland 2014, p. 8).

Für das Verständnis der Traumafolgestörungen ist wesentlich, dass nach dem bisherigen Stand des Wissens eine Dissoziative Identitätsstörung früh im Leben erworben wird (Dutra et al. 2009). Hingegen können andere dissoziative Symptome wie beispielsweise Depersonalisationsphänomene auch im späteren Lebenszyklus auftreten. Eine knapp 60-jährige Frau erlitt einen Unfall auf dem Amazonas. Bei starker Strömung fiel sie aus einem Schlauchboot und konnte erst nach mehreren Minuten gerettet werden. Sie war nicht mehr ansprechbar und wurde auf der Intensivstation einer Klinik in Manaus behandelt. Nach einem protrahierten Heilungsverlauf konnte sie die Heimreise antreten und wurde dann durch ihren behandelnden Arzt an mich überwiesen. Sie litt an einer Posttraumatischen Belastungsstörung und sagte wiederholt, dass sie wie neben sich stehe, wenn sie an dieses Ereignis zurück denke. Es komme ihr so vor, wie wenn diese Geschichte nicht sie betreffe, sondern eine andere Person.

Versetzen Sie sich in die Situation eines gewaltbetroffenen Kindes, welches am Frühstücktisch mit seinem Vater zusammen sitzen muss, der es am

Abend zuvor vergewaltigt hat. Die Abspaltung traumatischer Erinnerungsbilder ist ein wirksames Mittel der Überlebensstrategie. Aus diesem Grund werden dissoziative Phänomene als Selbstschutzmechanismen verstanden. Aber leider hat alles auch seine Kehrseite, weil die Dissoziation die Triggerphänomene bedingt, welche zu Flashbacks und Intrusionen führen. Während ein traumatisches Ereignis irgendwann vorbei ist, sind solche immer wieder auftauchenden Traumaerinnerungen völlig unberechenbar: *"Flashbacks and reliving are in some ways worse that the trauma itself"* (Van der Kolk 2014, p. 66). Dieses Ausgeliefertsein macht die Betroffenen völlig verzweifelt – wie dies im Buch *"Das verfolgte Selbst"* von Van der Hart et (2008) beschrieben wird. Da die ursprünglichen traumatischen Erfahrungen oft lange Zeit zurückliegen, sehen Betroffene häufig keinen Zusammenhang zwischen ihren jetzigen Beschwerden und der damaligen Situation.

Eine Frau sieht sich im TV einen Film an. Bei einer Szene, wo ein Pferd mit Hufeisen beschlagen wird, gerät sie völlig in Panik, verbunden mit Herzrasen und eingeengtem Bewusstsein. Sie weiss nicht mehr was tun und reagiert völlig verzweifelt. Dank einer Tablette Temesta® Expidet (Lorazepam) gelingt es ihr sich wieder zu beruhigen.

Diese Frau überlebte die Schiffskatastrophe der Costa Concordia vor der Insel Giglio. Die Kreuzfahrt näherte sich ihrem Ende, es war der letzte Abend an Bord, ein Freitag. Um 21:45 erschütterte ein heftiger Schlag das Schiff. Als erfahrene Seglerin realisierte sie sofort, dass da etwas nicht stimmen konnte. Als sie kurz darauf mit Schwimmweste aus ihrer Kabine trat, wurde sie durch das Personal aufs heftigste beschimpft: Sie solle sofort die Schwimmweste wieder ablegen. Mit ihrem Verhalten würde sie Panik verbreiten und die übrigen Passagiere verunsichern. Sie stand an der Reling und sah die nahen Lichter der Insel Giglio – viel zu hoch, um runter zu springen. Das Schiff hatte seine Fahrt eingestellt und neigte sich langsam auf eine Seite, bis es plötzlich auf die andere Seite kippte. Irgendwann erloschen die Lichter. Nun erkannte die Mannschaft den Ernst der Lage und begann mit der Evakuierung. Die Frau befand sich schliesslich mit vielen andern zusammen in einem Rettungsboot, welches wegen der Schlagseite des Schiffes der Bootswand entlang schlitterte. Plötzlich blieb das Rettungsboot an einem Metallbolzen hängen und drohte zu kippen. Mit einer Axt gelang es schliesslich einem Besatzungsmitglied, den Bolzen abzuschlagen, worauf das Boot erneut zu kippen drohte. Schliesslich konnten alle aus diesem Boot gerettet werden und die Frau konnte äusserlich unversehrt die Nacht in einem Kindergarten auf der Insel Giglio verbringen.

Das Metallgeräusch durch das Beschlagen des Pferdes wirkte als Triggermechanimus. Das ursprüngliche Ereignis war das Abschlagen des Metallbolzen mittels einer Axt – plötzlich war die Lebensbedrohung wieder da. Obwohl die Frau diese Zusammenhänge (kognitiv) kannte, half ihr das nichts. Die Angst, vermittelt durch die körperlichen Reaktionen als Folge der Aktivierung der Amygdala, war stärker als alles andere. Ihre rationale Entscheidungsmöglichkeit (siehe MPFC im nächsten Abschnitt) wurde in solchen Momenten blockiert.

Die Frau war erschüttert, dass lange nach dem ursprünglichen Ereignis vom 13. Januar 2012 immer wieder solch belastende Ereignisse aufzutreten pflegten. Wie bedrohlich das Schiffsunglück war, zeigt sich auch an der Zahl der Toten: 32 Passagiere kamen damals ums Leben.

Die Gründe für schwere Traumafolgestörungen mit dissoziativen Störungsanteilen sind nachfolgend aufgeführt:

- Vernachlässigung (Nichterfüllen der kindlichen Bedürfnissen und Missachtung)
- Sexualisierte Gewalthandlungen
- Körperliche und psychische Misshandlungen
- Folterungen, Gehirnwäsche (organisierte Gewalt, Traffiking, Sekten, etc.)
- Benutztwerden zum Herstellen von Kinderpornografie
- Gezielte Isolierung, Abhalten von sozialen Kontakten mit Gleichaltrigen

Die Prävalenzzahlen für schwere Traumafolgestörungen bewegen sich in der Grössenordnung von 1% der Bevölkerung resp. bis zu 6% von psychiatrischen Patientenpopulationen (Gast 2000).

Bei Hinweisen auf schwere Traumafolgestörungen ist ein behutsames therapeutisches Vorgehen indiziert. Eine Akzeptanz der Diagnose durch möglichst viele Innenanteile ist erstrebenswert.

Fachleute müssen jeweils klarstellen, was sie mit "Dissoziation" beschreiben wollen. Nachfolgend in Anlehnung an Ross und Halpern (2009) die vier Bedeutungen des Begriffs Dissoziation:

Dissoziation hat vier Bedeutungen:

Ein mentaler Prozess, welcher das Gegenteil von Assoziation (Zusammenführen, Integrieren) bedeutet
Ein diagnostischer Begriff der Psychiatrie (eine psychiatrische Störung)
Ein technischer Ausdruck der Kognitionspsychologie (mit vier Dimensionen)
Ein Selbstschutzmechansimus (und damit ein intrapsychischer Copingmechanismus)

Der Begriff „Dissoziation" wird in unterschiedlichen Bedeutungen verwendet, was jedoch der Sache nicht dienlich ist. So gibt es Fachleute, die von „normaler Dissoziation" sprechen, was aber tatsächlich eine Abweichung der Aufmerksamkeit darstellt („den Faden verlieren", einem Gespräch nicht voll zuhören, „abgelenkt sein", etc.). Ross und Halpern haben Dissoziation wie folgt definiert: „When two things are dissociated, they are disconnected from each other, out of relationship with each other, and not interacting" (Ross et al. 2009, p. 2). Das Gegenteil ist Assoziation; d.h. zwei oder mehr Dinge stehen miteinander in Beziehung oder in Verbindung. Die Dissoziation kann in Bezug auf die konkrete Symptomatik unterschiedliche Ausmasse annehmen. In der Kognitionspsychologie werden vier Dimensionen unterschieden, welche unser Bewusssein charakterisieren: Zeit, Gedanken, Gefühle und Körper. Im Rahmen von dissoziativen Prozessen können alle vier Dimensionen beeinträchtigt sein: die Zeit wird nicht erfasst (Vergangenheit-Gegenwart-Zukunft); der Gedankenfluss kann nicht mehr kontrolliert werden; die Gefühle können nicht mehr kontrolliert werden; und der Bezug zum eigenen Körper kann beeinträchtigt sein (Mosquera 2016, p. 27).

Was lösen Opfer aus?

„Je tabuisierter [...] die Gewalt ist, um so grösser ist die ethisch-moralische Brisanz, die mit dem Aufdecken einer solchen Gewalt durch wissenschaftliche Forschungsergebnisse einhergeht" (Gast 2002, p. 129).

Opfer lösen mit ihren Geschichten Betroffenheit und Mitgefühl aus. Sie bewirken damit beim Gegenüber etwas: *„Das Opfer verlangt Handeln, Engagement und Erinnerungsfähigkeit"* (Herman 2003, p. 18). Diese Anteilnahme kann nur erbringen, wer einem Opfer empathisch zuhören kann. Instinktiv wenden sich viele ab, weil sie die Belastung nicht ertragen – auch Fachleute. Sie wollen nicht Wahrhaben, was sie zu hören bekommen. Opfer bleiben damit einmal mehr alleine – sie entwickeln feine Antennen, wem sie etwas anvertrauen können, und wem nicht. Oft schweigen die Opfer aus Loyalität zu den Bindungspersonen – sie möchten sie nicht unnötig belasten, und fürchten von ihnen abgelehnt zu werden (weil sie ihnen Kummer und Sorgen bereiten ...).

Opfer werden oft beschuldigt, nicht die Wahrheit zu sagen – manchmal aus dem einfachen Grund, weil man sich das Gehörte nicht vorstellen kann (Miller 2014). In Zusammenhang mit der Aufdeckung der kriminellen Machenschaften von Jimmy Savile, einem britischen Entertainer, wies die Neue Zürcher Zeitung kürzlich darauf hin, dass dieser Fall die Schwelle dessen, was für möglich gehalten wurde, wesentlich verschoben hat. Allerdings hat in diesem Fall bis zu dessen Tod niemandem einem Opfer ein Wort geglaubt. Savile verübte seine Taten über einen Zeitraum von über 50

Jahren und es ist die Rede von gegen 1000 Opfern (siehe Bericht der Metropolitan Police: Giving Victims a Voice). Es wurde in diesem Fall nie eine Anklage erhoben, geschweige denn ein Verfahren eröffnet. Derartige Beispiele sind zumindest ein Hinweis auf täterloyales Verhalten vieler Beteiligter – ein grundlegendes Problem der menschlichen Gemeinschaften. Als der polnische Regisseur Tomasz Sekielski den Film *Tylko Nie Mów Nikomu* („sag es bloss niemandem") im Frühjahr 2019 online stellte, konnte die Öffentlichkeit nicht mehr mit Dissoziation reagieren – wenige Wochen zuvor hatte der Vatikan lauthals verkündet, dass man schärfer gegen pädosexuelle Täter in der Kirche vorgehen werde. Jahrzehntelang hatte man den Opfern keinen Glauben geschenkt und sich täterloyal verhalten. Wer diese These akzeptieren kann, versteht, wieso Opfern nicht geglaubt wird – weil man nicht will (Kampusch 2016). Würde man den Opfern Glauben schenken, müsste man handeln, und gegen die Täter vorgehen. Nun sind bekanntlich die Rechtsbestimmung resp. die Vorgehensweise der Justiz so formuliert, dass Täter von staateswegen polizeilich und strafrechtlich verfolgt werden. Es bleibt nur das eine Fazit, dass dieser Staat offensichtlich kein Interesse an einer Strafverfolgung bekundet. Opfer von Gewaltdelikten sind faktisch rechtlos, weil sie kaum in der Lage sind, den Rechtsweg einzuschlagen – es werden bloss etwa 6% aller Delikte gegen die sexuelle Integrität zur Anzeige gebracht. Deshalb muss derzeit davon ausgegangen werden, dass höchstens 1% aller Sexualdelinquenten strafrechtlich zur Verantwortung gezogen werden – was dies für die Opfer bedeutet, ist unschwer nachvollziehbar.

Die Einschätzungen und Beurteilungen von Fachleuten in Zusammenhang mit Traumafolgestörungen sind grundlegend zu überdenken (Rosling 2018), wenn sie über ihre PatientInnen urteilen: *„Ihre Entwicklungsstörungen, Angsterkrankungen, Depressionen und ihre Selbstwertproblematik werden zum individuellen Problem, nicht zum Zeichen personaler und struktureller Gewalt in dieser Gesellschaft"* (Olbricht 2004, p. 8; Kampusch 2016). Die Opfer zahlen auch noch für diese Behandlungen. Sie sind damit doppelt und dreifach im Nachteil – hat diese Gesellschaft die Betroffenen nicht nur nicht geschützt (wie es beispielswesie die CRC (UN Kinderrechtskonvention) vorgibt), sie auferlegt ihnen auch noch die Bürde, für das zu bezahlen was ihnen angetan wurde. Viel übler kann man es den Opfern nicht machen.

Immerhin wurden für weibliche Gewalt-Opfer in den letzten 50 Jahren viel getan. Es wurden Frauenhäuser und Beratungsstellen aller Art geschaffen und staatlich unterstützt. Nun müssen die selben Schritte für männliche Opfer erfolgen – jedoch nicht auf Kosten der bestehenden Infrastruktur für weibliche Opfer (die ja nicht einfach weniger werden, bloss weil man nun die Männer auch zu unterstützen gedenkt). Neuseeland hat anfangs 2015 diesen Schritt auf Initiative vom Male Survivor of Sexual Abuse Trust Aotearoa eingeleitet und bietet für beide Geschlechter entsprechende Hilfe- und Beratungsstrukturen an, ohne die finanzielle Unterstützung für betroffene Frauen einzuschränken (siehe http://www.survivor.org.nz). Immer noch geistern in vielen Köpfen Vorurteile herum, wie etwa: *„Männlichkeit und Opferstatus sind in dieser Gesellschaft nicht kompatibel"* (Olbricht 2004, p. 11). Die neueren Zahlen über Gewalt an Kindern und Jugendlichen verdeutlichen, dass beide Geschlechter etwa gleich häufig Gewalttaten erleben, insbesondere sexualisierte Gewalt.

Opfer können aufgrund der durchgemachten Erfahrungen über täterloyale Anteile resp. Innenpersonen verfügen. Zu bestimmten Zeiten war diese Haltung für die Betroffenen überlebenswichtig. Fachleute müssen um diese Zusammenhänge wissen, um diagnostische und therapeutische Interventionen mit täterloyalen Anteilen durchführen zu können.

Die Inanspruchnahme von Supervision resp. eine Intervision mit erfahrenen Kolleginnen und Kollegen ist eine sine qua non Bedingung für traumatherapeutisch tätige Fachleute. Diese Auseinandersetzung ermöglicht eine reflektierte Distanz gegenüber den Nöten und Bedürfnissen von Betroffenen und verhilft zu mehr Sicherheit in Bezug auf die therapeutischen Interventionen.

Wieso wird Opfern nicht geglaubt?

Der Hauptgrund dafür, dass Opfern nicht geglaubt wird, ist der eigene Erfahrungshintergrund der Fachleute (Kampusch 2016). Immer noch liegt der weitaus grösste Anteil von Gewalterfahrungen im Dunkelfeld (Tschan 2012), auch wenn inzwischen viele Daten veröffentlicht wurden, welche das Ausmass erahnen lassen. Der Mensch nimmt nicht passiv Fakten auf, sondern er „konstruiert" seine Wirklichkeit entsprechend den eigenen Vorstellungen – *„we see what we believe"*. Wenn man sich gewisse Dinge nicht vorstellen kann, kann man sie auch nicht für möglich halten. *„The black swan"* schildert diese Zusammenhänge eindrücklich (Taleb 2007). Hat man noch nie einen schwarzen Schwan gesehen, geht man davon aus, dass alle Schwäne weiss sind. Man kann es nicht glauben, wenn dann jemand etwas von schwarzen Schwänen erzählt, und man nicht weiss, dass es sie tatsächlich in der freien Natur gibt. Wie bereits erwähnt konnte man in Zusammenhang mit den Vorkommnissen um Jimmy Savile in der Neuen Zürcher lesen, dass dieser Fall die Vorstellung dessen, was möglich ist, weit verschoben hat. Voilà – wenn man sich etwas nicht vorstellen kann (oder will!), kann man es nicht glauben (Rosling 2018).

Menschen mit Traumafolgestörungen, vor allem wenn sie in die Kindheit zurückreichen, wirken oft unsicher: *„Menschen, die ein Trauma überlebt haben, erzählen davon oft so gefühlsbetont, widersprüchlich und bruchstückhaft, dass sie unglaubhaft wirken. Damit ist ein Ausweg aus dem Dilemma gefunden, einerseits die Wahrheit sagen und andererseits Stillschweigen bewahren müssen"* (Herman 2003, p. 9). Dies kann ebenso dazu beitragen, dass Opfern nicht geglaubt wird. Besonders gravierend wird dies bei schweren Traumafolgestörungen, wo die Integration widersprüchlicher Erfahrungen infolge dissoziativer Phänomene nur ungenügend erfolgten konnte.

Sowohl für die Diagnostik im gutachterlichen Verfahren wie auch die Rechtssprechung ist dieser Zusammenhang grundlegend – die nachfolgende Grafik habe ich verdankenswerterlweise von einer Vernehmungsbeamtin, Angela Ohno, Stadtpolizei Zürich, entnehmen dürfen. Sie stellt den Zusammenhang zwischen Zeugentauglichkeit und Ausmass der Traumafolgestörung im aktuellen Prozessalltag dar.

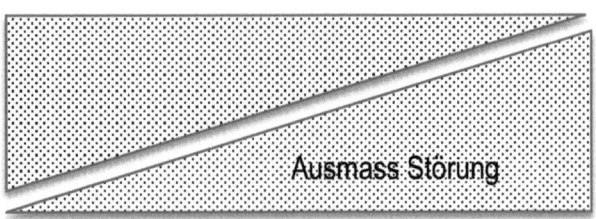

Je gravierender die Störung, desto geringer die Zeugentauglichkeit

In der Konsequenz deutet das, dass je gravierender die Delikte resp. die Beeinträchtigungen einer Person sind, desto weniger hat sie Chancen, dass sie im Gerichtsverfahren als glaubwürdig gilt. Da bei sexualisierten Gewaltdelikten regelmässig die Zeugenaussage das einzige Mittel der Anklage darstellt, ist dieser Sachverhalt hochproblematisch – weltweit hat sich die Infragestellung der Glaubwürdigkeit des Opfers als wirksamste Verteidigungsstrategie herauskristallisiert.

Und schliesslich muss es ja auch einen beachtlichen Anteil Täterinnen und Täter innerhalb der Gesellschaft geben – die wissenschaftlichen Daten über die Häufigkeit von Gewalterfahrungen erlauben keine andere Schlussfolgerung. Diese Täterinnen und Täter haben wohl kaum ein Interesse an der Aufdeckung der Wahrheit – sie werden alles dafür tun, unentdeckt zu bleiben. Die Diskreditierung von Opfern ist ein probates Mittel. In die selbe Kategorie gehört die Opferbeschuldigung (blaming the victim) resp. die Täter-Opfer-Umkehr – nicht der Täter ist an allem schuld, sondern das Opfer. Hätte das Opfer geschwiegen, wäre alles anders gekommen! Im Theaterstück *„Die Täter"* von Thomas Jonik meint gegen Schluss der Staatsanwalt: *„Schaffen wir diese unsinningen Gesetze ab, dann gibt es keine Täter mehr. Damit haben wir das Problem gelöst"*.

Jede Person muss selber entscheiden, ob sie einem Opfer Glauben schenken will oder nicht. Das gilt auch für Fachleute, auch für Strafverfolgungsbehörden und Richter. Wir kennen im Gerichtsverfahren das Paradigma der Unschuldsvermutung – niemand darf bis zu seiner rechtsgültigen Verurteilung als Täter bezeichnet werden. Es ist Ausdruck der täterzentrierten Sichtweise der Justiz, welche auf Opferseite nichts Vergleichbares anzubieten hat. *„Einem Opfer Vertrauen zu schenken, stellt einen empathischen Prozess dar, der aktiv durch uns erbracht werden muss"* (Emme 1996, p. 222), wie auch die Unschuldsvermutung einen aktiven Prozess darstellt.

Opfer-Täter-Interaktion

Täter stehen in der Mehrzahl aller Fälle zu ihren Opfern in einer nahen Beziehung, oft verwandtschaftlich geprägt, resp. durch ein professionelles Auftragsverhältnis (Lehrer-Schüler, Priester-Ministrant, Arzt-Patient, etc.) charakterisiert. Dank den Untersuchungen der ersten deutschen Missbrauchs-Beauftragten Bergmann wissen wir um diese Zusammenhänge – 52.1% der Befragten haben angegeben, dass die Übergriffe im familiären Kontext verübt wurden, 32.2% in Einrichtungen (Bergmann 2011, S. 46).

Die Sicht der Dinge sieht für Opfer und Täter anders aus. Täter haben einen Infomationsvorsprung, der sich in der Tatgestaltung resp. -planung zeigt. Täter schaffen die Tatorte, und sie „schaffen" die Tathandlungen, indem sie die späteren Opfer manipulieren – die Täter haben immer einen Wissens- und Zeitvorsprung. Zum Verständnis der Zusammenhänge sind ein profundes Wissen über Täterstrategien unabdingbar. Das Opfer erkennt erst ab einem bestimmten Punkt das grenzverletzende Verhalten, wie dies nachfolgend schematisch dargestellt wird.

Diese Darstellung soll verdeutlichen, wie die Wahrnehmung des Opfers die tatsächlichen Vorgehensweisen der Täter nicht erfassen kann – Kenntnisse über Täterstrategien sind deshalb für eine professionelle Begleitung von Opfern unabdingbar.

Vorgehensweise des Täters

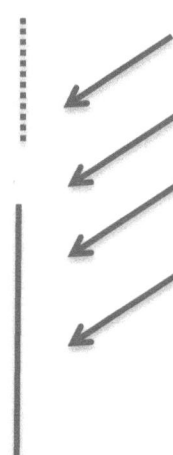

Situation des Opfers

Der Wissensvorsprung von Tätern
nach einer Idee von Timothy Leary, 2003

Diese Darstellung soll verdeutlichen, wie die Wahrnehmung des Opfers die tatsächlichen Vorgehensweisen der Täter nicht erfassen kann – Kenntnisse über Täterstrategien sind deshalb für eine professionelle Begleitung von Opfern unabdingbar.

Diskreditierung der Opfer und Schweigen schützen die Täter: *„Die ersten Verteidigungstaktiken des Täters sind Geheimhaltung und Schweigen"* (Herman 2003, p. 18). Eine nachhaltige Gewaltprävention beruht daher auf

Kenntissen über Täterstrategien: *„It's best to err on the side of caution when aiming to protect children from abuse"* (McGregor 2008, p. 171).

Opfer bleiben über die Folgen mit den Tätern verbunden. Betroffene können nicht einfach ungeschehen machen, was ihnen angetan wurde. Vielfach leben sie in Angst vor Rache oder erneuten Gewaltdelikten – sobald der Täter aus dem Knast entlassen wird, geht das innere Karusell wieder los.

Für die Übergriffe in Einrichtungen hat sich die Formulierung einer Opfer-Täter-Institutionsdynamik etabliert, wo nicht bloss die individualpathologischen Merkmale eines Täters berücksichtigt werden, sondern ebenso die systemischen Bedingungen der Einrichtung. Das Anschauungsbeispiel par excellence ist die Katholische Kirche und deren Umgang mit Missbrauch durch Geistliche

Neurowissenschaftliche Zusammenhänge

Der Mensch verfügt über eine Art Frühwarnradar – die Neuroception; beschrieben von Stephen Porges als Polyvagaltheorie (Porges 2018) und in diesem Werk unter 6.4. ausgeführt. Die Umwelt und der menschliche Innenraum werden unerlässlich auf Gefahren abgesucht. Die Informationen gelangen nicht direkt zum Cortex: *„Nahezu die gesamte sensorische Information, die die Grosshirnrinde erreicht, wird zuvor im Thalamus verarbeitet"* (Jessel 1996, p. 87). Die sensorischen Informationen über das visuelle System (die Augen), das auditive (Gehör), das olfaktorische (Nase) und das taktile (Haut) werden im Thalamus gebündelt und laufend zu einem Informationspaket integriert. Mit den Worten von Bessel van der Kolk ist der Gehalt dieser Informationseinheiten: *„This is what is happening to me"* (Van der Kolk 2014, p. 60). Diese Informationen werden an zwei Strukturen weitergeleitet – prioritär über die von LeDoux so bezeichnete *„low road"* zur

Amygdala und mit einer Verzögerung von einigen Millisekunden über die *„high road"* zum medialen präfrontalen Cortex (MPFC).

Im Gehirn finden sich zwei „Alarmzentralen". Das eine ist die Amygdala, angesiedelt innerhalb des Limbischen Systems und damit im Reptilienge-hirn, welche einen bottom up Prozess repräsentiert, das andere der MPFC, welcher als Teil des Frontallappens in die executive functions (Entschei-dungsfindung) eingebunden ist und Reaktionen auf Gefahrensignale modu-lieren kann (Van der Kolk 2014, p. 63). Das kann die Amygdala nicht. Im Rahmen von traumatischen Erfahrungen bewirkt der bottom up Prozess eine Inhibition des Frontallappens und die Reaktion auf die Bedrohung wird praktisch ausschliesslich durch die Amygdala kontrolliert.

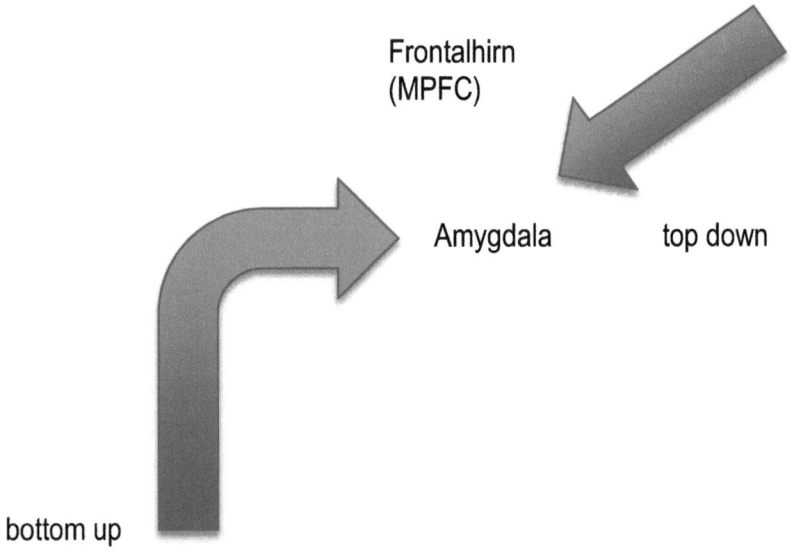

Alarmverarbeitung im Gehirn über die beiden Stukturen: Amygdala und Medialer Präfrontaler Cortex (als Teil des Frontalhirns).

Die traumatische Erfahrung stellt für die betroffene Person ein Ereignis dar, welche die eigenen Verarbeitungs- und Bewältigungsgrenzen überschreitet.

Die Amygdala gleicht die botton up Informationen mit dem Hippocampus (cognitive map) ab und im Falle von unmittelbarer Gefahr übernimmt die Amygdala unter Ausschaltung (Blockierung) des Cortex, insbesondere des Frontallappens, die Führung. *"Whenever the limbic system decides that something is a question of life or death, the pathways between the frontal lobes and the limbic system become extremely tenuous"* (Van der Kolk 2014, p. 64).

Derartige traumatische Erfahrungen können in der Folge nicht im normalen expliziten Gedächtnis abgespeichert werden, wo sie Teil der eigenen Geschichte bilden, und bei Bedarf wieder abgerufen werden können (Lewandowsky et al. 1989). Die Traumaerinnerungen werden anders gespeichert; sie können überdeutlich vorhanden sein, und durch immer neue Intrusionen die betroffene Person beeinträchtigen, oder sie können „vergessen" gehen, entweder durch bewusste Unterdrückung (*„ich will mich nicht immer wieder an dieses schreckliche Ereignis erinnern"*) oder durch Dissoziation (da zu schrecklich). Triggermechanismen können jederzeit zu einer Aktivierung solcher Gedächtnisinhalte führen und die Betroffenen werden durch ihre Erinnerungen immer wieder eingeholt. Dies kann insbesondere im entspannten Zustand resp. im Schlaf geschehen, weil da die bewussten Kontrollmöglichkeiten über Gedankenentstehung reduziert sind. Der Vorgang wird als Neuroception bezeichnet – eine Art Radar für alle Vorgänge in und um uns. Erweist sich etwas als bedrohlich, wird unweigerlich das Stresssystem hochgefahren – eine evolutionsbiologische Adapation an lebensbedrohliche Umstände, und so betrachtet eine äusserst sinnvolle Einrichtung. Traumaüberlebende können deshalb ihre Reaktionen nicht einfach „abstellen" – selbst wenn sie dies noch so sehr anstreben würden. Sie können dies bei sich selbst nachvollziehen – gehen Sie einmal auf einen Vergnügungspark und beobachten Sie die modernen Bahnen: oben, in der Kopfüberposition, wird die Halterung einige Millimeter gelockert – und alle schreien auf. Wieso? Obwohl sie die Reaktion durch das Betrachten vor Betreten der Bahn zur Genüge mitbekommen haben, können die Teilnehmer die körperlichen Reaktionen nicht unterdrücken, die sich unweigerlich einstellen, wenn man bedroht ist (weil man in diesem Fall aus grosser Höhe runterstürzen würde).

Die Unfähigkeit, mit dem Geschehen fertig zu werden, kann zu einer strukturellen Dissoziation der Persönlichkeit führen. Dabei folgt die individuelle Reaktion evolutionär vorgegebenen Strukturen innerhalb der Persönlichkeit, wohl zum Zweck des Selbstschutzes. Dieses Phänomen wurde erstmals durch Pierre Janet (1859-1947) beschrieben, und später durch den Militärpsychiater Charles Samuel Myers bestätigt, der die Symptome als *shell-shock* (Granat-Schock) bei Soldaten des 1. Weltkrieges beschrieb. Pierre Janet verfasste 1889 seine Dissertation zum Thema *l'automatisme psychologique,* wo er (allerdings noch nicht in diesen Worten, dies wird erst Myers Beitrag sein) eine Anscheinend Normale Persönlichkeit (ANP) und eine Emotionale Persönlichkeit (EP) unterscheidet. Die unbewältigbaren Traumaerinnerungen sind innerhalb der EP abgespeichert, und werden von der ANP ferngehalten, die dadurch weitgehend unbeeinträchtigt funktionieren kann. Je nach Ausmass und Intensität der traumatischen Erfahrungen werden drei Formen von strukturellen Dissoziationen unterschieden:

Primäre strukturelle Dissoziation	eine ANP und eine EP
Sekundäre strukturelle Dissoziation	eine ANP und mehrere EP's
Tertiäre strukturelle Dissoziation	mehrere ANP und mehrere EP's

Die Hypothese der strukturellen Dissoziation mit den drei Ebenen stellt den ersten überzeugenden Versuch einer Metatheorie da, um das gesammte Spektrum der Traumafolgestörungen zu erfassen (Van der Hart et al. 2006).

Die Dissoziation stellt einen Selbstschutzmechanismus dar – das Individuum schützt sich vor unbewältigbaren Ereignissen. „Too much" würde sonst zum psychischen und körperlichen Zusammenbruch angesichts der schrecklichen Belastung führen. Die Dissoziationen erfolgen kaskadenartig, etwa analog wie Verteidigungsringe. Wenn die primäre Dissoziation nicht ausreicht, wird die nächste Stufe erforderlich, etc. Diese vereinfacht erscheindende Sichtweise ist empirisch abgesichert und durch unzählige Beispiele belegt (Van der Hart et al. 2006).

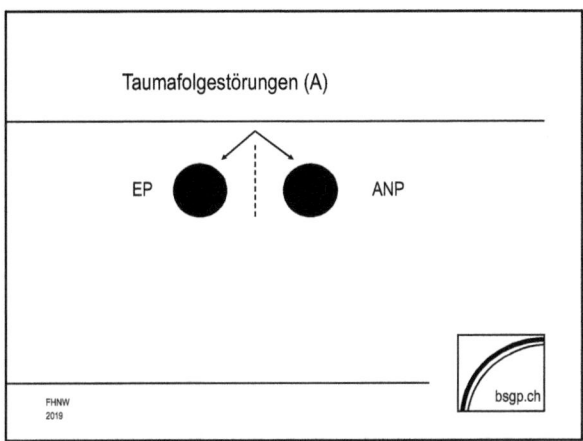

Einfache strukturelle Dissoziation

Die Symptomatik der Posttraumatischen Belastungsstörung wird durch eine einfache strukturelle Dissoziation erklärt. Die unbewältigbaren Ereignisse werden im impliziten Gedächtnisspeicher abgelegt, wo sie durch Triggerphänomene jederzeit reaktiviert werden können. Das Individuum wird plötzlich und meist völlig überraschend wieder von den alten Erinnerungen eingeholt – die Vergangenheit bricht in die Gegenwart hinein. Traumabetroffene beschreiben, wie sich wieder und wieder mit dem Geschehen konfrontiert sehen; es ist, wie wenn sie sich erneut der Gefahr und Bedrohung ausgesetzt sehen.

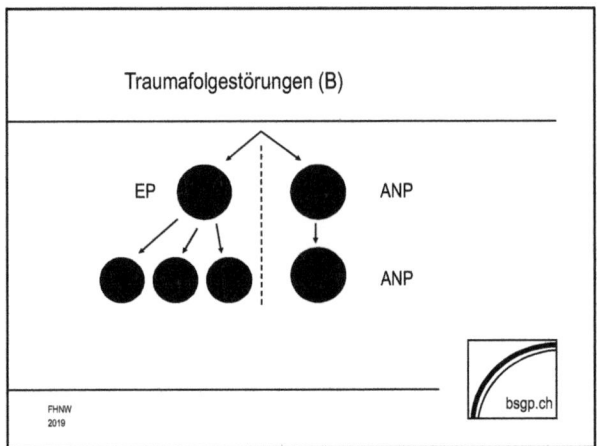

Komplexe strukturelle Dissoziation

Bei komplexen traumatischen Erfahrungen (Polyvictimisierung über einen längeren Zeitraum) kommt es zur Ausbildung von unterschiedlichen EP's mit widersprüchlichen Gefühlzuständen. Diese Form der strukturellen Dissoziation erklärt die Symptome der instabilen Persönlichkeitsstörung. Bei der sekundären strukturellen Dissoziation können die einzelnen EP-Anteile wechselnd eine führende Position einnehmen – einmal ist die betroffene Person in Loyalität zum Täter gefangen, dann wieder erscheint sie selbst als agierende Täterpersönlichkeit, etc. Dieses Bild ist typisch für eine instabile Persönlichkeitsstörung (Borderlinestörung) und wird nach komplexen Traumatisierungen gesehen.

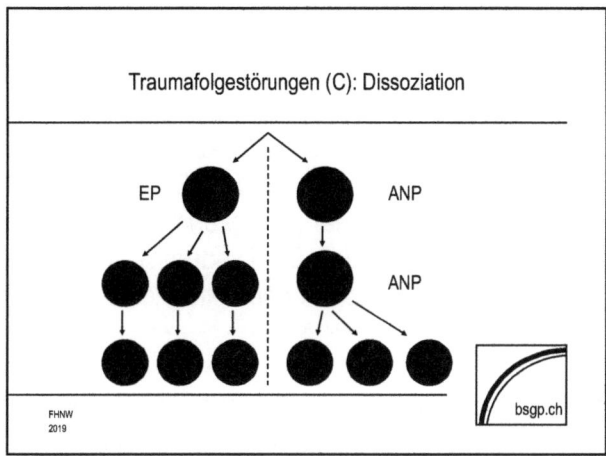

Tertiäre strukturelle Dissoziation

Bei noch stärkerer (und frühkindlicher) Traumatisierung resultiert eine fehlende Integration des Selbst – einzelne Persönlichkeitsanteile bleiben dauernd dissoziiert. Diagnostisch sprechen wir von einer Dissoziativen Identitätsstörung (DID).

Die Kenntnisse über die strukturelle Dissoziation sind unabdingbar zum Verständnis der Traumafolgestörungen. Man muss sich jedoch stets vor Augen halten, dass es sich hierbei um eine „Modellvorstellung" handelt, eine Hypothese, welche das Funktionieren der Persönlichkeit im Rahmen einer Traumafolgestörung nachvollziehbar beschreibt. Bei der einfachen strukturellen Dissoziation erreicht die ANP ein „Funktionieren" im Alltag, indem einzelne Traumaerinnerungen *kompartimentiert,* oder dissoziiert, werden. Die Erinnerungen werden von der eigenen Person fern gehalten, damit diese quälenden und belastenden Bilder nicht dauernd präsent sind. Sie tauchen jedoch immer wieder als Albträume, Flashbacks oder als intrusive Erscheinungen auf. Bei der sekundären und tertiären strukturellen Dissoziation sind die Schutzmechanismen um ein Vielfaches komplexer.

Diagnostik

Die ICD-10 definiert die Posttraumatische Belastungsstörung wie folgt: *„Diese entsteht als eine verzögerte oder protrahierte Reaktion auf ein belastendes Ereignis oder eine Situation aussergewöhnlicher Bedrohung oder katastrophenartigen Ausmasses (kurz oder langanhaltend), die bei fast jedem eine tiefe Verstörung hervorrufen würde".* Die Diagnostik nach DSM ist etwas genauer und beinhaltet bestimmte Diagnosekriterien (siehe im entsprechenden Abschnitt).

Um eine erfolgreiche Diagnostik von Traumafolgestörungen durchführen zu können, muss man wissen, wie man nach traumatischen Erfahrungen fragt. Viele Betroffene meiden den Dialog über ihre traumatische Erfahrungen, weil dies ihre Erinnerungen triggert und der Horror der damaligen Zeit wieder voll ins Bewusstsein treten kann. Sie schämen sich für "ihre Schwäche" und versuchen demzufolge, ihre Beeinträchtigungen zu überspielen. Oder sie schützen Täter aus Loyalitäten und fürchten unkontrollierbare Konsequenzen, würden sie etwas preisgeben. Nicht zuletzt gehört das Vermeidungsverhalten zu den Kernsymptomen einer posttraumatischen Belastungsstörung. Viele Traumabetroffene sehen keinen Zusammenhang zwischen ihren heutigen Beschwerden und den zurückliegenden Ereignissen – insbesondere wenn es sich um Ereignisse in der Kindheit und Jugendzeit handelt. Und schliesslich stehen oft somatische Symptome im Vordergrund der aktuellen Beschwerden, die in der heutigen Traumadiagnostik nicht erfasst werden. Oft liegt auch nicht ein einzelnes Trauma den heutigen Beschwerden zu Grunde – sondern eine Polytraumatisierung, wie sie typisch für Kindheitstraumen ist.

Mögliche Ereignisse für eine Traumafolgestörung:

Sexualisierte Gewaltdelikte
Körperliche Gewalt
Emotionale und verbale Gewalt
Vernachlässigung

Sozial desolate Situation, hohe Kindersterblichkeit
Ausgeprägte Armut
Heim- und Fremdplazierung
Schwere Erkrankung der Eltern
Alkoholabhängigkeit eines Elternteils
Verlust der Eltern (Krankheit, Unglücksfälle, Suizid, etc.)
Schwerwiegende Krankheiten
Aufenthalt auf Intensivstationen
Chirurgische Eingriffe
Häusliche Gewalt
Sklavenhaltung
Kinderarbeit
Sextrafficking
Dysfunktionale Familienstrukturen
Hunger
Zerstörung der Heimat (Krieg, Bürgerkrieg)
Kriegerische Handlungen
Vertreibung
Folterungen
Umweltkatastrophen
Industriekatastrophen
Gravierende Unfälle (z.B. Ertrinken, Brandunglück)
Gravierende Verkehrsunfälle
Staatenlosigkeit
Strukturelle Gewalt

Die obige Liste erhebt nicht den Anspruch auf Vollständigkeit.

Die individuelle Anpassungsleistung angesichts der eigeschränkten Funktionalität bedarf einer besonderen Beachtung – leicht übersehen Fachleute den Schweregrad der Traumafolgestörung. Diese Anpassungsleistung hat viel mit dem gesellschaftlichen Umgang mit Traumafolgestörungen resp. der Inanspruchnahme von Psychotherapie zu tun – die Stigmatisierung psychischer Leiden erschwert die Situation von Traumabetroffenen zusätzlich (Kampusch 2016).

In der ACE Studie (siehe Beitrag in diesem Werk) wurde vielen Betroffenen Gelegenheit geboten, mit Traumafachleuten über ihre Situation zu sprechen. Rund 85% aller Teilnehmer begrüssten dies und fanden es hilfreich, endlich einmal zu ihren traumatischen Lebenserfahrungen befragt zu werden. Eine taktvolle und traumasensitive Vorgehensweise ist in jedem Fall angebracht. Wie für alle subjektiven Äusserungen ist eine laufende Realitätsprüfung sinnvoll. Traumaschilderungen sollen nicht anders behandelt werden, als sonstige Schilderungen über biografische Ereignisse. Therapeuten sind keine Untersuchungsrichter und keine forensischen Experten – Ihre Aufgabe ist es nicht primär, den Wahrheitsgehalt und die Evidenz etc. zu überprüfen. Bis zum Beweis des Gegenteils kann man davon ausgehen, dass die Schilderungen zutreffend sind.

Aber aufgepasst: Als Fachperson müssen Sie damit rechnen, schreckliche Geschichten zu hören zu bekommen, Zeuge von abscheulichen und bestialischen Verbrechen zu werden, etc.. Zuhören ist mitunter nicht so einfach. Wenn man sich etwas nicht vorstellen kann, wird man es kaum glauben können. Dies setzt von Traumatherapeuten die Bereitschaft voraus, sich auf schreckliche Dinge und menschliche Abgründe einzulassen. Auch ist es im höchsten Masse unethisch und unprofessionell, wenn Traumatherapeuten sich mit Tätern solidarisieren und betroffene Opfer manipulieren oder instrumentalisieren – das Auftragsverhältnis ist diesbezüglich eindeutig und gibt klare und verbindliche rechtliche Leitplanken vor (siehe fachliches Fehlverhalten).

Die heute vorliegenden Diagnosemanuals für die psychiatrische Diagnostik erheben den Anspruch, dass sie für alle Fachleute die gleichen Grundlagen vermitteln, wie die einzelnen Störungen zu klassifizieren sind. Dies soll die wissenschaftliche Forschung sicherstellen. Diagnosen sollen ohne theoretische Modelle, und unabhängig von persönlichen Einstellungen und Meinungen sowie losgelöst von den einzelnen Schulen gestellt werden. Die diagnostischen Kriterien orientieren sich an Verhaltensweisen und Symptomen, welche die Patienten zeigen resp. berichten – und nicht an Interpretationen durch die Fachleute. Diese Grundidee wird bei den Traumafolgestörungen grundlegend durchbrochen, weil in der Diagnostik stets die Frage zu prüfen ist, was die jeweiligen Beschwerden ausgelöst hat; etwas, was das DSM aber auch die ICD vermeiden wollte. Die heutigen Kontroversen drehen sich folglich in erster Linie um die Frage, ob dieses oder jenes Ereignis die Kriterien gemäss DSM resp. ICD erfüllt, um eine traumatische Reaktionen zu begründen.

In Abgrenzung gegenüber den Traumafolgen in der orthopädischen Chirurgie wurde der Begriff der Psychotraumatologie geschaffen. Seelische Wunden gelten im Gegensatz zu den körperlichen Verletzungsfolgen als unsichtbar. Aber sie hinterlassen Spuren: *"Wenn jemand ein Trauma behauptet und detailliert schildert, ohne Anzeichen von Dissoziation oder ohne vegetative Reaktionen, dann ist Vorsicht geboten"* (Olbricht 2004, p. 147). Es dauerte bis 1980, bis die Medizin für die Folgen seelischer Verletzungen eine eigene Diagnose schuf: die Posttraumatische Belastungsstörung, abgekürzt PTSD (Posttraumatic Stress Disorder), zeitgleich mit der Schaffung der Diagnose der Multiplen Persönlichkeit, heute als DID (Dissoziative Identitätsstörung) bekannt. Mit diesem pathophysiologischen Konzept wurde ein Paradigmenwechsel eingeleitet, der zu einer umfassenden Erforschung über das Wesen der seelischen Traumatisierung und deren Folgen geführt hat. Die Sichtweise hat sich in diesen vergangenen vierzig Jahren wesentlich geändert, und man spricht heute von *„trauma spectrum disorders"* resp. einem Kontinuum der Traumafolgestörungen (Tschan 2012). Die grundlegende Konzeption ist nachfolgend dargestellt:

Individuelle Anpassungsleistung beachten!

Trauma  4 clusterartige Symptomgruppen:

- Intrusionen, Flashbacks, Ängste
- Vermeidungsverhalten
- Erhöhte Grundspannung (Hyperarousal)
- Numbing

Funktionelle Einschränkung
Dauer der Symptome ≥1 Monat

Das pathophysiologische PTSD Konzept: Die Kausalität ist bei der Diagnosestellung stets zu prüfen!

Die Diagnose PTSD wurde 1980 durch die amerikanische Psychiatriegesellschaft (APA) geschaffen und im DSM III (Diagnostic and Statistical Manual of Mental Disorders) erstmals aufgenommen; 1991 wurde die neue Diagnose im Diagnosemanual der WHO, der ICD-10 (International Classification of Diseases) übernommen. Zwei Gründe waren massgebend für die Schaffung dieser Diagnose. Einerseits forderten die VA (veterans administration) die Schaffung einer entsprechenden Diagnose für die Angehörigen der Streitkräfte. Der Vietnamkrieg ging 1973 zu Ende, und zahlreiche der heimkehrenden Truppenangehörigen litten unter Beschwerden, die sich nicht unter die damals bekannten Störungsbilder einordnen liessen. Trotz der intensiven Fernsehberichterstattung wurde erst nach und nach in der Öffentlichkeit bekannt, was sich in Indochina wirklich zugetragen hatte – Vorkommnisse wie Mi Lay belegen dies exemplarisch. Eine Generation junger Männer war in einen nicht zu rechtfertigenden Krieg geschickt worden und kam völlig desillusioniert und seelisch zerstört zurück – viele Narben des Krieges – zusätzlich zu den vielen körperlichen Versehrungen - waren seelischer Natur und damit erklärungsbedürftig. Die Diagnose PTSD erfasste zum grossen Teil diese Folgen. Anektotisch bleibt anzumerken, dass sich bereits im DSM-I (1952) eine Diagnose *„gross stress reaction"* fand, die sich immerhin für Militärangehörige, Holocaust-Betroffene und auch Vergewaltigungsopfer anwenden liess. Eigenartigerweise verschwand dann diese Diagnose im DSM-II (1968) wieder – einzige diagnostische Möglichkeit blieb vorerst die Diagnose einer *„situational reaction"*.

Der andere Einfluss kam durch die Frauenbefreiungsbewegung. Sie machte in den 1970er Jahren klar, wie häufig sexualisierte Gewalt und damit der Krieg innerhalb der eigenen vier Wänden seelische Narben hinterliess, für die es damals noch keinen Begriff gab. Ohne medizinische Diagnose gingen betroffene Frauen in Gerichtsprozessen leer aus – sie hatten ja *„nichts"*, folglich gab es auch nichts zu entschädigen. So einfach war das.

Ein Trauma wurde nach Auffassung der amerikanischen Psychiatrievereinigung zunächst als ein Ereignis eingestuft, *„that is generally outside the range of usual human experience"* (DSM-III, 1980). Weiter wurden in den diagnostischen Richtlinien subjektive Faktoren festgelegt: *exposed individuals show an intense (fear-conditioned) emotional reaction* (durch die Begriffe: *fear, helplessness or horror* charakterisiert). Dieses Kriterium wurde im DSM V fallen gelassen und spielt heute für die Diagnostik keine Rolle mehr.

Gleichzeitig mit der Schaffung der PTSD Diagnose verschwand der Begriff der Hysterie sozusagen über Nacht aus allen medizinischen Lehrbüchern – was früher als hysterische Störung bezeichnet wurde, wurde nun nach Schaffung der neuen Diagnosen in vielen Fällen als Traumafolgestörung angesehen. Damit vollzog sich 1980 innerhalb der psychiatrischen Diagnostik eine revolutionäre Wende, welche die Türe für weitere Forschungen über seelisches Leiden öffnete – ein Prozess, der bis heute nicht abgeschlossen ist, und der für das Verständnis der Opferreaktionen zentral ist. Judith Herman hat darauf hingewiesen, dass die Erforschung psychischer Traumata eine eigenartige Geschichte zeigt (Herman 2003, p. 17) – und dass das angesammelte Wissen immer wieder vergessen ging. Damit wird eine interessante Parallele zur Situation Traumabetroffener geschaffen, die bekanntlich ebenfalls unter Amnesien (Vergessen) leiden – fast so, als möchte es die Natur den Menschen erleichtern, mit ihrer Vergangenheit zu leben, indem sie widerwärtige Episoden und Ereignisse nicht mehr gegenwärtig haben. Man hat den Eindruck, als hätte die Menschheit ein *„Recht auf Vergessen"* – allerdings zeigt die moderne Forschung über die Folgen seelischer Traumatisierungen, dass Heilung erst möglich wird, wenn die volle Wahrheit anerkannt ist und die Dinge ans Licht gezerrt werden (Herman 2003, p. 9).

Gleichzeitig mit der Schaffung der PTSD Diagnose wurde wie bereits erwähnt auch die Diagnose MPD (Multiple Personality Disorder) geschaffen, welche 1994 im DSM IV in DID (Dissoziative Identitätsstörung) umbenannt wurde. Allerdings wurde die DID nicht den Traumastörungen zugerechnet, sondern den Konversionsstörungen, während die PTSD bei den Angsterkrankungen eingeteilt wurde. Das DSM 5 hat diesen offensichtlichen Unsinn nicht korrigiert. Die offizielle Nomenklatur erfasst somit das Kontinuum an Traumafolgestörungen (trauma spectrum disorder) nicht umfassend, was für die Praxis äusserst unbefriedigend ist.

Zudem wurde inzwischen klar, dass eine Traumaexposition alleine keine hinreichende Voraussetzung für die Entwicklung einer Traumafolgestörung darstellt (Friedman 2011) – d.h. mit anderen Worten, dass nicht bloss die Konfrontation mit einem lebensbedrohlichen Ereignis eine derartige Störung verursachen kann, sondern vielmehr die nachfolgende Verarbeitung entscheidend ist. Damit wird ebenfalls verständlich, wieso die professionelle Herangehensweise an Traumabetroffene durch Fachleute so entscheidend ist – das gilt sinngemäss für das gesamte Helfernetzwerk. Alle Forschungsdaten bestätigen diesen Sachverhalt schon seit über 50 Jahren übereinstimmend wonach kein noch so gravierendes Ereignis zu 100% zu einer Traumafolgestörung führt (siehe beispielsweise Maercker 2013). Forschungen zu Resilienz (Widerstandskraft) und peri-/posttraumatische Unterstützung von Betroffenen laufen. Die bisherigen Ergebnisse weisen auf eine besondere Bedeutung des sozialen Umfeldes hin. Die Untersuchungen zum Wirbelsturm Katrina in New Orleans (2005) zeigen, dass diejenigen Menschen, die in der Zeit nach der Naturkatastrophe menschlichen Beistand erfahren haben, deutlich weniger häufig an PTSD-Symptomen litten.

Die Diagnose einer posttraumatischen Belastungsstörung stützt sich auf mehrere Kriterien; das erste ist das traumatische Ereignis, als Kriterium A bezeichnet. In einem Beitrag von Friedman hält dieser fest: „ ... *exposure to an A1 event* [ein traumatisches Ereignis] *is a necessary but not a sufficient condition for the subsequent development of PTSD"* (Friedman 2011, p. 5). Weitere Kriterien werden nachfolgend ausgeführt.

Gemäss Leitlinie der AWMF (Zugriff 03.01.2014) ist die Häufigkeit von PTBS abhängig von der Art des Traumas (Arbeitsgemeinschaft der Wissenschaftlichen Medizinischen Fachgesellschaften).

- ca. 50% Prävalenz nach Vergewaltigung
- ca. 50% bei Kriegs-, Vertreibungs- und Folteropfern
- ca. 25% Prävalenz nach anderen Gewaltverbrechen
- ca. 10% bei Verkehrsunfallopfern
- ca. 10% bei schweren Organerkrankungen, (Herzinfarkt, Malignome)

Tatsächlich wurde entsprechend der Logik der Militärpsychiatrie - etwas anderes stand 1980 noch nicht zur Verfügung - in der ersten Version der Traumadiagnostik (DSM III 1980) eine Definition für das Kriterium A formuliert: ein Ereignis ausserhalb der normalen menschlichen Erfahrung (Friedman 2011, p. 4). Rasch wurde klar, dass diese Definition für die Praxis unbrauchbar war und revidiert werden musste. Bereits in der nächstfolgenden Ausgabe (DSM-III-R 1987) wurde das Spektrum traumatischer Ereignisse deutlich erweitert: „*Being diagnosed with a life-threatening illness, child sexual abuse, learning about the sudden unexpected death of a family member or close friend, and learning that one's child has a life-threatening illness"* (siehe DSM-III-R 1987). Spätestens damit wird beispielsweise in der Schweiz das entscheidende Element der bundesgerichtlichen Auffassung, dass die Diagnose der PTSD zwingend ein katastrophenartiges Ereignis voraussetzt, hinfällig. Die wissenschaftliche Auffassung hat sich weiterentwickelt. Im DSM-IV (1994) wurde das Kriterium A in einen objektiven Teil A1 und einen subjektiven Anteil A2 umformuliert: *„Exposed individuals experience fear, helplessness or horror"*. Auch diese Einteilung wurde inzwischen wieder aufgegeben, wie die neuste Version des DSM-5 verdeutlicht.

Die Diagnosen von Traumafolgestörungen erfolgen klinisch. Der Einsteig erfolgt jeweils mit offenen unstrukturierten Fragen, dann erfolgen mehr und mehr strukturierte und präzise Nachfragen. Voraussetzungen für eine erfolgreiche Diagnostik sind: (1) Fach- und Traumakompetenz, (2) Konzept über Traumafolgestörungen als potentielle Diagnose („daran denken") und (3) Wissen, was man abfragen muss. Sie merken, dass diese Vorgehensweise ein umfassendes Verständnis für Traumafolgestörungen voraussetzt, wie es in den Weiterbildungen zu Traumafolgestörungen vermittelt wird. Drei Hauptsymptome lassen an schwerwiegende Traumafolgestörungen resp. dissoziative Störungen denken:

Die drei Hauptsymptome bei dissoziativen Störungen:

Amnesien („Filmrisse")
Depersonalisation und Derealisation
Innere Stimmen

Die Diagnostik muss stets beide Aspekte im Blickfeld haben: die objektivierbaren Auslösefaktoren, die Symptome und die subjektive Verarbeitungsmöglichkeiten. Mittels psychoedukativen Interventionen werden die Grundsätze der möglichen Störungsbilder vermittelt, damit Betroffene verstehen können, was mit ihnen los ist. Dieses Verständnis fördert das Vertrauen in die Therapie und damit die Kooperation (Mosquera 2016).

Nachfolgend nun zunächst die diagnostischen Kriterien für die Posttraumatische Belastungsstörung 309.81 gemäss den Kriterien des DSM-5.

PTSD 309.81 Diagnostische Kritereien

A. Exposition mit einem bedrohlichen Ereignis
B. Intrusive und dissoziative Symptome (z.B. immer wiederauftauchende Erinnerungen), flash backs, etc.
C. Vermeidungsverhalten
D. Numbing (emotionale Taubheit)
E. Hyperarousal („angespannte Nerven")
F. Dauer der Beschwerden B – E über einen Monat
G. Deutliche funktionelle Einschränkung auf Grund der Beschwerden
H. Die Störung kann nicht auf eine andere Ursache zurück geführt werden

Details siehe DSM-5 PTSD 309.81.

Die Formulierung der Diagnostik hat sich seit der Version im DSM-III mit jeder Ausgabe verändert. Die ICD-10 übernahm das Störungsbild 1991, ohne die Präzisierungen, wie sie im DSM üblich sind. So formuliert die ICD-10 beispielsweise das auslösende Trauma als „ein belastendes Ereignis", oder eine Situation aussergewöhnlicher Bedrohung oder katastrophenartigen Ausmasses. Vielfach wird der erste Teil der Formulierung übersehen und nur der zweite Aspekt als massgeblich für die Diagnose angesehen.

F43.10 Posttraumatische Belastungsstörung

Diese entsteht als eine verzögerte oder protrahierte Reaktion auf ein belastendes Ereignis oder eine Situation aussergewöhnlicher Bedrohung oder katastrophenartigen Ausmasses (kurz oder langanhaltend), die bei fast jedem eine tiefe Verstörung hervorrufen würde. Hierzu gehören eine durch Naturereignisse oder von Menschen verursachte Katastrophe, eine Kampfhandlung, ein schwerer Unfall oder die Tatsache, Zeuge des gewaltsamen Todes anderer oder selbst Opfer von Folterung, Terrorismus, Vergewaltigung oder anderer Verbrechen zu sein. Prämorbide Persönlichkeitsfaktoren wie bestimmte Persönlichkeitszüge, (z.B. zwanghafte oder asthenische) oder neurotische Erkrankungen in der Vorgeschichte können die Schwelle für die Entwicklung dieses Syndroms senken und seinen Verlauf verstär-

---

ken, aber die letztgenannten Faktoren sind weder nötig noch ausreichend, um das Auftreten der Störung zu erklären.

Typische Merkmale sind das wiederholte Erleben des Traumas in sich aufdrängenden Erinnerungen (Nachhallerinnerungen, flasbacks), Träumen oder Albträumen, vor dem Hintergrund eines andauernden Gefühls von Betäubtsein und emotionaler Stumpfheit, Gleichgültigkeit gegenüber anderen Menschen, Teilnahmslosigkeit der Umgebung gegenüber, Anhedonie sowie Vermeidung von Aktivitäten oder Situationen, die Erinnerungen an das Trauma wachrufen könnten. Üblicherweise findet sich Furcht vor und Vermeidung von Stichworten, die den Leidenden an das ursprüngliche Trauma erinnern könnten. Selten kommt es zu dramatischen akuten Ausbrüchen von Angst, Panik oder Aggression, ausgelöst durch eine plötzliche Erinnerung und/oder Wiederholung des Traumas oder der ursprünglichen Reaktion darauf. Gewöhnlich tritt ein Zustand vegetativer Übererregtheit mit Vigilanzsteigerung, einer übermässigen Schreckhaftigkeit und Schlaflosigkeit auf. Angst und Depression sind häufig mit den genannten Symptomen und Merkmalen assoziiert und Suizidgedanken sind nicht selten. Drogeneinnahme oder übermässiger Alkoholkonsum können als komplizierende Faktoren hinzukommen.

Die Störung folgt dem Trauma mit einer Latenz, die Wochen bis Monate dauern kann (doch selten mehr als sechs Monate nach dem Trauma). Der Verlauf ist wechselhaft, in der Mehrzahl der Fälle kann jedoch eine Heilung erwartet werden. Bei wenigen Betroffenen nimmt die Störung über viele Jahre einen chronischen Verlauf und geht dann in eine andauernde Persönlichkeitsänderung über (siehe F62.0).

Diagnostische Leitlinien:

Diese Störung soll nur dann diagnostiziert werden, wenn sie innerhalb von sechs Monaten nach einem traumatischen Ereignis von aussergewöhnlicher Schwere aufgetreten ist. Eine «wahrscheinliche» Diagnose kann auch dann gestellt werden, wenn der Abstand zwischen dem Ereignis und dem Beginn der Störung mehr als sechs Monate beträgt, vorausgesetzt, die klinischen Merkmale sind typisch, und es kann keine andere Diagnose (wie

Angst- oder Zwangsstörung oder depressive Episode) gestellt werden. Zusätzlich zu dem Trauma muss eine wiederholte unausweichliche Erinnerung oder Wiederinszenierung des Ereignisses in Gedächtnis, Tagträumen oder Träumen auftreten. Ein deutlicher emotionaler Rückzug, Gefühlsabstumpfung, Vermeidung von Reizen, die eine Wiedererinnerung an das Trauma hervorrufen könnten, ist häufig zu beobachten, aber für die Diagnose nicht wesentlich. Die vegetativen Störungen, die Beeinträchtigung der Stimmung und das abnorme Verhalten tragen sämtlich zur Diagnose bei, sind aber nicht von erstrangiger Bedeutung.

Späte, chronifizierte Folgen von extremer Belastung, d.h. solche, die noch Jahrzehnte nach der belastenden Erfahrung bestehen, sind unter F62.0 (andauernde Persönlichkeitsänderungen nach Extrembelastung) zu klassifizieren.

In der ICD findet sich zudem die Diagnose einer andauernden Persönlichkeitsänderung nach schweren Traumatisierungen. Die Schaffung dieser Diagnose geht u.a. auf die Bemühungen von Venzlaff zurück, welcher speziell für Holocaustüberlebende eine angemessene Diagnostik forderte.

F62.0 andauernde Persönlichkeitsänderung nach Extrembelastung

Eine andauernde Persönlichkeitsänderung kann der Erfahrung von extremer Belastung folgen. Die Belastung muss so extrem sein, dass die Vulnerabilität der betreffenden Person als Erklärung für die tiefgreifende Auswirkung auf die Persönlichkeit als Erklärung nicht ausreicht. Beispiele hierfür sind Erlebnisse in einem Konzentrationslager, Folter, Katastrophen, andauernde lebensbedrohliche Situationen, etwa als Opfer von Terrorismus (als Geisel, langandauernde Gefangenschaft mit drohender Todesgefahr).

Eine posttraumatische Belastungstörung (F43.1) kann dieser Form der Persönlichkeitsveränderung vorangehen. Sie wird dann als eine chronische, irreversible Auswirkung einer derartigen Störung angesehen. Eine andauernde Persönlichkeitsänderung kann sich auch ohne vorausgegangene posttraumatische Belastungsstörung entwickeln.

Langanhaltende Änderungen der Persönlichkeit nach einer kurzzeitigen Lebensbedrohung wie bei einem Autounfall, sind nicht unter dieser Kategorie einzuordnen, da neuere Forschungsergebnisse bei solchen Entwicklungen auf eine vorbestehende psychische Vulnerabilität hinweisen.

Diagnostische Leitlinien:

Die Persönlichkeitsänderung muss andauernd sein und sich in unflexiblem und unangepasstem Verhalten äussern, das zu Beeinträchtigungen in den zwischenmenschlichen, sozialen und beruflichen Beziehungen führt. Die Persönlichkeitsänderung sollte fremdanamnestisch bestätigt werden.

Zur Diagnosestellung müssen folgende, zuvor nicht beobachtete Merkmale vorliegen:

1. Eine feindliche oder misstrauische Haltung der Welt gegenüber.
2. Sozialer Rückzug.
3. Gefühle der Leere oder Hoffnungslosigkeit.
4. Ein chronisches Gefühl von Nervosität wie bei ständigem Bedrohtsein.
5. Entfremdung.

Die Persönlichkeitsänderung muss über mindestens zwei Jahre bestehen und nicht auf eine vorbestehende Persönlichkeitsstörung oder auf eine andere psychische Störung ausser einer posttraumatischen Belastungsstörung (F43.1) zurückzuführen sein. Eine schwere Schädigung oder Erkrankung des Gehirns, die gleiche klinische Bilder verursachen kann, muss ausgeschlossen werden.

CTQ (Childhood Trauma Questionnaire)

Als Screeingverfahren hat sich der CTQ in der Kurzform mit 31 Fragen etabliert (Bernstein et al. 1998; Gast et al. 2001[1]). Es handelt sich um ein Selbstbeurteilungsinstrument zur retrospektiven Erfassung von Gewalter-fahrungen und Vernachlässigung im Kindes- und Jugendalter (bis zum 18. Lebensjahr). Der CTQ umfasst mit der Vernachlässigung traumatische Er-eignisse umfassender als dies im DSM-5 oder in der ICD-10 der Fall ist. Der Fragebogen kann bei Personen ab einem Alter von 12 Jahren eingesetzt werden. Die Langversion hatte 70 Items; mittels explorativer Faktorenana-lyse gelang es den Autoren eine kürzere und einfacher zu interpretierende Version zu schaffen (Bernstein et al. 2003[2]). Die einzelnen Subskalen be-stehen aus jeweils 5 Items; zusätzlich ist eine dreiteilige Skala eingefügt, welche die Tendenz erfasst, kindliche Missbrauchserfahrungen zu bagatelli-sieren oder zu leugnen. In der deutschen Version sind drei zuätzliche Items (29 bis 31) angeführt, welche die Inkonsistenzerfahrungen in der Ur-sprungsfamilie erfassen. Diese Subscala ist das Resultat der Arbeitsgruppe um Prof. Driessen aus Bielefeld (Rodewald 2005, p. 1[3]).

Der CTQ kann im Internet in deutscher Version eingesehen werden.

---

[1] Diese Fachliteratur kann beim Autor angefragt werden; sie ist nicht im Literaturverzeichnis aufgeführt.
[2] analog [1]
[3] Rodewald F. (2005): Deutsche Bearbeitung des CTQ: Testbeschreibung und Auswertung. Unveröffentlichtes Manuskript. Medizinische Hochschule Hannover; zit. bei Maercker et al. 2005.

<u>Anleitung</u>

Diese Fragen befassen sich mit einigen Ihrer Erfahrungen während Ihrer Kindheit und Jugend (bis zum 18. Lebensjahr). Auch wenn die Fragen sehr persönlich sind, versuchen Sie bitte, sie so ehrlich wie möglich zu beantworten. Markieren Sie dazu bitte für jede Frage die Zahl, die am besten beschreibt, wie Sie fühlten, mit einem Kreis.

Während meiner Kindheit und Jugend ...   Trifft auf mich zu

	über-haupt nicht	sehr selten	einige Male	häufig	sehr häufig
1. ... hatte ich nicht genügend zu essen.	1	2	3	4	5
2. ... wusste ich, dass es jemand gibt, der sich um mich kümmert und mich beschützt.	1	2	3	4	5
3. ... wurde ich von Familienmitgliedern als „dumm", „faul" oder „hässlich" bezeichnet.	1	2	3	4	5
4. ... waren meine Eltern zu betrunken oder von anderen Drogen „high", um für die Familie zu sorgen.	1	2	3	4	5
5. ... gab es jemand in der Familie, der mir das Gefühl gab, wichtig und jemand Besonderes zu sein.	1	2	3	4	5
6. ... musste ich schäbige oder dreckige Kleidung tragen.	1	2	3	4	5
7. ... hatte ich das Gefühl, geliebt zu werden	1	2	3	4	5
8. ... dachte ich, meine Eltern hätten sich gewünscht, dass ich niemals geboren worden	1	2	3	4	5

wäre.

9.... wurde ich von jemandem aus meiner Familie so stark geschlagen, dass ich zum Arzt oder ins Krankenhaus musste.	1	2	3	4	5
10.... gab es nichts, was ich an meiner Familie anders gewünscht hätte.	1	2	3	4	5
11.... wurde ich von Familienangehörigen so stark geschlagen, dass ich blaue Flecken oder andere körperliche Schäden davontrug.	1	2	3	4	5
12.... wurde ich mit einem Gürtel, einem Stock, einem Kabel oder mit einem harten Gegenstand geschlagen.	1	2	3	4	5
13.... gaben meine Angehörigen aufeinander acht.	1	2	3	4	5
14.... sagten Familienangehörige verletzende oder beleidigende Dinge zu mir.	1	2	3	4	5
15. glaube ich, körperlich misshandelt worden zu sein.	1	2	3	4	5
16.... hatte ich eine perfekte Kindheit.	1	2	3	4	5
17.... wurde ich so stark geschlagen oder verprügelt, dass es jemandem (z.B. Lehrer, Nachbar oder einem Arzt) auffiel.	1	2	3	4	5
18.... hatte ich das Gefühl, dass mich jemand in meiner Familie hasst.	1	2	3	4	5
19.... fühlten sich meine Familienangehörigen einander nah.	1	2	3	4	5
20.... versuchte jemand, mich sexuell zu berühren oder sich von mir sexuell berühren zu lassen.	1	2	3	4	5

21.... drohte mir jemand, mir weh zu tun oder Lügen über mich zu erzählen, wenn ich keine sexuellen Handlungen mit ihm ausführte.	1	2	3	4	5
22.... hatte ich die beste Familie der Welt	1	2	3	4	5
23.... drängte mich jemand, bei sexuellen Handlungen mitzumachen oder bei sexuellen Handlungen zuzusehen.	1	2	3	4	5
24.... belästigte mich jemand sexuell.	1	2	3	4	5
25. glaube ich, emotional (gefühlsmässig) missbraucht worden zu sein.	1	2	3	4	5
26.... gab es jemanden, der mich zum Arzt brachte, wenn es nötig war.	1	2	3	4	5
27. glaube ich, sexuell missbraucht worden zu sein.	1	2	3	4	5
28.... gab meine Familie mir Kraft und Rückhalt.	1	2	3	4	5
29.... waren meine Eltern (Stiefeltern) oder andere Personen aus meiner Familie unberechenbar.	1	2	3	4	5
30.... befürchtete ich, dass meine Familie jederzeit auseinander brechen könnte.	1	2	3	4	5
31.... konnte ich mich in meiner Familie nicht sicher fühlen.	1	2	3	4	5

Die Auswertung erfolgt so, dass die mit R gekennzeichneten Items in ihrer Codierung invertiert werden (1=5, ..., 5=1); bei den Werten 10, 16 und 22 (Bagatellisierung/ Verleugnung) erhalten die Itemwerte 1-4 einen Score von 0 und der Wert 5 erhält einen Score von 1 (Rodewald 2005). Die Scorewerte werden für die einzelnen Subscalen gemäss der nachfolgenden Zusammenstellung aufaddiert. Die Cut-offs sind angeführt (Walker et al. 1999).

Emotionaler Missbrauch: ≥ 10
3./8./14./18./25.

Körperliche Misshandlung: ≥ 8
9./11./12./15./17.

Sexualisierte Gewalt: ≥ 8
20./21./23./24./27.

Emotionale Vernachlässigung: ≥ 15
5. (R)/ 7. (R)/13. (R)/ 19. (R)/ 28. (R)

Körperliche Vernachlässigung: ≥ 10
1./ 2.(R)/ 4./ 6./ 26. (R)

Inkonsistenzerfahrungen:
29./ 30./ 31.

Bagatellisierung/Verleugnung:
10./ 16./ 22.

Beurteilung des Schweregrades von Misshandlungen:

	nicht bis minimal	gering bis mässig	mässig bis schwer	schwer bis extrem
Emotionaler Missbrauch	5-8	9-12	13-15	16-25
Körperlicher Missbrauch	5-7	8-9	10-12	13-25
Sexueller Missbrauch	5	6-7	8-12	13-25
Emotionale Vernachlässigung	5-9	10-14	15-17	18-25
Körperliche Vernachlässigung	5-7	8-9	10-12	13-25

Für weitere Details sei auf die entsprechende Fachliteratur verwiesen (siehe z.B. Häuser et al. 2011).

Kontinuum der Diagnostik

Eine Traumafolgestörung wird jeweils klinisch diagnostiziert. Die verschiedenen strukturierten Interviews (DDIS, SCID-D) für komplexe Traumafolgestörungen haben zwar eine gute Reliabilität (Verlässlichkeit) und Validität. Die Spezifität ist excellent (mit falsch positven Resultaten für DID durch DDIS unter einem Prozent); trotzdem können diese Tools die klinische Beurteilung nicht ersetzen. *„A structured interview cannot override clinical evaluation"* (Ross et al. 2009, p. 25). Es ist Aufgabe der Fachperson, die Evaluationsergebnisse im Hinblick auf eine mögliche Traumafolgestörung zu reflektieren, und einer der nachfolgenden Diagnosen zuzuordnen. Die einzelnen Traumadiagnosen schliessen sich gegenseitig aus – hingegen sind Komorbiditäten mit anderen Störungsbildern durchaus möglich.

Bisher haben die individuellen Anpassungsleistungen an die Beeinträchtigung keine Berücksichtigung in der Diagnostik gefunden – so können beispielsweise Schuld- und Schamgefühle in Zusammenhang mit den traumatischen Erfahrungen resp. die generelle Stigmatisierung psychischer Leiden die individuelle Manifestation erheblich mitprägen. Auch die Möglichkeit der Aggravation und Simulation ist zu beachten.

Die bestehenden Diagnosemanuals haben bisher die Kontinuuität der einzelnen Trauma-folgestörungen nur ungenügend abgebildet – so werden die dissoziativen Störungen weder im DSM noch in der ICD bei den eigentlichen Traumastörungen eingeteilt. Die APA war auch trotz überzeugenden Belegen für die Notwendigkeit einer *Developmental Trauma Disorder* nicht bereit zu einer kohärenten Traumadiagnostik (Van der Kolk 2014). Hingegen wird in der geplanten ICD-11 neu eine Diagnose für Komplexe Traumafolgestörungen geschaffen, unter Ersatz der bisherigen Persönlichkeitsstörung nach Extremtraumatisierungen. Die nachfolgende Darstellung muss unter Umständen entsprechend neuen Entwicklungen angepasst werden. Die Traumafolgestörungen (trauma sprectrum disorder) lassen sich wie nachfolgend ausgeführt in einem Kontinuum darstellen:

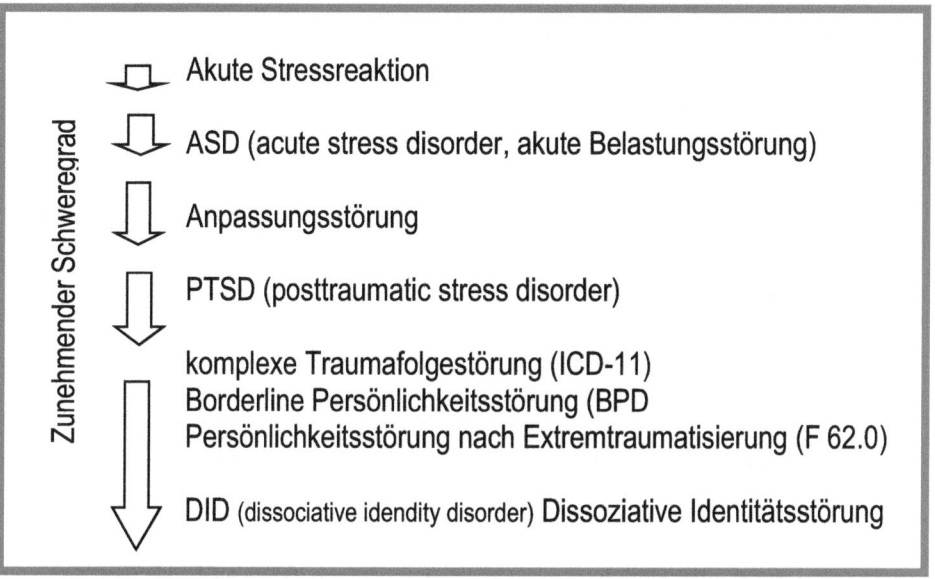

Übersicht der Traumafolgestörungen (trauma sprectrum disorder)

Bitte beachten Sie: Komplexe Traumafolgestörung und DTD sind weder im DSM-5 noch in der ICD-10 aufgeführt, sie stellen somit keine anerkannten psychiatrischen Diagnosen dar! Auf die Mängel der heutigen Diagnosesysteme wird im Rahmen der Differentialdiagnostik in diesem Werk noch ausführlicher eingegangen.

Komorbiditäten

Viele Traumabetroffene zeigen ein Beschwerdebild, welches zusätzliche Diagnosen erfordert – insbesondere im somatischen Bereich. Komorbiditäten bei Traumafolgestörungen sind eher die Regel als die Ausnahme. Rund 80% aller Betroffenen erfüllen die diagnostischen Kriterien zusätzlicher Störungsbilder. Die meisten dieser Komorbiditäten sind eine direkte Folge der traumatischen Erfahrungen. Unklare funktionelle Beschwerden sollten beim Arzt stets zur Frage nach traumatischen Erfahrungen Anlass geben; überhaupt gehört es routinemässig zu jeder ärztlichen und psychotherapeutischen Eingangsdiagnostik, dass nach traumatischen Lebensereignissen gefragt wird. Die Fragestellung sollte möglichst offen formuliert werden – beispielsweise nach dem Muster: *„Gibt es in ihrem Leben belastende oder gar schreckliche Lebensereignisse?"*, oder *„Wurde Ihnen in der Vergangenheit etwas angetan?"*. Wegen der zahlreichen Komorbiditäten muss es auch nicht überraschen, dass Patientinnen und Patienten Beschwerden präsentieren, die nicht auf den ersten Blick an Traumafolgestörungen denken lassen. Zudem verkennen viele Traumabetroffene den Zusammenhang zwischen den heutigen Beschwerden und den oft lange zurückliegenden traumatischen Erfahrungen. Wegen Scham- und/oder Schuldgefühlen werden die traumatischen Erfahrungen oft nicht genannt. Gelegentlich ist der Grund der fehlenden spontanen Mitteilung die Angst, für verrückt gehalten zu werden.

Bei den psychiatrischen Krankheitsbildern sind es in erster Linie depressive Störungen, Abhängigkeitserkrankungen (Alkohol- und/oder Drogenabhängigkeit), Essstörungen, Persönlichkeitsstörungen, Zwangsstörungen und ADHS-Störungen welche bei Traumafolgestörungen parallel auftreten können. Nicht selten bilden diese Störungen den Grund für die aktuelle Behandlungsbedürftigkeit – erst ein genaues Nachfragen führt auf die zugrundeliegende Traumafolgestörung.

Ein eklatanter Mangel der bisherigen Diagnostik der Traumafolgestörungen stellt die Nichtberücksichtigung körperlicher Symptome dar – dabei suchen viele Betroffene gerade deswegen ihren Hausarzt auf. Mangels entsprechender Kenntnisse, aber auch wegen nicht bestehender Diagnosemöglichkeiten (weil diese Begriffe schlicht und einfach fehlen), sind sowohl Diagnose als auch Behandlung suboptimal und ungenügend. Hier besteht dringender Handlungsbedarf für die Etablierung einer adäquaten Diagnostik und Therapie. Folgende Beschwerden werden häufig mit Traumafolgestörungen assoziiert gesehen: Chronische Schmerzen, Gelenkbeschwerden, Fibromyalgie, Kopfschmerzen, Migräne, Autoimmunerkrankungen, gesteigerte Infektanfälligkeit, Asthma, Nahrungsmittelallergien und –unverträglichkeiten, dermatologische Erkrankungen (Urtikaria, Psoriasis, etc.), chronische Darm- und Unterleibsbeschwerden, Chronic Fatique, Schleudertrauma und Schädelhirnverletzungen. Durch frühzeitigen Einbezug von Traumafachleuten kann das medizinische Abklärungsprozedere gezielter durchgeführt werden. Es sei an dieser Stelle einmal mehr auf die Ergebnisse der ACE-Studie verwiesen, welche einen eindeutigen statistischen Zusammenhang zwischen traumatischen Erfahrungen in der Kindheit und Entwicklung von Krankheitsbildern aller Art postuliert (Felitti et al. 1998).

Der Ansatz der *Trauma Model Therapy* wie auch die DBT (Dialecticbehavioral therapy) greifen diese Ansätze auf und integrieren die Vielgestaltigkeit der Beschwerdebilder in die therapeutischen Interventionsansätze.

Besondere Vorsicht ist bei der Differentialdiagnose zwischen komplexen Traumafolgestörungen und Störungen aus dem schizophrenen Krankheitsbereich angezeigt. Das komorbide Vorliegen beider Störungsbilder ist zwar nicht ausgeschlossen, weil sich jedoch die Symptome ähnlich sind, kann es rasch zu Fehldiagnosen und -behandlungen kommen. Viele DID-Betroffene wurden und werden fälschlicherweise als Schizophrene diagnostiziert und ohne Erfolg mit Neuroleptica behandelt. So werden etwa die Stimmen von DID-Betroffenen als akustische Halluzinationen verkannt; furchtsame und sich stark ängstigende Persönlichkeitsanteile werden als wahnhaft eingestuft, und dergleichen mehr. Ex juvantibus (Klärung der Diagnose durch den Heilungsverlauf) kann man sich bei fehlender Wirksamkeit der Neurolepticabehandlung die Frage stellen, ob diagnostisch nicht doch ein anderes Störungsbild, beispielsweise aus dem Spektrum der Traumafolgestörungen, vorliegt.

In erster Linie sehen Neurologen das Spektrum dissoziativer somatoformer Störungen (F44.4 – F44.6): Dissoziative Bewegungsstörungen mit Störungen ganzer Bewegungsabläufe ohne organisches Korrelat; Ataxie (Gangstörungen) bis zu Gangunfähigkeit (Abasie) oder Unfähigkeit zu stehen (Astasie); Störungen der Mimik, Gestik und Sprache (Apraxie). Dissoziative Krampfanfälle, vasovagale Synkopen (neurologische Ausschlussdiagnostik); dissoziative Sensibilitäts- und Empfindungsstörungen (neurologische Ausschlussdiagnostik).

Fingierte Traumafolgestörungen kommen ebenfalls vor. Wir sprechen von Münchhausen Syndrom für selber zugefügte Beschwerden, resp. von Münchhausen-by-proxy wenn Beschwerden durch Bezugspersonen absichtlich zugeführt werden.

Traumafolgestörung: Neuformulierung der Diagnostik

82% der traumatisierten Kinder, welche im US-amerikanischen National Child Traumatic Stress Network gesehen werden, erfüllen die PTSD-Kriterien nicht (Spinazzola 2005). Eine Arbeitsgruppe legte deshalb der APA eine Empfehlung zur Schaffung einer DTD (siehe oben) vor, stiess jedoch auf taube Ohren. Seit der ursprünglichen Formulierung des PTSD und des MPD Konzeptes 1980 im DSM-III wurden mit jeder Neuausgabe die diagnostischen Kriterien verändert – es wird nach wie vor um eine präzise Abgrenzung der einzelnen Krankheitsbilder gerungen. Auch die geplante ICD-11 wird diese Tradition fortsetzen. Die Wissenschaft ist in stetem Fluss und greift immer wieder neue Erkenntnisse auf. Was bisher in der Traumadiagnostik für die Symtomerfassung „vergessen" ging, sind die Beiträge der Bindungstheorie (Attachment Theory) und der Beziehungsaspekt der modernen Neurowissenschaften, sowie die vegetativen und körperlichen Auswirkungen, welche für das Verständnis der Traumafolgestörungen grundlegend sind.

Die Diagnose der Posttraumatischen Belastungsstörung muss in Anlehnung an die Kriterienliste der APA (siehe DSM-5) deshalb durch fünf Aspekte ergänzt werden: körperliche Symptome, dissoziative Symptome, individuelle Anpassungsleistung (z.B. Scham- und Schuldgefühle), Auswirkungen von Bindungserfahrungen und epigenetische Veränderungen.

A. Traumaexposition
B. Intrusive Symptome
C. Vermeidungsverhalten
D. Emotionale Taubheit (Numbing)
E. Gesteigerte Anspannung (Hyperarousal)
F. Dissoziative Phänomene
G. Körperliche Symptome
H. Individuelle Anpassungsleistung (Schuld- und Schamgefühle)
I. Bindungsstörungen
J. Epigenetische Veränderungen
K. Dauer der Beschwerden über einen Monat
L. Signifikante funktionelle Einschränkung
M. Das Krankheitsgeschehen lässt sich nicht auf andere Ursachen zurück führen.

Die körperlichen Symptome als Folge von Stressregulations-Vorgängen sind zunächst funktioneller Natur; erst bei längerem Bestehen können organisch fassbare Veränderungen resultieren. Im Vordergrund stehen Schmerzen, Gelenkbeschwerden (z.B. Fibromyalgien), Allergische Reaktionen, Störungen im Bereich des Magen-Darm-Traktes sowie dem Urogenitalsystem, etc.. Die Formulierung sollte so gewählt werden, dass die somatischen Folgen im Vordergrund der aktuellen Beschwerden stehen können, um einerseits den somatisch tätigen Ärzten die Möglichkeit einer adäquaten Diagnostik zu geben, und andererseits den Eregbnissen der ACE-Studie gerecht zu werden, welche eine robuste Korrelation zwischen traumatischen Ereignissen und somatischen Erkrankungen zeigt.

Schon in der Einleitung zu diesem Werk wurde festgehalten, dass Dissoziationen grundlegend für die Entstehung von Traumafolgestörungen sind. Das Model der strukturellen Dissoziation postuliert, dass die PTSD eine Dissoziation erster Ordnung darstellt (Van der Hart et al. 2006). Dissoziative Symptome müssen deshalb zwingend in der Traumadiagnostik berücksichtigt werden.

Typisch sind zudem ausgeprägte individuelle Anpassungsleistungen als Ausdruck von Scham- oder Schuldgefühlen sowie allgemein als Folge der Stimatisierung psychischer Leiden. Betroffene fühlen sich als *„Schwächlinge"*, unfähig mit den Folgen fertig zu werden – sie leiden darunter, dass sie durch Folgen beeinträchtigt sind, welche sie nicht überwinden können. Bei sexualisierten Delikten wird die Scham noch zusätzlich durch die intime Natur der Traumatisierung verstärkt. Die Scham verschliesst den Menschen den Mund und zwingt sie zum Schweigen.

Die Bindungsstörungen resultieren einerseits als Folge der Traumatisierung durch nahe Bezugspersonen, sie können jedoch auch als Folge der fehlenden/ungenügenden Unterstützung von Traumabetroffenen beobachtet werden. Sind Kinder und Jugendliche durch Traumatisierungen durch nahe Bezugspersonen betroffen, sind zusätzlich Auswirkungen von beeinträchtigten Mentalisierungsprozessen (emotionale, kognitive und soziale Fertigkeiten) zu berücksichtigen.

Zum vollen Verständnis der Traumafolgestörungen sind zudem die epigenetischen Veränderungen zu berücksichtigen, welche die teilweise lebenslang anhaltenden Stressregulationsstörungen erklären (siehe Forschungsbefunde von Meaney et al.). Möglicherweise lassen sich die epigenetischen Veränderungen für eine quantifizierbare Traumadiagnostik nutzen.

Differentialdiagnostik

Die Diagnostik ist ein aktiver Prozess durch die Fachperson. Fragen nach traumatischen resp. belastenden Lebensereignissen gehören zur jeder ärztlichen und psychotherapeutischen Eingangsdiagnostik. Die Fachperson wird gestützt auf diese Ergebnisse eine Zuordnung der Beschwerden resp. des eingeschränkten Funktionsniveaus zu einen Störungsbegriff vornehmen. Diagnosen sind Erklärungen für die Leidenszustände von Patientinnen und Patienten: *„[...] suffering (illness) is real, but disease is a construct, a classification in the head – in the doctor's head. Doctors therefore do not discover diseases, they define them"* (Payer 1992, p. 22). Diagnosen stellen Übereinkünfte wie beispielsweise im DSM oder der ICD dar – wobei einmal mehr darauf hingewiesen werden soll, dass die einzelnen Störungsbilder nicht in Stein gemeisselt sind, sondern sich laufend entsprechend neuen Erkenntnissen erweitern und anpassen. Warum Bindungserfahrungen bisher nicht in die diagnostischen Systeme aufgenommen wurde, muss das Fach beantworten: *„Psychiatrists and other mental health professionals in some social and clinical contexts have to be clear about why some conditions are considered to be mental disorders and others not, about what the distinction is meant to be, and about related questions such as why psychiatric treatments are appropriate for some conditions and not for others"* (Bolton 2008, p. VII). Für die traumasensitive Diagnostik und Behandlung sind die bestehenden Diagnosesysteme nur beschränkt anwendbar.

Das ist nichts Neues: *„Das System der Krankheitsbilder ist in einer ständigen Wandlung begriffen"* (Bamm 1956, p. 52). Dass diese Aussage nicht bloss für die Traumafolgestörungen gilt, mag das folgende Zitat belegen: *„A shared theory of dysfunctional development and a way of specifying types of dysfunctions that result is needed. Most psychotherapy theorists we studied critizize the standard psychiatric classification system for psychological/behavioral dysfunctional pattern as inadequate or inappropriate for representing and understanding their client's dysfunctional patterns"* (Ford & Urban 1998, p. 683).

In der Differentialdiagnose müssen andere psychische Leiden ausgeschlossen werden. Diejenige Diagnose, welche das Leiden am besten erfasst, soll primär vergeben werden. Patientinnen und Patienten sollen in
den Prozess der Diagnosestellung einbezogen werden.

Auswirkungen traumatischer Erfahrungen auf die Gesund-heit

Zunächst sei hier auf den World Report „Violence and Health" der WHO
(Krug et al. 2002) verwiesen, wo erstmals weltweit die Daten über die gesundheitlichen Auswirkungen von Gewalterfahrungen dokumentiert wurden.
Die Medizin hat diese Frage erst in den letzten Jahren systematisch untersucht – was viele überraschen mag. Die Geschichte der Psychotraumatologie verdeutlicht, wie systematisches Nichtwahrhabenwollen innerhab
des Faches diesen Prozess mitgestaltet haben (Herman 1992). Die
Erkenntnisse der Forschung im Bereich der Psychotraumatologie haben inzwischen einen vollständigen Paradigmenwandel über Krankheitsursachen
eingeleitet, dessen Zeitzeugen wir sein dürfen.

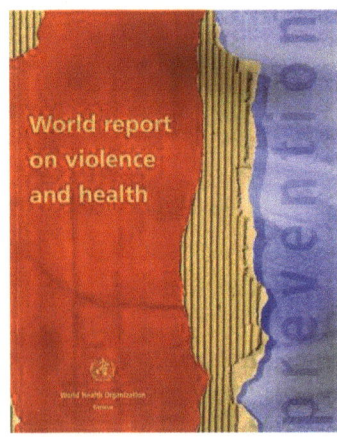

Geneva, WHO, 2002

Weiter sind die Bindungsforschung (attachment theory), die Untersuchungen der „Affective Neuroscience" über die emotionalen Reaktionen von Menschen sowie die epigenetischen Veränderungen nach traumatisierenden Lebensereignissen zu beachten – alle drei Forschungsrichtungen verdeutlichen, dass die bereits von Pierre Janet 1889 formulierte These eines *l'automatisme psychologique* nach traumatischen Erfahrungen tatsächlich zutrifft. Traumafolgen laufen nach bestimmten Gesetzmässigkeiten ab, welche nicht willentlich gesteuert werden können. Wir haben im Frühsommer 2013 viele Betroffene der Hochwasserkatastrophe in Deutschland in Nahaufnahmen im TV gesehen – viele wurden bei ihren Schilderungen von Tränen übermannt, sie drehten sich beschämt weg, und manch einer Person versagte die Stimme mitten im Satz. Typische Reaktionen unter dem Eindruck der schrecklichen Erfahrungen.

Für die einzelnen Traumafolgenstörungen wurden spezifische Interventionstechniken entwickelt. Das erste Ziel jeder Behandlung besteht darin, Sicherheit und eine Vision zu vermitteln, wie die Folgen überwunden werden können. Die Bewältigung traumatischer Ereignisse kann manchmal Jahre in Anspruch nehmen. Eine gute psychische Gesundheit lässt sich durch die Fähigkeit charakterisieren, Lebensereignisse und –umstände zu bewältigen und in die eigene Biographie zu integrieren – genau dies wird mittels einer traumafokussierten Behandlung angestrebt.

Nun stellt sich jedoch der therapeutischen Bearbeitung ein erhebliches Hindernis entgegen – das Vermeidungsverhalten und die persönliche Würde. Das Vermeidungsverhalten gehört zur Diagnose – ist folglich unabdingbarer Bestandteil jeder Traumafolgestörung. Betroffene weichen instinktiv einer tiefergehenden Auseinandersetzung mit den traumatischen Erfahrungen aus – schon das Erzählen löst oft Horror- und Schreckerlebnisse aus. Dazu kommen Schamgefühle und die persönliche Würde – sexualisierte Erniedrigungen oder andere Gewalterfahrungen zu schildern ist nicht so einfach. Auch zuhören ist nicht so einfach – Trauma-Aufarbeitung setzt ein beachtliches Sich-Bemühen sowohl auf Seiten Betroffener wie auch auf Seiten von Traumatherapeuten voraus. Voraussetzung von gelingenden Behandlungen sind stets die Schaffung eines Vertrauensraumes durch die therapeutischen Fachpersonen.

Neuste Beiträge der Polyvagal Theorie helfen mit, die vegetativen Begleitreaktionen bei Traumafolgestörungen besser angehen und behandeln zu können (Porges 2018). Dieses Verständnis umfasst eine Vielzahl an körperlichen Reaktionen, die bisher in der Trauma-Diagnostik völlig unberücksichtigt geblieben sind. Dieser Zusammenhang ist nicht unwesentlich, weil sich viele Betroffene zunächst mit körperlichen Symptomen an ihre Hausärzte wenden – und da mangels geeigneter Diagnostik nicht richtig verstanden werden. Die ACE Studie belegt die gesundheitlichen Auswirkungen negativer Lebenserfahrungen auf Entwicklung und Gesundheit – Menschen mit negativen Lebenserfahrungen haben eine deutlich verkürzte Lebenserwartung (Bei einem ACE Score von sechs besteht eine Verkürzung der Lebenserwartung um 20 Jahre; siehe ACE Studie).

Der therapeutische Prozess gestaltet sich phasenorientiert, wobei sich die einzelnen Schritte nicht konsequent linear folgen, sondern durch ein Hin- und Hergleiten zwischen den einzelnen Phasen charakerisiert werden können. „ ... although the phases have been described in linear fashion, in reality they are flexible and recursive, involving a periodic need to return to previous phases (Van der Hart et al., 2006):

Phase 1	Stabilisierung und Symptomreduktion
Phase 2	Behandlung der traumatischen Erinnerungen
Phase 3	Integration und Rehabilitation

Der Rückgang der Symptome kann zweifellos als aussagekräftiger Verlaufsparameter für eine erfolgreiche Intervention dienen – weit verlässlicher hat sich jedoch die subjektive Lebensqualität als Mass der Besserung herausgestellt. „Ich fühle mich wieder hergestellt; ich bin wieder ein ganzer Mensch, und ähnliche Statements bringen zum Ausdruck, wie sich Überlebende fühlen.

Traumabetroffene sind neben ihren eigentlichen Erfahrungen vielfältigen sekundären strukturellen Traumatisierungen unterworfen. Die Fachleute im Gesundheitswesen sind schlicht nicht darauf vorbereitet, was sie zu hören bekommen. Fehldiagnosen, Fehlbehandlungen und Fehlbegutachtungen im grossen Ausmass sind die Folgen: *„Fehldiagnosen und mangelnde Anerkennung der schweren Traumatisierungen, insbesondere der sexuellen Gewalterfahrungen, führen jedoch zu erneuten Traumatisierungen, die in der jetztigen Struktur des Gesundheitswesens begründet sind"* (Gast 2002, p. 127). Strukturelle Gewalt beruht auf der Wirkung von Regeln, Vorschriften und Richtlinien, gegen die der Einzelne machtlos ist – dagegen gibt es auch keine Rechtsmittel. Gegen strukturelle Gewalt kann man sich nicht wehren. Versucht es jemand trotzdem, wird ihm dies negativ ausgelegt. Wer an diesen Feststellungen zweifelt, sei auf die weltweite Situation der Heim- und Verdingkinder verwiesen (Drobinski 2010).

ACE-Studie

Die ACE-Studie – adverse childhood experiences (zu deutsch: negative Kindheitserlebnisse) – untersucht an über 17'000 Personen retrospektiv und prospektiv die Auswirkungen von negativen Erfahrungen in den ersten 18 Lebensjahren auf die Gesundheit und die Häufigkeit von Erkrankungen. Dies sind zunächst einmal bloss statistische Zusammenhänge, die noch nichts über die Kausalität und Pathophysiologie (Krankheitsentstehung) aussagen. Die Datenanalyse liefert der Fachwelt jedoch dermassen überzeugende Daten, dass wohl von niemandem die Zusammenhänge ernsthaft in Zweifel gezogen werden können. Bei Menschen mit einem ACE-Score (Erklärung nachfolgend) von sechs zeigt sich gegenüber denjenigen mit Null in der prospektiven Datenauswertung eine Verkürzung der Lebenserwartung um fast 20 Jahre. Aber eines nach dem andern.

Die Idee, diese Studie durchzuführen, geht auf die Erfahrungen mit Gewichtsreduktionsprogrammen zurück. Im Jahre 1985 war der Internist Vincent Felitti Direktor von Kaiser Permanente's Departement of Preventive Medicine in San Diego, welches damals eines der umfangreichsten Screening Programme durchführte. Eine 28-jährige Krankenschwester meldete sich bei ihm für ein Gewichtsreduktionsprogramm an. Im Laufe der folgenden 51 Wochen konnte sie ihr Gewicht von 185 kg auf 60 kg reduzieren. Als Felitti sie einige Monate später wieder sah, hatte sie mehr Kilos als je zuvor. Was war geschehen? Ein Mitarbeiter an ihrem Arbeitsort hatte mit ihr zu flirten begonnen und wollte mit ihr eine intime Beziehung aufnehmen – sie ging nach Hause und begann zu essen. Im Laufe der weiteren Examination legte sie sexuelle Übergriffe durch ihren Grossvater offen. Felitti realisierte rasch, dass sie nicht die einzige war, welche Probleme hatte. Fünf Jahre später präsentierte er erstmals seine Daten vor der North American Association for the Study of Obesity. Die medizinischen Experten wiesen seine Schlussfolgerung weit von sich: Wieso Felitti diesen Frauen Glauben schenken würde? Nichts sei bewiesen – diese Frauen würden solche Geschichten als Ausflüchte für ihre Misserfolge erfinden, und dergleichen. Einzig ein Epidemiologe vom Center for Disease Control and Prevention (CDC) ermunterte ihn, den eingeschlagenen Weg fortzusetzen und eine grössere Studie durchzuführen, und bot eine Kollaboration mit dem CDC an. Daraus entstand die ACE Studie in Kollaboration zwischen Kaiser und CDC mit Robert Anda und Vincent Felitti als den beiden führenden Köpfen.

Bei Kaiser werden jährlich über 50'000 Patienten für medizinische Screeinguntersuchungen gesehen. Die geplante Studie sollte 25'000 konsekutive Patienten umfassen – 17'421 waren schliesslich bereit, mitzumachen. Rund 80% waren weisse US Bürger, 10% Schwarze und 10% Asiaten. 74% waren College Absolventen (hierzulande: Abiturabschluss), das Durchschnittsalter liegt bei 57 Jahren. Die Teilnehmer entstammen der Mittelklasse der 7-grössten US-Stadt San Diego in California. Es wurden 10 negative Kindheitserlebnisse definiert, welche sich empirisch aus der Übergewichtsstudie herauskristallisiert hatten. Ein Score wurde für jedes dieser Ereignisse vergeben, unabhängig von Dauer und Schweregrad. Der maximal erreichbare Wert beträgt somit 10, der minimale 0; d.h. es liegt im letzteren Fall kein negatives Ereignis in der eigenen Biografie bis zum Lebensalter von 18 Jahren vor.

Die einzelnen Ereignisse für den ACE Score (Prävalenzen (Häufigkeiten) in Klammern):

- Emotionale Übergriffe, wiederholte Drohungen, Demütigungen (11%)
- Körperliche Gewalt (ohne elterliche Züchtigungen) (28%)
- Sexualisierte Gewalterlebnisse (Frauen 28%, Männer 16%, total 22%)
- Mutter häuslicher Gewalt ausgesetzt (13%)
- Alkohol- oder Drogenkonsum im Haushalt (27%)
- Familienmitglied mit Gefängnisstrafe (6%)
- Familienmitglied hatte ernsthafte psychiatrische Erkrankung, litt an Depressionen und/oder Suizidalität, oder musste psychiatrisch hospitalisiert werden (17%)
- Nicht durch beide biologischen Eltern erzogen (23%)
- Körperliche Vernachlässigung (10%)
- Emotionale Vernachlässigung (15%)

Bloss ein Drittel der Studienteilnehmer wiesen einen ACE Score von Null auf, d.h. sie hatten keines dieser negativen Erlebnisse in ihrer Biografie vorzuweisen. Die Verteilung der ACE zeigte ein clusterartiges Muster; lag ein ACE Score vor, so fand sich mit einer Wahrscheinlichkeit von 87% ein zweites Ereignis. Rund 15% der Teilnehmer wiesen einen ACE Score von 4 oder höher auf.

Diese Daten bedeuten, dass jeder Arzt in seiner Praxis täglich mehrere Patienten mit hohem ACE Score sieht. Die Auswertung zeigt über alle untersuchten Zusammenhänge hinweg einen eindeutigen Zusammenhang zwischen ACE Score und gesundheitlichen Folgen.

Die Daten der Studienteilnehmer wurden anschliessend mit den umfangreichen medizinischen Daten von Kaiser abgeglichen. 28% der Frauen und 16% der Männer gaben an, dass sie sexualisierte Gewalt erlebt hatten. Die Fragen waren: *„Did an adult person at least 5 years older ever have you touch their body in a sexual way?"*, und *„Did an adult or person at least 5 years older ever attempt oral, anal, or vaginal intercourse with you?"* (Felitti et al. 2010, p. 77ff.). Die Teilnehmer waren mittelständische Personen, die sich eine Krankenversicherung leisten konnten. Felitti und sein Team fanden heraus, dass sich die Folgen erstmals in der Schule manifestieren: über die Hälfte aller Teilnehmer mit einen Score von vier und höher hatten Lernschwierigkeiten oder Verhaltensprobleme, verglichen mit 3% aus derjenigen Gruppe mit Score 0.

In der Gruppe mit Score 4 und höher litten zwei Drittel aller Studienteilnehmer an Depression verglichen mit 12% in der Gruppe mit Score 0; analog verhält es sich mit Psychopharmaka und Schmerzmedikamenten. Felitti hat darauf hingewiesen, dass wir heute Probleme behandeln, die ihren Ursprung vor 50 Jahren haben. Personen mit einem Score von vier und mehr haben ein siebenfach gesteigertes Risiko, an Alkoholabhängigkeit zu erkranken, verglichen mit denjenigen von Score 0. Die Wahrscheinlichkeit für Suizidversuche ist in der Gruppe mit score 6 um einen Faktor 5000 mal höher als in der Gruppe mit Score 0. In der Gruppe mit Score 0 lag die Häufigkeit für eine Vergewaltigung im erwachsenen Alter bei 5%; hingegen bei einem Score von vier und mehr waren 33% betroffen.

Robert Anda hat die Auswirkungen von CSA (child sexual abuse) auf das Gesundheitswesen untersucht und ist zum Schluss gekommen, dass die Kosten diejenigen von Krebs oder ischämischen Herzkrankheiten weit übertreffen. Würde es gelingen, CSA auszumerzen, würde sich die Zahl von Depressionen halbieren, Alkoholabhängigkeit um zwei Drittel und Suizide, Drogenkonsum und häusliche Gewalt um drei Viertel reduzieren.

2 Geschichte der Neurowissenschaften

„Das Verständnis der Gehirnfunktion wird [...] für das 21. Jahrhundert wahrscheinlich die Bedeutung haben, die das Verständnis der Zellfunktion für das 19. Jahrhundert und das der Genfunktion für das 20. Jahrhundert hatte und hat" (Kandel et al. 1995, p. VII).

Die Neurowissenschaften haben sich über die letzten einhundert Jahre entwickelt. Dank den heutigen Möglichkeiten der Verknüpfung zwischen molekularbiologischen, verhaltenswissenschaftlichen, emotionspsychologischen und kognitionswissenschaftlichen Erkenntnissen ermöglichen sie ein vertieftes Verständnis über das, was uns Menschen zu dem macht was wir sind. Die Bedeutung der Neurowissenschaften auf den kürzest möglichen Nenner gebracht: „We are connectome" (Seung 2013). Das menschliche Gehirn enthält rund hundert Milliarden Neurone. Aber erst deren synaptische Verknüpfung und das dynamische Zusammenspiel der vielen beteiligten Neurone über Lernvorgänge ist das Entscheidende. Dies bildet die Basis all unseres Tuns – gemäss dieser Sichtweise sind psychische Erkrankungen Störungen der Verarbeitung von Informationen. Die Geschichte der Psychotraumatologie über die letzten 150 Jahre ist eng mit der Entwicklung der Neurowissenschaften verbunden (Flatten 2011).

Viele Erkenntnisse über die Funktion des Zentralnervensystems wurden durch Krankheiten (in erster Linie Schlaganfälle und Epilepsien) oder durch Verletzung von Nervengewebe gewonnen. Neurochirurgische Eingriffe und Untersuchungen am offenen Gehirn trugen weitere Erkenntnisse bei. Aber erst die bildgebenden Verfahren der letzten 25 Jahre (Brain-Imaging-Verfahren) ermöglichten einen fundamentalen Erkenntnisgewinn. Mittels PET (Positronen-Emissions-Tomographie) und fMRI (funktioneller Kernspintomografie) lassen sich lokale Veränderungen des Gehirnstoffwechsels dokumentieren. Die Sprachforschung nimmt dabei eine zentrale Stellung ein.

Das Zentralnervensystem besteht aus sieben Teilen: (1) Rückenmark (Medulla spinalis), (2) Medulla oblongata, (3) Pons (Brücke), (4) Cerebellum (Kleinhirn), (5) Mesencephalon (Mittelhirn), (6) Diencephalon (Zwischenhirn) und (7) Cortex (Grosshirnhemisphären). Die Hemispähren lassen sich in vier Lappen unterteilen: Stirnlappen (Frontallappen, Lobus frontalis), Scheitellappen (Parietallappen, Lobus parietalis), Hinterhauptslappen (Okiziptallappen, Lobus occipitalis) und Schläfenlappen (Temporallappen, Lobus temporalis). Jede Hemisphäre kontrolliert sensorische und motorische Prozesse der gegenüberliegenden Körperseite; die beiden Hemisphären sind weder vollständig symmetrisch noch erfüllen sie die gleichen Funktionen. Bei den meisten Menschen ist die linke Hemispähre dominant – wir sprechen mit der linken Hemisphäre: *„Nous parlons avec l'hemispère gauche!"* (Broca 1864).

Im Nervensystem gibt es zwei verschiedene Zelltypen: die Neuronen (Nervenzellen mit Zellkörper, Axon, Dendriten und Synapsen) und die Gliazellen. Rund die Hälfte aller Neurone im ZNS haben eine inhibitorische Funktion, die übrige Hälfte wirkt exzitatorisch. Auf der molekularen Ebene zeigt sich eine grosse funktionelle Vielfalt der einzelnen Nervenzellen. Ein einzelnes Neuron kann von einer bis zu 200'000 Synapsen mit anderen Neuronen bilden. Im Durchschnitt verfügen Neurone über rund 10'000 Synapsen; einzelne Zellen (z.B. Purkinje-Zellen im Cerebellum) bis zu 150'000. Die elektrische Signalübertragung innerhalb des Neurons erfolgt mittels Aktionspotentialen. Die elektrischen Signale wandern innerhalb eines Neurons stets in der selben Richtung. An der Synapse erfolgt eine Umwandlung in einen chemischen Botenstoff (Neurotransmitter). Im Gehirn gibt es 10-50 mal mehr Gliazellen als Neurone. Die Gliazellen haben verschiedene Funktionen, u.a. wirken sie als Stützelemente, sie lenken das Wachstum der Neurone, sie beseitigen abgestorbene Zellen und wirken in den Blutgefässen als Blut-Hirn-Schranke. Eine wichtige Funktion ist zudem die Pufferung von Kaliumionen.

Kandel ist der Ansicht, dass sich unsere heutigen Kenntnisse über das Gehirn und das Verhalten im Laufe der vergangenen hundert Jahren aus den fünf Disziplinen Anatomie, Embryologie, Physiologie, Pharmakologie und Psychologie entwickelt haben. Mit der Entdeckung der zellulären Strukturen im späten 18. Jahrhundert begann die wissenschaftliche Untersuchung des Nervensystems. Camillo Golgi entwickelte eine Silberfärbung, welche den Aufbau des Neurons erkennen liess, und Santiago Ramón y Cajal benutzte diese Technik um das Netzwerk des Nervensystems zu zeigen. Dem Embryologen Ross Harrison gelang der Nachweis, wie das wachsende Axon seinen Weg zu seinem Ziel der synaptischen Verknüpfung findet.

Luigi Galvani entdeckte die elektrischen Aktivitäten von Muskel- und Nervenzellen. Eine Erkenntnis, welche in der Folge durch Emil DuBois-Reymond, Johannes Müller und Hermann von Helmholtz zur Elektrophysiologie weiter entwickelt wurde. 1925 entdeckte Edgar Douglas Adrian, dass die elektrischen Impulse nach dem Alles-oder-Nichts-Prinzip fortgeleitet werden. Adrian war übrigens der erste zellulär orientierte Neurophysiologe. Ausschliesslich über die Frequenz lässt sich die Stärke eines Signals regulieren. Hingegen wird die Botschaft eines Aktionspotentials ausschliesslich von der neuronalen Bahn bestimmt, über die das Aktionspotential weitergeleitet wird (Kandel 1996, p. 36).

Die Pharmakologie mit Claude Bernard, Paul Ehrlich und John Langley entdeckte gegen Ende des 19. Jahrhunderts, wie chemische Stoffe mit spezifischen zellulären Rezeptoren wechselwirken. Dies war die Grundlage zur Erkenntis über die chemische Natur der Kommunikation zwischen den Nervenzellen. Erst mit der Einführung der Elektronenmikrospkopie Mitte des 20. Jahrhunderts gelang die visuelle Darstellung von Synapsen.

Charles Darwin legte Mitte des 19. Jahrhundert mit seinen evolutionsbiologischen For- schungen den Grundstein zur systematischen Verhaltensbeobachtung. Franz Joseph Gall wurde zum Begründer der Phrenologie – die Lehre über den Zusammenhang zwischen Schädelform und Charakter. Die Auffassungen von Gall haben sich bald als falsch erwiesen, trotzdem fanden sie in der Kriminalistik und Forensik enthusiastische Unterstützung.

Carl Wernicke und weitere Forscher konnten zeigen, dass verschiedene Verhaltensweisen durch einzelne Gehirnbereiche gesteuert werden, welche durch neuronale Bahnen miteinander verknüpft sind. Wernicke entwickelte als erster die Vorstellung einer verteilten Verarbeitung (distributed processing), welche weitgehend der heutigen Hypothese über die Gehirnfunktionen entspricht.

Die Ansicht von Wernicke gilt bis heute: einzelne Hirnregionen sind für bestimmte Aufgaben verantwortlich. Jede wichtige sensorische, motorische oder andere integrative Funktion wird durch mehrere neuronale Bahnen vermittelt – das Organisationsprinzip des Gehirns gestaltet sich als Parallelverarbeitung (parallel processing). Dies dürfte gemäss Kandel einer der Gründe sein, wieso die Gehirnvorgänge lange falsch verstanden wurden. Einzelne Hirnbereiche führen elementare Operationen durch, die dann mittels serieller und paralleler Verknüpfung verschiedener Gehirnregionen weiter geleitet werden. *„Daher führt die Verletzung einer bestimmten Region nicht zum völligen Verlust einer Fähigkeit, wie viele frühere Neurologen angenommen hatten. Selbst wenn die Fähigkeit anfänglich verschwindet, kann sie mit der Zeit zurückkehren, da sich die unverletzten Gehirnbereiche bis zu einem gewissen Grad reorganisieren können, um die verlorengegangene Funktion zu übernehmen"* (Kandel 1996, p. 18).

Die Organisation des Zentralen Nervensystems ist hochkomplex, so erfordern selbst die einfachsten kognitiven Aufgaben die Koordination mehrerer Gehirnareale. Derartige Prozesse lassen sich nicht mit sequentiellen Vorgängen erklären, da durch die Parallelverarbeitung vielfältige synaptische Verbindungen involviert sein können (Farrel et al. 2018). *„Das erstaunlichste Beispiel für die kombinatorische Struktur geistiger Vorgänge ist die Tatsache, dass das bewusste Erleben unseres Selbst – als einheitliches Wesen – von neuronalen Verbindungen zwischen verschiedenen Verarbeitungsvorgängen abhängt, die unabhängig voneinander in den beiden Grosshirnhemisphären ablaufen"* (Kandel 1996, p. 19).

Das heutige konnektionistische Verständnis (Seung 2013) für die mentalen Prozessverarbeitungen räumt der Netzwerkstruktur des ZNS eine zentrale Bedeutung ein: *„Es ist die Komplexität der Verbindungen zwischen vielen Elementen, nicht diejenige einzelner Komponenten, die eine komplexe Informationsverarbeitung möglich macht"* (Kandel 1996, p. 41).

Neurobiologie

Innerhalb der Neurowissenschaften erarbeitet die Neurobiologie die molekularen und zellbiologischen Grundlagen des Nervensystems. Im Besonderen untersucht die Neurobiologie den Aufbau und die Funktionsweise des Nervensystems inkl. der Funktionsweise der einzelnen dabei beteiligten Strukturen und ihres systemischen Zusammenwirkens. Als Folge einer fruchtbaren interdisziplinären Zusammenarbeit (Medizin, Psychologie, Biologie und Informationswissenschaften) haben sich über die letzten Jahre wertvolle Erkenntnisse ergeben, welche insbesondere das Verständnis der Traumafolgestörungen ungeahnt erweitert haben.

Der deutsche Neurologe Albert Eulenburg (1840-1917) war wohl der erste, welcher den Begriff *„psychischer Schock"* 1878 verwendete. Der heute dafür gebräuchliche Begriff ist die Akute Belastungsreaktion F43.0 nach ICD-10. Das Störungsbild ist durch folgende Symptome charakterisiert:

- Wechselnde Symptome von Verzweiflung, Hyperaktivität oder Erstarrung (Lähmung)
- Einengung des Bewusstseins, eingeschränkte Wahrnehmung und Aufmerksamkeit, Unfähigkeit auf Reize adäquat zu reagieren
- Stereotype Bewegungsmuster und motorische Handlungen
- Rückzug in sich selbst bis zur Reglosigkeit
- Hektik bis zu Fluchtreaktionen
- Desorientierung

- Körperliche Reaktionen (Herzrhythmus, Blutdruck, Muskeltonus, Hautreaktionen, etc.)

Interessanterweise wurde der Begriff der *Dissoziation* (im heutigen Sinne) schon früher geprägt: Moreau de Tours 1845. Inzwischen existiert eine umfangreiche Literatur über die Geschichte der Traumafolgestörung, der Herausbildung der Begrifflichkeit und der theoretischen Konzepte sowie deren Transfer und Nutzbarmachung für Behandlungsansätze. Die letzten 25-30 Jahre der Forschung über kognitive und affektive Neurowissenschaften haben mitgeholfen, die Folgen traumatischer Erfahrungen besser zu verstehen. Zunächst werden jedoch die einzelnen Forschungsergebnisse auf Ebene der Nervenzellen und ihrer Funktionsweisen inkl. den synaptischen Verschaltungen näher ausgeführt, um dann auf die neurobiologischen Systeme und deren Funktion für die Verhaltenssteuerung einzugehen. Diese Vorgehensweise entspricht auch weitgehend dem historischen Gang der Entwicklung der heutigen Neurowissenschaften.

Die genetische Infomation beim Menschen umfasst ca. 100'000 Gene, was jedoch nie ausreichend wäre, die $10^{14} - 10^{15}$ synaptischen Verschaltung zu realisieren. Es wurden daher epigentische Einflüsse postuliert, die entweder bereits genetisch weitergegeben werden oder unter Umgebungseinflüssen erworben werden. Die endgültige neuronale Vernetzung der ektodermalen Nervenzellen erfolgt im Wesentlichen in sechs Schritten. (1) Aus den embryonalen Zellen differenzieren sich neurale Vorläuferzellen (precursor cells), welche sich in einem nächsten Schritt (2) zu Neuronen und Gliazellen differenzieren. (3) Nun wandern die unreifen Nervenzellen aus den Keimzonen an ihre endgültigen Bestimmungsorte. (4) Die Axone entwickeln sich und suchen sich ihre Zielorte. (5) Die Axone treten mit ausgewählten Zielzellen in Kontakt. (6) Die synaptischen Kontakte werden entsprechend des endgültigen Verschaltungsmusters modifiziert. Die Zelldifferenzierung erfolgt entsprechend dem individuellen Teilungsplan jeder Zelle; man spricht von Zelllinien (cell lineage). Zudem spielen Signalmoleküle der Zellen im Umfeld eine Rolle, welche die Aktivität der Transkriptionsfaktoren und damit der Genregulation beeinflussen. Die neuronalen Aktivitäten der einzelnen Zellen während der Entwicklungsphase bestimmen schlussendlich die synaptischen Verbindungen. Bei diesem Prozess gehen bis die Hälfte aller Nervenzellen wieder zu Grunde (Apoptose).

Die Signalübertragung innerhalb der Nervenzellen erfolgt auf elektrischem und chemischem Weg. Membrandurchspannende Ionenkanäle sind für die Potentialänderungen verantwortlich. Die Ionentheorie wurde durch Alan Hodgkin, Andrew Huxley und Bernard Katz entwickelt. Die chemische Übertragung erfolgt an den Synapsen. In den präsynaptischen Endigungen finden sich Vesikel, die jeweils mit mehreren tausend Molekülen eines chemischen Neurotransmitters gefüllt sind. Die postsynaptischen Rezeptoren bestimmen darüber, ob ein Signal ein exzitatorisches oder ein inhibitorisches Potential auslöst (nicht der Neurotransmitter). Die synaptische Übertragung kann signalverstärkend wirken – die Modifizierbarkeit der chemischen Synapsen spielt eine wichtige Rolle beim Erlernen von Verhaltensweisen.

Der Übertragungsprozess im synaptischen Spalt gliedert sich in vier Schritte: (1) Synthese der Transmittersubstanz, (2) Speicherung und Freisetzung, (3) Wechselwirkung des Transmitterstoffes an der postsynaptischen Membran und (4) Recycling der Transmittersubstanz. Zwei unterschiedliche Stoffklassen wurden als Neurotransmitter identifiziert: niedermolekulare Neurotransmitter und neuroaktive Peptide.

Die neun bekannten niedermolekularen Transmittersubstanzen sind:
- Acetylcholin
- Dopamin   (biogene Amine)
- Noradrenalin
- Adrenalin
- Serotonin
- Histamin
- GABA (Gamma-Amino-Buttersäure)   (Aminosäuren)
- Glycin
- Glutamat

Bei den neuroaktiven Peptiden sind über 50 kurzkettige Substanzen bekannt; nachfolgend eine Übersicht über die einzelnen Familien:

- Opioide: Enkephaline, etc.
- Peptide der Neurohypophyse: Vasopressin, Oxytocin
- Releasing Hormone des Hypothalamus: CRF, TRH, etc.
- Peptide der Adenohypophyse: ACTH, LH, etc.
- Tachykinine: Substanz P, etc.
- Sekretine: Sekretin, etc.
- Insuline: Insulin, etc.
- Somatostatine: Somatostatin, etc.
- Gastrine: Gastrin, Cholecystokinin, etc.

Die Forschungsergebnisse über die neuroaktiven Peptide sind für das Verständnis der Traumafolgestörungen deshalb so entscheidend, weil einige dieser Substanzen in die Sensibilitäts- und Emotionsregulierung einbezogen sind.

In ein und demselben Neuron können gleichzeitig neuroaktive Peptide, niedermolekulare Transmitter und weitere neuroaktive Moleküle freigesetzt werden. Als Botenstoffe wirken nur diejenigen Substanzen, die an entsprechende Rezeptoren andocken können. Die Entfernung aus dem synaptischen Spalt erfolgt durch Diffusion, durch enzymatischen Abbau und durch Wiederaufnahme (reuptake). Der verbreitetste Weg der Inaktivierung von Transmittersubstanzen stellt der reuptake Vorgang dar.

Der nächste Schritt in der Forschung ist die Untersuchung komplexer neuronaler Netzwerke (systems neurobiology). Aufgabe der kognitiven Neurowissenschaften ist die Erarbeitung von Hypothesen, wie menschliche Wahrnehmung, Denken und geplante Handlungen in diesen neuronalen Strukturen entstehen. Wie werden Gedanken und Gefühle in Sprache umgewandelt und wie beeinflussen sie unser Verhalten? Die Wahrnehmungsneurobiologie setzt sich mit diesen Fragestellungen auseinander, die für das Verständnis von Traumafolgen zentral sind. Auf einen (1) Reiz folgt ein

(2) Nervenimpuls, der zu einer (3) Reaktion führt. Dieser Dreischritt ist grundlegend für die Sinnesphysiologie, die nun durch Verknüpfung mit der Verhaltenspsychologie den derzeitigen Forschungsstand bestimmt.

Der Mensch verfügt über fünf Sinnesmodalitäten: (1) Sehen, (2) Hören, (3) Fühlen (beinhaltet auch Schmerzwahrnehmung sowie Proprioception = Wahrnehmung der Körperposition und von Bewegungsabläufen), (4) Schmecken und (5) Riechen. Das Prinzip der Reizübertragung vollzieht sich über zwei Stufen: die Reizumwandlung (stimulus transduction), d.h. die Umwandlung in eine Depolarisation an der Rezeptorzellmembran. Dann erfolgt eine neuronale Codierung (neural encoding), d.h. die Weiterleitung als Aktionspotential. Alle sensorischen Nervenbahnen haben im Thalamus eine synaptische Verknüpfung mit Projektionsneuronen, welche im Cortex enden.

Die Wahrnehmung ist nicht einfach ein passiver physikalischer Vorgang, sondern sie wird aktiv gestaltet. Die mentale Verarbeitung geschieht durch parallel operierende Bahnen. Die corticale Verschaltung wird neben der genetischen Steuerung durch die Entwicklung der Sinnesorgane (d.h. deren Gebrauch) mitbestimmt. Die Forschung verdeutlicht, dass der Mensch den „Gebrauch" seiner Sinnesorgane erlernen muss. So liefert beispielsweise das Auge ein dreidimensionales Abbild der Wirklichkeit, welches jedoch stets durch die Erfahrung mitgestaltet wird. Die Reaktion, d.h. das Verhalten, ist stets Ausdruck einer Wechselwirkung zwischen genetischen Vorgaben und Umwelteinflüssen – ein Prozess, der bereits in Utero beginnt. Die Neurobiologie benötigt jedoch eine Erweiterung der Sichtweise: *„Das Wunderbare an uns Menschen ist, dass wir zwei Vererbungssysteme besitzen – ein chemisches und ein kulturelles. Das chemische System gründet sich auf die DNS-Fadenmoleküle und andere Teile unserer Zellen und bestimmt, was wir sein können. Das kulturelle System besteht aus der Zwiesprache zwischen den Generationen und bestimmt was wir dann werden"* (Schatz 2013, p. 9). Schatz ist Biochemiker – er sieht die Welt mit anderen Augen als viele von uns. Die Kultur tradiert Werte und Vorstellungen, die von einer Generation auf die nächste weitergegeben werden, und die verhaltensbestimmend sind (Drexler 2018). Die Erfahrung bildet damit nicht nur einen individuellen Erfahrungsschatz, sondern ebenso einen kollektiven. Der Schweizer Psychiater Jung hat sich mit diesen Erfahrungen beschäftigt und daraus das Konzept über die Archetypen abgeleitet – psychische Strukturdominanten, welche menschliches Verhalten und Bewusstsein prägen.

Zwei bedeutende Forscher, Nikolaus Tinbergen und Konrad Lorenz, lieferten zwischen 1920 und 1950 die Grundlagen der vergleichenden Verhaltensforschung (Ethologie). Instinkte wurden als angeborene Verhaltensweisen verstanden, die allenfalls durch Umwelteinflüsse über Lernerfahrungen modifizierbar sind. Bei Menschen haben vergleichende Zwillingsstudien Aufschluss darüber gegeben, wie Verhalten genetisch bestimmt sein könnte. Gesichert ist inzwischen, dass Verhalten über polygene Vererbung im Sinne von multifaktoriellen Einflüssen mitbestimmt wird. Beispielsweise liegt das Risiko für eine schizophrene Erkrankung für eineiige Zwillinge bei 46%, ebenfalls 46% beträgt das Risiko für ein Kind, wenn beide Eltern an Schizophrenie erkrankt sind. Das Risiko für einen zweieiigen Zwiling beträgt 14%, für ein Kind 13%, wenn ein Elternteil an Schizophrenie leidet, und 10% für ein Geschwister. Das allgemeine Risko in der Bevölkerung an Schizophrenie zu erkranken liegt weltweit bei 1% (Groves and Rebec, 1992).

Zuchterfolge bei Nutz- und Haustieren liefern ebenfalls starke Hinweise für die Vererbung bestimmter Verhaltensweisen.

Emotionen werden im ZNS wie Wahrnehmungen und Handlungen über neuronale Netzwerke gesteuert. 1937 postulierte James Papez, dass eine Struktur um den Hirnstamm – der limbische Lobus (so benannt durch Paul Broca) – zentral für die Verarbeitung emotionaler Reize und Zustände ist. Die Prozesse des Limbischen Systems werden heute etwas eingehender verstanden. Wir sind nun bei den zentralen Themen für das Verständnis traumatischer Reaktionen angelangt. Als Auslöser für emotinale Reaktionen stehen Reize resp. Wahrnehmungen oder Einschätzungen: Eine aggressive und bedrohlich wirkende Personen löst andere Emotionen aus als etwa eine leicht bekleidete Frau. Pierre Janet hat diesen Zusammenhang in seiner Dissertation mit dem Titel „L'automatisme psychologique" (1889) ausgeführt. Kurze Zeit später stellten der Philosoph William James und der Psychologe Karl Lange die These auf, dass Emotionen erst empfunden werden, wenn eine bewusste Wahrnehmung eines entsprechenden physiologischen Zustandes erfolgt – demgemäss würden wir Panik empfinden, wenn wir Herzrasen verspüren, und ähnlichem mehr. Zum Teil hat sich diese Hypothese als zutreffend herausgestellt, aber eben nur zum Teil. Emotionen können lange über das Abklingen von körperlichen Phänomenen bestehen bleiben. Oder bei lebensbedrohlichen Gefahren stellt sich die Wahrnehmung der Bedrohung in der Regel wesentlich schneller ein, als die körperlichen Reaktionen aufzutreten pflegen. Es müssen folglich andere Hypothesen geprüft werden.

Antonio Damasio und Stanley Schachter haben das Verständnis über emotionale Prozessverarbeitung erweitert. Analog wie die sensorische Wahrnehmung im Gehirn einen schöpferischen Prozess voraussetzt, werden Emotionen ebenso „kreativ" verarbeitet. So konnte Schachter zeigen, dass die Injektion von Adrenalin bei freiwilligen Versuchspersonen zu unterschiedlichen Reaktionen führt, je nachdem, wie die Teilnehmer vorgängig informiert wurden. Bei denjenigen Probanden, die auf mögliche Nebenwirkungen hingewiesen wurden, zeigten sich deutlich weniger Emotionen wie Euphorie oder Ärger als bei denjenigen, die nicht informiert wurden. Die Schlussfolgerung von Schachter besagt, dass die aufgeklärten Probanden die Reaktionen der pharmakologischen Substanz zuschrieben, während die Übrigen sie als normale Emotionen erlebte. Diese von Damasio als somatische Marker-Hypothese formulierte Theorie besagt, dass wir die physiologischen Reaktionen in Zusammenhang mit emotionalen Ereignissen interpretieren.

Die körperlichen Reaktionen bei emotional bedeutsamen Ereignissen umfassen im wesentlichen: geweitete Pupillen, Schwitzen, Erröten, (oder blass werden) trockener Mund, Magen- und Bauchdrücken, heftiges Atmen, beschleunigter Herzschlag bis Herzrasen und angespannte Muskeln. Diese

Reaktionen werden durch das autonome Nervensystem vermittelt, welches unter der Kontrolle des Hypothalamus steht. Das autonome Nervensystem ist antagonistisch organisiert mit einem sympathischen und einem parasympathischen sowie einen enteralen Anteil. Das autonome Nervensystem wirkt selbstregulierend – es unterliegt nicht unserer bewussten Kontrolle und kann demzufolge nicht willkürlich beeinflusst werden (Porges 2018). Claude Bernard formulierte 1878 das Prinzip des milieu interieur für die Aufrechterhaltung des Lebens, welches einer strikten Kontrolle unterliegt, um es in einem engen Bereich stabil zu halten. Denken Sie beispielsweise an die Temperaturregulation, besonders des Gehirns (brain cooling system), oder weitere Vitalfunktionen. Cannon prägte 1929 den Begriff Homöostase für diese Aufrechterhaltung des milieu interieur.

Der Hypothalamus wirkt auf zwei Arten: einerseits indem er die Verschaltung viszeraler Reflexe über drei wichtige Gebiete sicherstellt. (1) Nucleus tractus solitarius, dem Hauptempfänger von Informationen aus den Eingeweiden. Hier werden über den Vagusnerv Herzschlag, Blutdruck und Atmung kontrolliert. (2) Medulla oblongata: hier erfolgt die Kontrolle über die sympathischen Funktionen des autonomen Nervensystems. (3) Direkte Verbindung zum Ausgangsort des autonomen Nervensystems im Rückenmark. Andererseits wirkt der Hypothalamus auch über Hormonfreisetzung und übernimmt damit die Kontrolle über das endokrine System.

Diese Kontrolle geschieht auf zwei unterschiedliche Weisen: (1) neuroendokrine Substanzen werden im Hypophysenhinterlappen direkt in den Blutkreislauf freigesetzt. (2) Indirekte Kontrolle über hypothalamische Regulationshomone, welche in das Pfortadersystem ausgeschüttet werden, die den Hypothalmus mit dem Hypophysenvorderlappen verbindet. Das heutige Wissen über die Neurosekretion basiert auf den Forschungen von Ernst (1905 – 1965) und Berta (1906 – 1995) Scharrer sowie Geoffrey Harris (1913 – 1971), als Vater der Neuroendokrinologie bezeichnet.

Dann entdeckten Heinrich Klüver und Paul Bucy 1939, dass die beidseitige Entfernung des Temporallappens und damit der Amygdala und des Hippocampus zu drastischen Verhaltensänderungen bei den Rhesusäffchen führte. Sie wurden ruhiger, passiver, gleichgültiger, zeigten Fress- und Sexualenthemmung und weitere soziale Regelverletzungen. Als entscheidend erwies sich die Läsion der Amygdala. Damit war der Weg vorgezeichnet, welcher zu weiteren Erkenntnissen führte. *„Die Amgydala besteht aus zahlreichen Kernen, die mit dem Hypothalamus, der Hippocampusformation, dem Neocortex und dem Thalamus reziprok verschaltet sind"* (Kandel et al. 1996, p. 620). Informationen vom Thalamus erreichen den basolateralen Kern der Amygdala schneller als sensorische Informationen aus der Grosshirnrinde. Die Amygdala koordiniert vegetative und endokrine Reaktionen in Abhängigkeit von emotionalen Zuständen (implizites Gedächtnis). Sie wird deshalb als Alarmzentrale bezeichnet.

Die Amygdala steht in enger Verbindung mit dem Hippocampus, welcher als cognitive map funktioniert. Hier sind gefährliche und bedrohliche Dinge abgespeichert. John O'Keefe und Lynn Nadal haben 1978 ein bemerkenswertes Buch herausgegeben: *The Hippocampus as a Cognitive Map*. Die beiden Forscher gingen ursprünglich der Frage nach, wie sich Tiere im Raum orientieren können, resp. wie es möglich ist, dass beispielsweise Zugvögel ihre Brutplätze manchmal über tausende von Kilometern treffsicher auffinden können. Die Antwort lautete: Hippocampus.

Durch die parallele Verarbeitung von Reizen werden explizite Erinnerungen durch den Hippocampus und implizite durch die Amygdala gestaltet. Durch diese Art der Parallelverarbeitung entsteht zunächst der Eindruck einer einheitlichen Gedächtnisfunktion – was jedoch in Realität nicht der Fall ist. Die emotionale Tönung von Erinnerungen entsteht durch die gleichzeitige Aktivierung beider Systeme. Das Beispiel der Frau, die durch das Beschlagen eines Pferdes eine Aktivierung traumatischer Erinnerungen an den Unfall auf der Costa Concordia erlebte, beruht auf einer einseitigen Aktivierung des impliziten Amygdala-Gedächtnis-Systems.

Die Amygdala reift rascher als der Hippocampus und speichert deshalb implizite Gedächtnisinhalte, bevor das explizite System dazu in der Lage ist.

Mit anderen Worten: bereits intrauterin resp. ab Geburt kennt der werdende Mensch Stress- und Alarmreaktionen. Dieses Erkenntis ist entscheidend für die Ausbildung entwicklungsbedingter Störungsbilder bei früh im Leben erfolgten Traumatisierungen.

Geschichte des Traumabegriffs in der Psychiatrie

Obwohl die Menschheit seit Anbeginn mit traumatischen Erfahrungen aller Art konfrontiert war, dauert es bis 1980, bis innerhalb der Psychiatrie ein konsistenter und inzwischen allgemein akzeptierter Begriff der Posttraumatischen Belastungsstörung (oder englisch PTSD = Posttraumatic Stress Disorder) geschaffen wurde. Es war die amerikanische Psychiatrie-Gesellschaft, welche wie ausgeführt diesen Schritt unter Druck von Vietnam-Veteranen und weiblichen Vergewaltigungsopfern tat. Die ICD-10 zog 1991 nach – womit der Begriff langsam auch im deutschsprachigen Raum Einzug hielt.

Im Zuge der Industriellen Revolution und dem Aufkommen der Eisenbahn gab es Unglücke mit einer grossen Zahl von Verletzten – es waren damals in erster Linie die Chirurgen, welche sich um die Verletzen kümmerten. Ein englischer Chirurge, Sir John Eric Erichsen (1818 – 1896) gilt als der Beschreiber der Psychotraumatologie: Concusion of the Spine, 1867 veröffentlicht. Die Industrialisierung und der Bau von Eisenbahnen trugen dazu bei, dass neue Arten von Unglücksfällen zu bewältigen waren. Man sprach von "railway spine"; Rückenmarksschädigungen als Folge von Eisenbahnunfällen. Einige Jahre später publiczierte der deutsche Nervenarzt Hermann Oppenheim 1888 „Die traumatische Neurose".Oppenheim war der Auffassung, dass die unfallbedingten Störungen in Analogie mit den Gehirnerschütterungen auf mikrostrukturellen Läsionen im Nervengewebe, zurück zu führen seien. Gestützt auf diese Lehrmeinung hatten Betroffene bei Unfallfolgen in Deutschland seit der Einführung der gesetzlichen Unfallversicherung durch Bismarck (1884) Aussichten auf Entschädigungen.

Am Ende des Ersten Weltkrieges, 1918, fasste Oppenheim seine Erkenntnisse in dem Werk: *"Stand der Lehre von den Kriegs- und Unfallneurosen"* zusammen.

Dagegen wuchs Widerstand. Ein deutscher Nervenarzt, Adolf von Strümpell, war der Auffassung, dass es sich bei den traumatischen Neurosen um bewusst vorgetäuschte Störungsbilder ohne Krankheitscharakter handle. His hat in einem Referat (His 1926) später dazu festgehalten, dass Stümpell mit dem glücklichen Wort der Begehrungsvorstellung des Rätsels Lösung gefunden habe. Schon 1906 sprachen sich Nonne und Gaupp gegen eine Entschädigung aus; und 1916 gaben sie schliesslich mit ihrer Auffassung, dass diese inzwischen als Kriegsneurosen bezeichneten Störungsbilder einer *„psychogenen Reaktion mit wunschbedingt-tendenziösem Charakter"* (zit. in Vees 2010) entsprechen, dem Konzept von Oppenheim den Todesstoss. Und Bonhoeffer doppelte nach, indem er festhielt, dass die *„sogenannte traumatische Neurose als psychopathische Reaktion"*(!) aufzufassen sei (Bonhoeffer 1926). Damit war der Begriff der Rentenneurose geprägt, der für die nächsten Jahrzehnte das Denken bestimmte. Ins gleiche Horn blies beispielsweise Kurt Schneider mit seiner These, dass *„seelische Störungen nach psychotraumatischen Einwirkungen (...) grundsätzlich nach Wochen, äußerstenfalls Monaten (abklingen). Persistieren diese weiter, so sind die Ursachen, laut Schneider, in einer psychopathischen Konstitution ... zu suchen"* (zit. in Vees 2010). Aus heutiger Sicht überrascht denn immer wieder, wie sich innerhalb der Psychiatrie Lehrmeinungen halten konnten, denen jegliche Evidenz fehlte – es waren letztlich persönliche Auffassungen der massgebenden Lehrstuhlinhaber, welche kritiklos durch die Rechtsprechung übernommen wurden – weil sich damit Versicherungsansprüche einer grossen Zahl Betroffener abweisen liessen. Die Rechtssprechung nimmt für sich bekanntlich in Anspruch, dass sie abschliessende Urteile fällt – gegen die es dann keine weiteren Klagemöglichkeiten mehr gibt. Leidtragende waren die traumatisierten Menschen, die keine Aussicht auf Anerkennung ihres Leidens hatten, und damit erneut traumatisiert wurden. Eine Vorgehensweise, die sich übrigens bis heute fortsetzt, wenn man beispielsweise die Situation der Heim- und

Verdingkinder (Deutschland, Österreich, Schweiz) oder der Menschen mit anderen Traumafolgestörungen betrachtet.

Bonhoeffer vertrat die Ansicht, *„dass eine Neurose als Unfallfolge deshalb nicht rentenpflichtig sei, da der menschliche Organismus nach psychischen Belastungen eine praktisch unbegrenzte Ausgleichsfähigkeit aufweise. Aus diesem Grund sei eine dauerhafte Erwerbsminderung infolge einer Unfall-neurose auch nicht vorstellbar"* (zit. in Vees 2010). Das deutsche Reichs-versicherungsamt hielt in einem Grundsatzentscheid 1926 fest, dass fortan grundsätzlich Unfall- und Kriegsfolgen nicht als Grund für Erwerbsminde-rungen angesehen werden können.

In ihrer Doktorarbeit weist Martina Vees weiter darauf hin, dass darüber hinaus das 1939 von Dansauer und Schellworth publizierte Werk *„Neuro-senfrage, Ursachenbegriff und Rechtsprechung"* für die nächsten 25 Jahre die Gutachtertätigkeit und Rechtsprechung in Deutschland nachhaltig präg-te. Die beiden Autoren waren der Auffassung, dass *„es gar keine kausalen Beziehungen zwischen äußeren Ereignissen und psychischen Folgen geben* [könne], *da Ursache-Wirkungs-Verknüpfungen nur im räumlich-mate-riellen Bezugssystem denkbar seien"*. Anders ausgedrückt hieße das, dass *„eine psychische Traumatisierung gar nicht kausal für eine psychische Störung verantwortlich sein (könne) und niemand daher einem anderen einen psychischen Schaden zufügen (könne)"* (Vees 2010). Ende der Diskussion. Weit gefehlt – Jaspers setzte dieser Irrmeinung noch eines drauf: *„a poor outcome must be the result of premorbid vulnerabilities"* (van der Kolk et al. 2009, p. 51). Jaspers (1883-1969) hatte seine Habilita-tionsschrift 1913 unter dem Titel *„Allgemeine Psychopathologie"* bei Julius Springer, Berlin, herausgegeben. Die These der angeborenen Organ-minderwertigkeit fand im damaligen Zeitgeist rege Unterstützung und bes-timmte die Entschädigungspraxis in Deutschland bis in die jüngste Ver-gangenheit.

International regte sich zunehmender Widerstand gegen die deutsche Auf-fassung, welche sich insbesondere an der Entschädigungspraxis von Holocaustüberlebenden artikulierte und dazu beitrug *„die als gesichert geltenden Grundsätze in der Begutachtung erlebnisbedingter Leidenszustände zu überprüfen"* (Vees 2010). Massgebende Arbeiten stammten von Targowla aus Frankreich: *„Asthenie der Deportierten"*, von Baastians aus den Niederlanden: *"Traumatischer Schwächezustand psychosomatischer Art"* und von Hermann und Thygesen aus Dänemark: *„KZ-Syndrom"*. Ein neuer Begriff wurde schliesslich 1968 von William G. Niederland eingeführt *„Überlebenden-Syndrom"*. Die Auseinandersetzung um den Traumabegriff in Deutschland wurde damit praktisch ausschliesslich um die Folgen der Nazivergangenheit geführt – viele massgebende Fachleute (sowohl innerhalb der Medizin, der Rechtssprechung und der Versicherungsgesellschaften) waren auch nach Ende des NS-Terrors dem nationalsozialistischen Gedankengut eng verbunden. Der harzige und unwürdige Verlauf der Diskussion muss daher nicht überraschen.

Erst 1952 führte ein Gerichtsurteil zu einer allmählichen Änderung (Lehmacher 2013) – bei einem Holocaust Überlebenden erhielt Venzlaff durch das Landgericht Bremen einen Begutachtungsauftrag. Er bescheinigte ihm – entgegen der bisherigen Praxis - eine verfolgungsbedingte Neurose. Das *„aufs äusserste alarmierte Entschädigungsamt beauftragte in der Folge Kretschmer mit einem Gegengutachten – befürchtet wurde eine regelrechte Lawine von Rentenansprüchen"* (Vees 2010); ohne den Betroffenen gesehen zu haben vertrat letzterer seinen bekannten Standpunkt, wonach bei gesunden Menschen die seelische Belastungsfähigkeit gegenüber Traumatisierungen nahezu unbegrenzt sei. Das Gericht wies dieses Gegengutachten als nicht überzeugend zurück und schloss sich der Meinung Venzlaffs an.

Im Rahmen der Bewältigung der NS-Vergangenheit wurde unter massgeblichem Druck der Alliierten im September 1956 das Bundesentschädigungsgesetz (BEG) verabschiedet und in Kraft gesetzt – entgegen der Stimmung im eigenen Lande wurde damit die Basis für die Entschädigung der Nazi-Opfer gelegt. Adenauer wollte mit seinem Knick vor dem äusseren Diktat weder die Westintegration noch die Wiederbewaffnung der BRD gefährden. Allerdings folgte die Entschädigungspraxis längst nicht dem Gesetzestext – *„dem lag zugrunde, dass die Ausführung des BEG Ämtern übertragen wurde, in welchen vor allem Beamte saßen, die dort schon während der ganzen Nazizeit gearbeitet hatten und daher, sehr vorsichtig ausgedrückt, nicht die richtige Einstellung mitbrachten. Entsprechend den Kriegs- und Rentenneurotikern sahen sie ihre Hauptaufgabe darin, den Nachweis zu führen, dass „Konstitution" und „anlagebedingte Schwäche", nicht aber die Verfolgung für das große seelische Leid verantwortlich seien. Diese Haltung veranlasste den Arzt ... K. R. Eissler in einer Art Aufschrei einen Aufsatz mit dem Titel „Die Ermordung von wie vielen seiner Kinder muss ein Mensch symptomfrei ertragen können, um eine normale Konstitution zu haben?" zu verfassen*" (Vees 2010).

Für die folgenden Jahrzehnte wurde allenfalls vorübergehend eine psychische Störung auf der Basis der traumatischen Erfahrungen anerkannt, von der jedoch galt, dass sie bald wieder abgeklungen war – womit Betroffene längerfristig weder medizinisch noch juristisch eine Chance auf Anerkennung ihrer Leiden hatten. Die endgültige Anerkennung erfolgte erst 1964 nach der Publikation des Buches: *„Psychiatrie der Verfolgten"* durch von Baeyer und Mitarbeiter. Die erste Zeile aus dem Vorwort lautet: *„Diese Arbeit ist aus dem praktischen Bedürfnis entstanden, für die entschädigungsrechtliche Begutachtung von überlebenden Opfern der nationalsozialistischen Verfolgung mit seelisch-nervösen Störungen verlässliche Grundlagen zu finden"* (von Baeyer et al. 1964, p. III). Die Autoren bezeichneten die Symptomatik mit *„KZ-Syndrom"* und schrieben sie eindeutig der durchgemachten Verfolgung zu: *„Die Literatur über psychische Störungen durch Verfolgung ergibt übereinstimmend ein relativ einheitliches Kern-Syndrom mit chronischer Angst, Depressivität und Asthenie, das nach einer Latenzzeit mit blander Erschöpfungssymptomatik in Erscheinung tritt und je nach Orientierung der Autoren neuropathologisch, psychosomatisch oder psychodynamisch erklärt wird"* (Vees 2010). Kurze Zeit später (1968) beschrieb Niederland das Überlebenden-Syndrom (Niederland 1980) mit folgenden Charakteristika: Angst im Sinne einer Lebensangst, Kampf gegen die Erinnerung, innere Spannung, Grübelzwang, Überlebensschuld, Ver-

stimmbarkeit, Affektlähmung, Initiativlosigkeit, apathische Zurückge-
zogenheit, Ruhelosigkeit, Konzentrationsschwierigkeiten und Leistung-
smängel, Unfähigkeit zu Frohsinn und Genuss, Sinnentnahme des Daseins,
Verlust des Selbstwertgefühls und der Selbstsicherheit, soziale Bezi-
ehungsstörungen sowie psychosomatische Störungen (Niederland 1980,
p.233). Niederland griff in seinen Ausführungen auch den Begriff des
Seelenmordes auf – ein unheilbarer Knick in der Lebenslinie. *„Nicht zu fühlen, was ist, ist einer unser wichtigsten Überlebensmechanismen bei Bedrohung. Funktionieren, verdrängen, verleugnen, sich zurückziehen, nichts
mehr zeigen von der inneren Wirklichkeit – ohne diese Fähigkeit könnten
Menschen in einer traumatischen Situation geistig und seelisch nicht überleben"* (Alberti 2010, p.10).

Geschichtlicher Abriss zu Dissoziation

Die Spaltung des Bewusstseins wurde bereits zu Beginn des 19. Jhdt. als
Dissoziation bezeichnet. Das theoretische Verständnis ging von einer Spaltung der Persönlichkeit aus; die psychologische Forschung postulierte weitere dissoziative Phänomene. Der deutsche Eberhard Gmelin publizierte die
erste Veröffentlichung (1791) über eine Person mit gespaltener Persönlichkeit; im selben Jahr erhielt Ezra Stiles, der Präsident der Yale University,
einen Brief mit einer Fallschilderung (van der Hart et al. 2009). Benjamin
Rush hatte in seinem Lehrbuch von 1812 ein Kapitel „Dissociation" eingefügt – wahrscheinlich die erste medizinische Verwendung des Begriffs. Die
Vorstellungen von Rush entsprechen jedoch nicht dem heutigen Verständnis. Es waren leicht verschrobene Gestalten mit abstrusen Ideen, bei denen
Rush den Begriff „Dissoziation" verwendete. Anfangs des 19. Jhdt. beschrieb S.L. Mitchill (1816) den Fall der Mary Reynolds, welche zur ersten
berühmten Multiplen Persönlichkeit avancierte (Ellenberger 1970).

Der Grundstein zum Verständnis von dissoziativen Störungen wurde in
Frankreich gelegt. Amand-Marie-Jacques de Chastenet, Marquis de

Puységur (1751 – 1825) beschrieb Fälle von artifiziellem Schlafwandeln in Zusammenhang mit Darbietungen von Franz-Anton Mesmer, dem bekannten französischen Magnetiseur. Die Symptome glichen auffallend dem natürlichen Schlafwandel, deshalb die Bezeichnung. Puységur und seine Mitarbeiter erkannten, dass die Ursache auf einer Spaltung des Bewusstseins beruhte. Sie beschrieben ferner die posthypnotische Amnesie, und erkannten, dass das Erinnerungsvermögen verändert war.

Der erste, welcher den Begriff Dissoziation im heutigen Sinne verwendete, war der französische Psychiater Moreau de Tours (1845). Er beschrieb, wie der Konsum von Haschisch zu einer Veränderung des Denkens und des Realitätsbezuges führte. Er postulierte eine temporäre Spaltung der Persönlichkeit, wie sie später im Roman von Robert Louis Stevenson *„Dr. Jekyll and Mr. Hyde"* (1886) aufgegriffen wurde. Gros Jean postulierte 1855 das Konzept einer zweiten Persönlichkeit, die nicht durch Hypnose oder chemische Substanzen verursacht war. Er führte Bessessenheit, Magnetismus und automatisches Schreiben auf diese zweite Person zurück, welche neben der ersten Person existierte. Hippolyte Taine (1828 – 1893) beschrieb in seinem Werk *„De l'intelligence"* (1878) ein *dédoublement du moi*, eine Verdoppelung des Selbst, als Ursache für automatisches Schreiben. Rückblickend kann man heute feststellen, dass die Kliniker im 19. Jhdt. für hysterische Symptome die selben Überlegungen anstellten. So etablierten sich gegen Ende des 19. Jhdts. zwei Lehrmeinungen: (1) Dissoziation ist eine Spaltung des Bewusstseins oder der Persönlichkeit, und (2) Dissoziation stellt die Basis der Hysterie dar.

Den historisch wichtigsten Beitrag zum Verständnis der Dissoziation wurde von Pierre Janet (1859 – 1947) verfasst: *„L'automatisme psychologique: Essai de psychologie expérimentale sur les formes inférieures de l'activité humaine"* (1889). Janet betrachtete die Hysterie als beeinträchtigte Integration der Persönlichkeit, in erster Linie als Folge von traumatischen Erfahrungen (primaire idées fixes). Er räumte ein, dass auch konstitutionelle Vulnerabilitäten sowie körperliche Erkrankungen und Erschöpfungszustände zu analogen Symptomen beitragen können. Janet stellte auch schon fest, dass Betroffene die traumatischen Erinnerungen überdeutlich oder zu wenig detailiert schildern können. Als sekundäre idées fixes bezeichnete Janet Symptome, die nicht direkt dem traumatischen Ereignis entsprechen, aber doch damit verbunden sind: beispielsweise Träume oder Fantasien. Wenn Patienten basierend auf solchen Ereignissen Halluzinationen oder extreme Schuldgefühle entwickeln, sprach man von hysterischer Psychose, später als Reaktive Dissoziative Psychose bezeichnet.

Janet erkannte zudem, dass sich die Fragmentierung einer Person entsprechend dem Ausmass der Traumatisierung verhält: „[Traumas] *produce their disintegrative effects in proportion to their intensity, duration, and repetition"* (Janet 1909, p. 1556, zit in Van der Hart et al. 2009). Pierre Janet entwickelte eine phasenorientierte Behandlung nach traumatischen Ereignissen: (1) Stabilisation und Symtomreduktion, (2) Behandlung der traumatischen Erinnerungen und (3) Integration in die Persönlichkeit und Rehabilitation, eine Konzeption, die heute noch als Basis therapeutischer Interventionskonzepte bei Traumafolgestörungen gilt.

Neben französischen Forschern befasste sich in England die Society for Physical Research und in den USA William James, Boris Sidis und vor allem Morton Prince (1854 – 1929) mit dissoziativen Störungen. Morton publizierte 1906 sein Werk. „The Dissociation of a Personality" (New York, Longmans, Green & Co., 1906), wo er den Fall einer Multiplen Persönlichkeit am Beispiel von Miss Beauchamp ausführte. Im Gegensatz zu Janet betrachtete Morton die gesunde Person als primäre und den hysterischen Anteil als sekundäre Persönlichkeit. Morton postulierte, dass die sekundäre Persönlichkeit sich weiter aufsplittern kann, mit dem Resultat von Multiplen Persönlichkeiten. Der britische Armeepsychiater Myers griff diese Idee auf, als er die Situation von traumatisierten Soldaten des 1. WK beschrieb.

In einem Artikel prägte Charles Samuel Myers (1873 – 1946) im Lancet 1915 den Begriff des *„shell shocks"* (Granaten-Schock), dem Soldaten im 1. WK ausgesetzt waren (siehe nächstes Kapitel über die Kriegszitterer). Er führte die traumabedingten Erfahrungen auf dissoziative Phänomene zurück und formulierte eine „emotional personality" neben einer „apparently normal personality". Die Unmöglichkeit der Integration von Horror- und Schreckerlebnissen führte er als Grund für die Ausbildung einer sekundären Persönlichkeit an. Myers veröffentlichte seine Arbeit erst 1940 während des 2. WK.

Freud bezeichnete Dissoziation ursprünglich als einen Selbstschutzmechanismus (Ego defense against the intense affect that manifested in hysterical paralysis (1893)) (zit. Van der Hart et al. 2009, p. 14). Weiter war er zumindest 1896 davon überzeugt, dass traumatische Erfahrungen den Ursprung neurotischer Erkrankungen darstellen (Tschan 2005). Nach Freund's Auffassung, dass neurotische Krankheiten die Folge intrapsychischer Konflikte darstellen, beschäftige er sich nicht weiter mit dissoziativen Phänomenen. Praktisch über das gesamte 20. Jhdt. hinweg setzte sich die psychoanalytische Literatur kaum mit dissoziativen Phänomenen auseinander. Erst 1963 beschrieb Herbert Spiegel in einem Beitrag Dissoziation als einen Abwehrvorgang des Ichs wie auch ein theoretisches Konzept. Weiter schlug er vor, von einem Kontinuum von Dissoziation bis Assoziation als den beiden Eckpunkten auszugehen.

In den folgenden Jahren steigt das wissenschaftliche Interesse an dissoziativen Phänomenen rapide an. Im Jahre 1969 veröffentlicht Charles Tart sein Werk *Altered States of Consciousness"*, mit zahlreichen Beiträgen zur Wirkung von bewusssteinserweiternden Drogen. Fünf entscheidende Veröffentlichungen haben anfangs der 1970er zu diesem Paradigmenwechsel beigetragen: (1) Die monumentale Historiografie von Henry Ellenberger führte regelrecht zu einer *„Wiederentdeckung"* von Pierre Janet und seinen Beiträgen (Ellenberger 1970). Dann (2) der Roman *Sybil* von Flora Rheta Schreiber (1973) über die Behandlung einer Patientin mit MPD (multiple personality disorder); (3) die Veröffentlichung mehrer Fachartikel über die Behandlungsmöglichkeiten von MPD; (4) die Veröffentlichung von wissenschaftlichen Kontrollversuchen und schliesslich (5) dem Beitrag von Hilgard: *„Divided Consciousness: Multiple Controls in Human Thought and Action"* (1977). Dann erfolgte 1980 die revolutionäre Kreation der PSTD und der

MDP im DSM-III, mit der Neuformulierung im DSM-IV (1994) zu DID (Dissociative Identity Disorder).

Putnam redet von einer Zeitenwende: *„Das neue Zeitalter begann mit dem Erscheinen von Ellenbergers (1970) gründlich recherchierter und erhellender Geschichte der Ursprünge und Entwicklungsphasen der dynamischen Psychiatrie. Dieses imposante Produkt der Gelehrsamkeit geht über eine blosse detaillierte geschichtliche Darstellung weit hinaus, indem es seinen Lesern eine faszinierende Synthese von Ereignissen, Themen und Persönlichkeiten, die die moderne Psychiatrie geformt haben, präsentiert. [...] In dem von Ellenberger rekonstruierten vielfältigen historischen Kontext lässt sich der starke Einfluss dissoziativer Phänomene auf das moderne Denken über psychische Prozesse besonders gut erkennen"* (Putnam 2003, p. 56-57).

Kriegszitterer

Im Laufe des Ersten Weltkrieges (1914 – 1918) tauchte in Deutschland erstmals der Begriff der „Kriegszitterer" auf – Soldaten zeigten nach Fronteinsatz ein unkontrolliertes Zittern, deswegen die Bezeichnung. Viele konnten nicht mehr stehen, weil ihnen die Beine den Dienst versagten, sie waren nicht mehr in der Lage die Waffen zu bedienen, sie konnten nicht mehr essen, oder sie reagierten mit panischen Ängsten (phobische Reaktionen vor banalen Gegenständen). Die Alliierten nannten das Erscheinungsbild *shell shock* (shell engl. für Granate) und führten die Symptome auf die Folgen der Druckwellen zurück, welche das Gehirn beschädigten. In Frankreich sprach man von *„émotionnés de la guerre"* als Folge der schrecklichen Erlebnisse und des Anblickes toter Soldaten. Die französischen Militärpsychiater postulierten feine Nervenläsionen als Folge der Granatexplosionen und sprachen deshalb von *„commotionés de la guerre"* (in Anlehnung an Commotio cerebri lat. für Gehirnerschütterung). Diese mechanistischen Erklärungsansätze bestimmten auch das Denken von Oppenheim, einem deutschen Neurologen, welcher den Begriff der traumatischen Neurose geprägt hatte. Immerhin gelang es der französischen Psychiatrie, durch Schaffung anerkannter Diagnosen, wie etwa „peur de la guerre", erkrankten Soldaten zu den gleichen Verdiensten zu verhelfen, wie sonstige körperlich Kriegsversehrte. Zwei Schüler von Ernest Dupré (Französischer Psychiater 1862 – 1921, bekannt für die Schaffung des Begriffs Mythomanie), Benjamin Logre und Albert Devaux, bezeichneten die betroffenen Soldaten mit *„Invalides du Courage"* (Invalide der Tapferkeit).

Die deutsche Militärführung übernahm bereitwillig das damalige medizinische Verständnis im Sinne einer Ansteckung, entsprechend einem epidemisch-infektiösen Vorgang, hauptsächlich an der „Heimatfront": *„wo wir nicht nur die Kriegsbeschädigten, sondern auch deren Angehörige, ferner einen grossen Teil der weiblichen Bevölkerung und sonst sehr viele Menschen haben, die als Krankheitsüberträger wirken"* (Gustav Liebermeister). In der Zeit des Nationalsozialismus wurden psychische Erkrankungen per Gesetz (3. Juli 1934) als Folgen von kriegsbedingten Erlebnissen ausgeschlossen; und rund 4000 bis 5000 erkrankte Weltkriegsveteranen wurden durch das Nazi-Regime umgebracht.

Die betroffenen Soldaten wurden während der Kriegsjahre in den Militärpsychiatrischen Krankenhäuser mit Elektroschocks und anderen schmerzhaften Dingen traktiert (der Roman von Pat Barker Regeneration, auf dt.: Niemandsland, erschienen 1997 bei Hanser, thematisert den Spitalalltag von Betroffenen) – so dass viele den Einsatz an der Front dieser Art von „Behandlung" vorzogen. Die Kriegspropaganda sprach zudem von raschen Heilungen Betroffener und die Ärzte wurden angehalten, die Zahl der Rentenberechtigten so niedrig wie möglich zu halten, indem von angeblichen Heilungsraten von nahezu 100% gesprochen wurde. Betroffenen wurde zudem immer öfters Aggravation, Simulation und Begehrungsverhalten (Rentenneurosen) unterstellt.

Mit dem ersten Weltkrieg begann eine Auseinandersetzung um die psychischen Folgen der Kriegerlebnisse, welche mit der Schaffung der

PTSD Diagnose 1980 ihren Abschluss fand. Der 1. WK begann am 28. Juli 1914 im Anschluss an das Attentat in Sarajewo. Die Mittelmächte Deutschland und Österreich-Ungarn auf der einen Seite, kämpften gegen die Entente-Staaten Frankreich, Grossbritannien und Russland auf der anderen Seite; später wurden weitere Staaten In den Krieg verwickelt. Der 1. WK war durch endlose Materialschlachten und verbitterte Stellungskämpfe gekennzeichnet. Rund 70 Millionen Soldaten standen im Laufe des 1. WK unter Waffen. Rund 16 Millionen Menschen haben ihr Leben gelassen. Allein am ersten Tag der Schlacht an der Somme am 1. Juli 1916 verloren 19'240 britische Soldaten ihr Leben, rund 8'000 davon während der ersten halben Stunde des Kampfeinsatzes. Solche Dinge gingen nicht spurlos an den Menschen vorbei.

Die britischen Truppenärzte kreierten den Begriff *„shell shock"* für seelisch traumatisierte Soldaten nach Kampfeinsätzen, was Betroffenen sowohl zu Behandlungen als auch zu finanziellen Entschädigungen verhalf. Nicht so denjenigen, denen die Diagnose *„Neurasthenie"* gegeben wurde. Schon im Laufe des Krieges verlangte in der britischen Armee die General Routine Order Number 2384 im Juli 1917: *„In no circumstances whatever will the expression shell shock be used verbally or be recorded in any regimental or casualty report, or any hospital or other medical document"*. Allen Soldaten mit psychischen Problemen musste die Diagnose NYDN (Not Yet Diagnosed, Nervous) gegeben werden. Dem britischen Truppenarzt Charles Samuel Myers, welcher 4 Feldlazarette leitete, wurde untersagt, einen Beitrag über *shell shock* im British Medical Journal zu publizieren. Schliesslich veröffentlichte die Britische Regierung 1922 den *Southborough Report*, indem sie sicherstellten, dass die Diagnose *shell shock* nie mehr innerhalb der Armee Verwendung finden würde, und dass keine Entschädigungen an Soldaten im Zusammenhang mit psychischen Kriegsfolgen geleistet werden. Die Deutschen stellten die Kriegszitterer als Simulanten und Charakterlumpen dar, die mit Elektroschocks und anderen äusserst schmerzvollen „Behandlungen" bestraft resp. zurück an die Front beordert wurden.

Die beiden grossen Werke über die Kriegsfolgen erschienen erst zur Zeit des 2. WK: C.S. Myers: *„Shell Shock in France 1914-1918"* (1940) und A. Kardiner: *„The Traumatic Neuroses of War"* (1941). Im Dokumentarfilm von John Huston: *„Let There Be Light"* (1946) wird die Hypnose als Mittel der Wahl zur Behandlung der Kriegsfolgen gezeigt. Das letzte Buch über die Kriegsfolgen erschien im Jahre 1947 – ab diesem Jahr wurden keine wissenschaftlichen Beiträge mehr über die seelischen Kriegsfolgen veröffentlicht.

Trauma und Dissoziation

Das Verständnis für Dissoziation wird durch die zugrundeliegenden Hypothesen bestimmt. Ursprünglich wurde der Begriff bei „Spaltung" der Persönlichkeit resp. des Bewusstseins in Zusammenhang mit traumatischen Erfahrungen angewandt (siehe Janet 1889 oder Myers 1940). Dieses Verständnis liegt dem Konzept der strukturellen Dissoziation zu Grunde, wie es durch Van der Hart, Ellert Nijenhuis und Kathy Steele beschrieben wurde (Van der Hart et al. 2006, dt. 2008). Basis dieses Verständnisses ist die Dissoziation innerhalb der Persönlichkeitsstruktur entlang evolutionsbiologisch vorgegebener Strukturen, welche für die resultierende Symptomatik verantwortlich ist. Demgegenüber gibt es eine phänomenologische Sichtweise: *„Contemporary psychological and psychiatric sciences have used the term to denote alterations in conscious experience, a breakdown in integrated information processing and psychological functioning, the operation of multiple independent streams of consciousness, a dissociatively divided personality structure, among other things"* (Dorahy et al. 2007, p. 5). Dorahy und Van der Hart schlugen für das Verständnis der bisherigen Forschung über Dissoziation und den Zusammenhang mit traumatischen Erfahrungen vier unterschiedliche Kategorien vor, wobei die erste Kategorie nicht ausschliesslich in Zusammenhang mit traumatischen Ereignissen gesehen wird.

1. Dissoziation per se
2. Strukturelle Dissoziation, dissoziative Phänomene und unerkannte Traumata
3. Trauma und dissoziative Symptome
4. Trauma, Strukturelle Dissoziation und dissoziative Symptome

Die Überlegungen der Autoren wurden durch die historische Literatur zur Dissoziation geleitet. In der ersten Kategorie finden sich hypnotische Phänomene, Schlafwandeln, etc. die auf eine Teilung der Persönlichkeit hinweisen, ohne dass Hinweise für traumatische Erfahrungen vorliegen. Bei der zweiten Kategorie liegen offensichtliche Spaltungsphänomene der Persönlichkeit vor mit Hinweisen auf traumatische Erfahrungen, die jedoch nicht als ätiologisch signifikant eingestuft wurden. Bei der dritten Kategorie wurden traumatische Erfahrungen als ursächlich für die Symptomatik angesehen, ohne jedoch die Organisation der Persönlichkeitsstruktur zu berücksichtigen. Die vierte Kategorie postuliert einen Zusammenhang zwischen traumatischen Erfahrungen, einer dissoziativen Organisation der Persönlichkeitsstruktur und der Ausbildung dissoziativer Symptome. Diese Ausführungen verdeutlichen die Kontroversen über den ätiologischen Hintergrund von dissoziativen Phänomenen, wo auf der einen Seite von nicht pathologischen Aspekten die Rede ist, und auf der anderen Seite der traumatische Hintergrund als kausal für die Entstehung dissoziativer Phänomene angesehen wird.

Parallel mit der neu erwachten wissenschaftlichen Auseinandersetzung um dissoziative Phänomene lieferte seit den späteren 1970er-Jahren die Bindungstheorie wichtige Impulse zum Verständnis. Eine interessante wissenschaftstheoretische Frage ist, ob die Bindungsforschung durch die neu entflammte Diskussion über Traumafolgen mit der vorläufigen Kulmination um 1980 initiiert wurde – weil die Auseinandersetzung um traumatische Erfahrungen den Blick für derartige Zusammenhänge zu öffnen begann, die eigentlich schon zu früheren Zeiten hätten erkannt werden können. Ins selbe Kapitel gehört das Verschwinden der Begriffe *„Hysterie"* resp. *„hysterische Neurose"*, welche im DSM III (1980) nicht mehr verwendet werden

(Tschan 2005). Die Bindungstheorie impliziert mit dem desorganisierten Bindungsmuster einen kausalen Zusammenhang mit dissoziativen Symptomen. Dies wird im nächsten Abschnitt über die Bindungstheorie näher ausgeführt.

Bindungstheorie

Das Kleinkind entwickelt zu seinen Bezugspersonen eine Bindung, die in erster Linie bei Angst und Furcht aktiviert wird. Innerhalb des ersten Lebensjahres eignet sich das Kleinkind eine gezielte Strategie an, wie es bei bedrohlichen Situationen vorgeht. Der Begriff der sicheren Basis umschreibt diese Konstellation und verdeutlicht, wie sicher gebundene Kinder die Welt erkunden können. Das Explorationsverhalten steht in einer unmittelbaren Balance zum Bindungsverhalten. Unsicher gebundene Kinder (unsicher ambivalent, unsicher-vermeidend) meiden den Kontakt mit ihren elterlichen Bezugspersonen. Nach Pierre Janet ist die Anpassung an die Umgebung (adaptation to the environment) die primäre Aufgabe des Individuums. Dieser Prozess wird im Normalfall durch eine Synthese der Lebens- und Beziehungserfahrungen erreicht. In den ersten Lebensmonaten bildet sich ein Inner Working Model (IWM) von Bindungserfahrungen aus, welches Ausdruck dieser synthetischen Leistungen darstellt. Die sichere Bindung ("secure base") ist Voraussetzung für eine gedeihliche Entwicklung.

Vier unterschiedliche Formen von Bindungsmustern werden unterschieden: sichere Bindung, unsicher-ambivalent, unsicher-vermeidend sowie der desorganisierte Bindungsstil. *„The IWM of the attachment relationship is originally constructed at about the end of the first year of life by synthesizing repetitive implicit memories of the interaction between the infant and the caregiver"* (Amini et al. 1996, zit. in Liotti 1999, p. 298).

Beim sicher gebundenen Kind vermittelt das IWM eine Gewissheit, dass bei Bedarf eine Bindungsfigur zur Verfügung stehen wird – diese Gewissheit kann emotionale Spannungszustände beim Kleinkind bedeutend reduzieren. Diese Erkenntnis ist in die Konzeption der Interpersonellen Neurobiologie eingeflossen (Siegel 2012). Beim unsicher-vermeidenden IWM besteht die Gewissheit der Zurückweisung oder Frustration, wenn sich Bindungsbedürfnisse zeigen – was Anlass zu diesem Copingmechanismus gibt. In der gegebenen Ausgangssituation bleibt dem Kind keine andere Wahl – dass dies später als dysfunctional bezeichnet wird, ändert nichts an der Anpassungsleistung. Und schliesslich widerspiegelt das unsicher-ambivalente IWM die Zweifel und Unsicherheiten, ob bei Bedarf eine Bindungsfigur zur Verfügung stehen wird. Alle diese Kinder haben in ihrer Entwicklung eine gewisse Nähe und Fürsorge erhalten, sonst hätten sie nicht überlebt.

Beim desorganisierten IWM ist das Bindungsverhalten unberechenbar. Das Kind wird für sein Nähesuchen bestraft und zurückgewiesen, und fünf Minuten später wird es überschwenglich geherzt. Das Kleinkind weiss nie, woran es ist, resp. was es an Zuneigung und Fürsorge erfahren wird. Diese impliziten Erfahrungsmuster von grenzmissachtenden Verhaltensweisen mit Angst, aggressiven Gefühlen, überschwenglicher Zuneigung, im Stich gelassen werden, körperlich und psychisch misshandelt zu werden, etc. führen zu Dissoziation der IWM (Liotti 1999). Das Kind ist nicht in der Lage, eine kohärente Erwartungshaltung in Bezug auf Bindungsfiguren zu entwickeln. Das Bild von sich selbst sowie den primären Bezugspersonen wird völlig verzerrt. Weder hat das Kind ein kohärentes Bild von sich noch von seinen Bezugspersonen – es weiss nicht, woran es ist.

Rund 15-20% aller Kinder zeigen ein desorganisiertes Bindungsmuster. Die Symptome haben eine grosse Ähnlichkeit zu dissoziativen Zuständen (Liotti 1999). Kinder mit desorganisiertem Bindungsmuster zeigen Starre (freezing), trance-ähnliche Zustände oder plötzlich einschiessende aggressive Verhaltensweisen, wobei sie häufig dabei lächeln. Es wurden hauptsächlich zwei Ursachen identifiziert, welche zu einem desorganisierten Bindungsmuster führen: Verlust der Eltern und bedrohliches Verhalten von die Eltern gegenüber dem Kleinkind. Ein besonderes Augenmerk wurde in der Forschung darauf gerichtet, was mit Kindern mit desorganisiertem Bindungs-muster geschieht, wenn sie im späteren Lebenszyklus signifikanten Trau-matisierungen ausgesetzt sind. Im Gegensatz dazu zeigen Kinder mit or-ganisiertem Bindungsmuster deutlich weniger häufig dissoziative Zustände nach traumatischen Erfahrungen – sie scheinen dank ihren Copingstrate-gien besser in der Lage zu sein, die traumatischen Erfahrungen zu integri-eren. Diese Hypothese wird durch eine Reihe empirischer Studien abgesichert (Harari et al. 2007).

Die Hinweise häufen sich, dass Bindungsstörungen eine wichtige Ursache für dysfunktionale Mechanismen bei Erwachsenen darstellen: *„Empirical evidence that supports the hypothesis of a relationship between disorga-nized attachment in infancy and pathological dissociation in adult life is gradually accumulating"* (Liotti 1999, p. 296). Bindungsstörung ("Attachment Disorders") *„können als Störung der emotionalen Regulation betrachtet werden"* (Brisch 2001, p. 81). Trotzdem werden Bindungsstörungen in den beiden Diagnosemanualen DSM-5 und ICD 10 zumindest für Erwachsene nicht erfasst; für Kinder- und Jugendliche existieren hingegen einige diag-nostische Begriffe (F91.1, F93.0, F94.1, F94.2). Grundsätzlich können sich Störungen im Kindes- und Jugendalter als acting out (im Sinne von über-steigert, z.B. mittels aggressivem Verhalten) oder als acting in (im Sinne von Rückzug und schweigendem Versinken) bemerkbar machen. Es gibt Kinder, bei denen man keine Anzeichen für ein Bindungsverhalten findet, auch kein vermeidendes. Betroffene Kinder reagieren in Trennungssitua-tionen nicht mit Protest. Sie haben nie eine stabile verlässliche Beziehung gehabt – auch keine unsichere. Dieses Bindungsverhalten kann man bei Heimkindern beobachten, oder bei Kindern, die bereits ab Säuglingsalter bei wechselnden Pflegepersonen aufgewachsen sind. Das Verhalten dieser Kinder ist von autistischen Störungen abzugrenzen (Brisch 2001, p. 83ff).

Kinder mit undifferenziertem Bindungsverhalten suchen Nähe zu allen möglichen Personen, egal ob sie die Personen kennen oder nicht. Dieses Verhalten wird als soziale Promiskuität bezeichnet (Brisch 2001, p. 85). Dieses Bindungsverhalten wird bei Kindern gesehen, die Vernachlässigung ausgesetzt gewesen sind. Es findet sich auch bei Heimkindern oder Pflegekindern mit wechselnden Bezugspersonen. Dann können Kinder mit übersteigertem Bindungsverhalten beobachtet werden, die durch exzessives Klammern an ihre Bezugspersonen auffallen. In Trennungssituationen reagieren sie panisch und emotional überschiessend. Diese Kinder wirken überängstlich und suchen bis ins Jugendalter Körperkontakt. Dieses Bindungsmuster wird bei Kindern psychisch erkrankter Bezugspersonen gesehen. Ein gehemmtes Bindungsverhalten ist durch eine übermässige Anpassung, verbunden mit deutlich eingeschränktem Bindungsverhalten, charakterisiert. Dieses Bindungsmuster kann nach massiven Misshandlungen gesehen werden.

Schliesslich gibt es Kinder und Jugendliche, welche ihre Bindungen durch aggressives Verhalten (verbal oder körperlich forderndes Verhalten) gestalten. Aus Frustration über nicht gestillte Bindungsbedüfnisse kommt es zu einer Aktivierung des Bindungsverhaltens. Diese Kinder fallen im Kindergarten resp. in der Schule als Störefriede auf und werden oft mit „aggressiver Verhaltensstörung" diagnostiziert (Brisch 2001, p. 87ff). Bei parentifizierten Kindern kommt es zu einer Rollenumkehr des Bindungsverhaltens mit kontrollierendem Verhalten gegenüber der Bezugsperson. Dieses Bindungsmuster wird bei Kindern psychisch kranker Bezugspersonen gesehen, bei Scheidungskindern, bei drohendem oder tatsächlichem Suizid oder Tod durch Unfälle und/oder Erkrankungen von Bezugspersonen.

Negative Bindungserfahrungen können Auswirkungen auf körperlicher Ebene zeigen (psychosomatische Erkrankungen); beispielsweise kann es bei Vernachlässigung oder nach Gewalterfahrungen zu Wachstumsretardierung (Gedeihstörung) kommen. Die emotionale Irritation des Kindes kann sich in Ess-, Schrei- oder Schlafstörungen äussern. Die Hypothese, dass die Inneren Arbeitsmodelle von Bindungserfahrungen (inner working model, IWM) beeinträchtigt sein können, wurde erstmals von John Bowlby diskutiert (1973, p. 205, zit. bei Liotti 1999, p. 291). Die Dissoziation des IWM wurde durch Mary Main 1991 erstmals beschrieben. Damit war das Fundament für das theoretische Verständnis der Auswirkungen von negativen

Bindungserfahrungen auf die gesamte Entwicklung bis in das Erwachsenenalter hinein gelegt.

Bindungsmuster werden transgenerational weitergegeben. Die Forschung zeigt Übereinstimmungen von 60-70% zwischen den Bindungsmustern über drei Generationen hinweg. Die Bindungstheorie postuliert eine Aktivierung des Bindungssystems bei bedrohlichen, unbekannten oder ängstigenden Situationen. Wenn Gefahr im Verzug ist sucht das Kleinkind Schutz – dies gilt auch für Säugetiere, wie die Versuche von Harlow gezeigt haben. Die IWM bestimmen darüber, wie Menschen über ihren Lebenszyklus hinweg Nähe und Trost suchen werden. Wichtig ist im Auge zu behalten, dass praktisch nur Bindungstraumen zu dissoziierten IWM führen: *„The hypothesis that dissociation is related to the activities of the attachment system may explain the intriguing empirical finding that children's memory does not respond with dissociation to catastrophic life events (tornadoes, fires, airplane crashes, kidnapping) taking place outside their family network of affectional bonds, while adult's memory more often does"* (Liotti 1999, p. 304). Horowitz hatte 1986 eine andere Hypothese formuliert, welche die vorherige These eher ergänzt, als dass sie sie widerlegt: die Bedeutung eines Ereignisses resp. dessen Unerklärbarkeit oder Unverständlichkeit können die normale Integration von Erfahrungen verunmöglichen. Der Mensch ist erst ab der Adoleszenz in der Lage, abstrakt zu denken – deswegen können erwachsene Person mit dissoziativen Störungen auf traumatische Erfahrungen reagieren, die ihr Glaubenssystem (belief system) erschüttern, während dies bei Kindern nur im Zusammenhang mit Bindungserfahrungen erfolgen kann. Das Kind sucht nach einer Antwort: *„Warum hat Papi, Mami, Bruder Peter oder Onkel Kurt mir das angetan?"*. Kinder, die ein traumatisches Erlebnis ausserhalb ihrer Familie erleiden, finden bei ihren Eltern Halt und Trost. Sind jedoch die Bindungsfiguren selbst die Widersacher, ist dies nicht möglich, mit dem Resultat verheerender emotionaler Auswirkungen. Das Kind ist unfähig zu einer erfolgreichen mentalen Synthese – Dissoziation ist die Folge. Die interpersonelle Neurobiologie postuliert eine funktionale Einheit von Mind, Gehirn und Bindungserfahrungen – was im vorliegenden Werk im Kapitel 4.3. *Mind* näher ausgeführt wird.

Abwehrhaltung von Fachleuten

Die wissenschaftliche Auseinandersetzung um Traumafolgen kann nicht losgelöst von den Haltungen und Einstellungen der Forscher und Kliniker untersucht werden. Sind die Forscher und Kliniker bereit, die Fakten zu akzeptieren, und daraus entsprechende Hypothesen und theoretische Modelle abzuleiten, oder biegen sie die Fakten so zurecht, dass sie in ihr Weltbild passen? Wie manipulieren die Täter (von denen es viele geben muss, wenn beispielsweise die Daten der FRA 2014 stimmen) die Sichtweisen auf die Gewaltopfer? Dies sind Fragen, welche die Wissenschaft nicht gewohnt ist, die sich bisher kaum systematisch mit dem indivduellen Verhalten der einzelnen Forscherpersonen auseinandersetzen musste (Tschan 2005). Bei Traumafolgestörungen ist dies jedoch unabdingbar, ist es doch evident, dass diese zentrale humane Thematik erst seit 1980 eine breitere Akzeptanz erfährt, obwohl sie seit Anbeginn der Menschheit besteht. Welche Abwehrmechanismen müssen hier am Werk gewesen sein; auch bei durchaus engagierten Fachleuten? Anstatt auf diese Überlegung mit einem typischen Abwehrreflex zu reagieren: Das kann doch nicht wahr sein, schlage ich eine pragmatische Auseinandersetzung mit dieser Frage vor. Immerhin gibt es interessante Parallelen – so hat beispielsweise Semmelweis (1818-1865) in Wien vor rund 200 Jahren einfache hygienische Massnahmen vorgeschlagen. Er konstatierte, dass auf denjenigen Wöchnerinnenstationen, die von Ärzten geleitet wurden, bis zu einem Drittel aller Frauen verstarben, während auf denjenigen Stationen, die von Hebammen betreut wurden, es eine bis zwei Frauen auf hundert Gebärende waren, die verstarben. Der Aufschrei der ärztlichen Zunft gipfelte damals in der Kampfansage: *„A doctor's hands are clean"* (Nach Charles D. Meigs, zit. in Wertz et al. 1989, p. 122). Hygiene galt damals bei Ärzten als reine Zeitverschwendung (Fitzharris 2018). Erst ein zwei Jahrzehnte später konnten Koch und Pasteur nachweisen, dass Bakterien für die Entstehung von Kindbettfieber verantwortlich waren – übertragen über die Hände der Ärzte, die vorgängig im Leichenhaus anatomische Präparate sezierten. Ein Quentchen weniger Arroganz wäre manchmal angezeigt. Ein anderes bekanntes Beispiel ist Florence Nightingale (1820-1910), welche sich dafür engagierte, dass im Krieg verwundete Soldaten fachgerechte Behandlungen erhielten – was die Ärzte als Einmischung in ihre Kompetenzen verstanden. Eine Ignoranz, die vielen Verwundeten das Leben kostete. Im Jahre 1863 schrieb sie in ihren „Notes on Hospitals": *„Primum non nocere means most importantly, cause no harm!"* Noch deutlicher wird sie im Vorwort zu ihrem Werk: *„It may seem a strange principle to enunciate as the very first requirement in a Hospital that it should do the sick no harm. It is quite necessary, nevertheless, to lay down such a principle, because the actual mortality in hospitals, especially in those of large crowed cities, is very much higher than any calculation founded in the mortality of the same class of disease among patients treated out of hospital would lead us to expect"* (Nightingale 1863, p. III).

Leider stimmt der Satz nicht: *Was nicht sein darf, das ist nicht*. Aber er bestimmt das Denken vieler Menschen. Ob wir einem Opfer sexualisierter Gewalt glauben wollen oder nicht ist stets eine persönliche Frage – auch für Traumafachleute, auch für Richter, auch für Angehörige. Pater Klaus Mertes, der ehemalige Leiter des Canisius-Kolleg in Berlin, hat dies so gesagt. Er legte dar, dass er den Opfern geglaubt habe – und damit hat er den Missbrauchsskandal in Deutschland 2010 eingeleitet, und wo später weitere schreckliche Vorfälle ans Tageslicht kamen – so beispielsweise die Übergriffe in der Bundeswehr (2017 Staufer Kaserne). Oder die Odenwaldschule mit ihrem langjährigen Leiter Gerold Becker (Tschan 2012). Viele andere Beispiele verdeutlichen heute, dass den Opfern oft nicht geglaubt wurde. Jimmy Savile ist vielleicht der krasseste bekannte Fall. (vgl. NZZ Nr. 23 vom 28.01.2017). Sinnigerweise trägt der Bericht der englischen Polizei zu den Vorfällen um Savile den Titel: *Giving Victims a Voice*. Im Kapitel 1.3. dieses Werks findet sich eine systematische Zusammenstellung dieser Aspekte.

Nicht nur bei Traumafachleuten gibt es Einfühlungsverweigerung, sondern auch in vielen anderen Berufsfeldern, die mit Opfern zu tun haben. Diese

Abwehrmechanismen müssen verstanden werden, da sie die Opfer alleine lassen, oder noch schlimmer, in Opferbeschuldigungen (im Sinne von Opfer-Täter-Umkehr) resultieren. Ein professioneller Umgang mit solchen Fragestellungen ist deshalb angezeigt. Fehler geschehen aus Irrtum, aus Unachtsamkeit, aus Nichtwissen, aber auch aus Vorsatz. Fachliches Fehlverhalten gegenüber Opfern ist ein häufiges Phänomen. Opfer lösen beim Gegenüber etwas aus. Betroffenheit, Ärger, Wut, aber auch Ohnmacht (siehe Kapitel 1.2. in diesem Werk). Dies sind unangenehme Gefühle, die man dem Gegenüber zuschreibt – über verschiedene Mechanismen zahlen Fachleute dies den Betroffenen heim. Von Aussprüchen wie: *„das reicht jetzt"*, bis zu manifesten Grenzverletzungen sadistischer Art kann alles vorkommen (Tschan 2005). Fachleute sind ja nicht einfach bessere Menschen, bloss weil sie Fachleute sind. Eine professionelle Tätigkeit setzt jedoch die rechtzeitige Klärung eigener Probleme voraus (Bridges 1998).

Sekundäre Traumatisierungen von Fachleuten

Mit dem Begriff der sekundären Traumatisierung oder Vicarious Trauma – vicarious meint stellvertretend – wird die Symptomatik bei Helferpersonen als charakteristische Reaktion auf die Konfrontation mit traumatisierten Personen und Situationen umschrieben. Die Bergung von Verletzten, allenfalls auch Leichen, kann zu analogen Folgen führen. Die Symptome der sekundären Traumatisierung entsprechen den diagnostischen Kriterien der PTSD (posttraumatische Belastungsstörung), wie sie durch Harder und Tschan (2004) dargestellt wurden. Die neurobiologischen Ursachen sind analog wie bei Traumafolgestörungen.

Charakteristisch sind Veränderungen in der Haltung und der Wahrnehmungsfähigkeit von betroffenen Helferpersonen. Analog zu den Opfern leiden sie unter Hilflosigkeits- und Ohnmachtsgefühlen, sowie Bedrohungsgefühlen – und oft verlieren die Fachleute selbst ihre elementaren Sicherheitsgefühle. Sie neigen zu einem verstärkten „Katastrophendenken" und reagieren übermässig auf geringfügige Anlässe. Ursache ist eine fehlende Synthese der belastenden Schilderungen oder Konfrontationen mit einer Dissoziation von impliziten und expilziten Gedächtnisinhalten. Anders als bei Kindern sind bei den Helfern nicht ihr Bindungssystem involviert, sondern ihr „belief system", ihre Überzeugungen und Werthaltungen. Als im März 2015 der Flug 4U9525 von Barcelona nach Düsseldorf mit einem Airbus 320 der Gemanwings durch den Copiloten Andreas Lubitz zum Absturz gebracht wurde, konnten einige Crewmitglieder die folgenden Tage nicht arbeiten. Die Firmenleitung zeigte Verständnis. Nicht nur die Angehörigen der Opfer dieses Fluges waren mit einem unermesslichen Leid konfrontiert, sondern auch die Berufskolleginnen und -kollegen. Alle mussten mit der Tatsache fertigwerden, dass einer von ihnen 149 Menschen getötet hatte.

Am 20. September 2010 tötete eine Juristin bei einem Amoklauf in Lörrach (BW) 3 Personen. Es war ein Sonntag, gegen Abend. Die Region feierte den slow up Tag. Viele Menschen waren unterwegs. Die Frau trug um die dreihundert Schuss Munition auf sich und schoss wild um sich. Sie verschaffte sich Zugang zum Elisabethenkrankenhaus, erstach dabei einen Pfleger, der sich ihr in den Weg stellen wollte und wurde schliesslich von SEK-Einheiten getötet. Rund 50 Polizeibeamte benötigten nach diesem Ereignis fachliche Hilfe und Coaching. Der Leiter der Koordinationsstelle für Konflikthandhabung und Krisenmangement bei der Polizei in Baden-Württemberg: „Es ist wichtig, nach einem solchen Erlebnis nicht einfach zur Tagesordnung überzugehen. Das Erlebte muss verarbeitet werden. Jeder macht das auf seine ganz eigene Weise" (Joachim Kepplinger). Wo früher betroffene Fachpersonen als „Weichei", Drückeberger oder Simulanten abgestempelt wurden, hat nicht zuletzt der neue diagnostische Begriff zu einer breiten Akzeptanz des Störungsbildes beigetragen. Die neurophysiologischen Adaptationsvorgänge nach traumatischen Erfahrungen werden heute genauer verstanden, und haben zur Konzeption wirkungsvoller Interventionsansätze bei betroffenen Helferpersonen geführt. Möglicherweise hat die Amoktat von Winnenden vom 12. März 2009 zu einem Umdenken beigetragen – im Nachgang wurden kritische Kommentare laut, dass sich Polizisten nach ihrem lebensbedrohlichen Einsatz alleine gefühlt hatten, dass sie trotz Vorliegen von posttraumatischen Belastungsstörungen nur ungenügende fachliche Hilfe erhalten hatten, und dergleichen mehr.

Das spezifische Berufsrisiko von sekundären traumatischen Belastungsreaktionen muss in der Ausbildung vermittelt werden, ebenso mögliche präventive Strategien. Neben individualpathologischen Ansätzen sind die systemischen Bedingungen zu beachten – inwieweit die Institution resp. Organisation um den spezifischen Schutz der Mitarbeiter bemüht ist. Sekundäre Traumatisierungen können alle helfenden Fachleute treffen, indem die amygdalavermittelte implizite Verarbeitung die hippocampusvermttelte explizite überfordert. Das Leiden ist durch einen abrupten Beginn charakterisiert. Das Syndrom ist durch vier clusterartige Symptomgruppen gekennzeichnet (Intrusionen, Vermeidungsverhalten, Numbing (Taubsein) und gesteigerte Grundspannung). Als präventive Massnahmen wurden eine Palette von Möglichkeiten identifiziert, wo sich eine klare Arbeitsmotivation, eine adäquate Unterstützung und Wertschätzung, sowie eine regelmässige Weiterbildung zu dieser Thematik als besonders wichtig herausgestellt haben. Nachfolgend eine nicht ab-schliessende Liste von Fachbereichen, die durch sekundäre Traumatisierungen betroffen sein können.

- Sanitäts-Rettungskräfte
- Personal von Notfall- und Intensivmedizinstationen
- Personal von Krisen-Interventionsstationen
- Administration, Telefonzentrale
- Behandelnde Fachleute (ÄrztInnen, PsychiaterInnen, Psycholog-Innen, SozialarbeiterInnen, SeelsorgerInnen)
- Dolmetscher in Hilfeeinrichtungen
- Feuerwehr und Polizei-Einsatzkräfte
- Soldatinnen und Soldaten nach Kampfeinsätzen
- Erkennungsdienstliche und gerichtsmedizinische Fachleute
- Lokführer, Berufschauffeure, Flugpersonal (inkl. technisches Personal)
- LehrerInnen

- Medienschaffende
- Diplomatisches und administratives Personal
- Politische Entscheidungsträger
- Reguläre sowie ehrenamtliche Mitarbeitende von Rettungs- und Hilfsdiensten (z.B. THW, Rotes Kreuz, etc.)
- UN-Missionen (z.B. UN-Friedenstruppen, OECD-Einsätze, KFOR, etc.)

Ein Burnout Syndrom entspricht dem, was umgangssprachlich mit *„Ausgebranntsein"* bezeichnet wird. Im Unterscheid zur sekundären Traumatisierung wird Burnout als Folge einer länger anhaltenden Überlastung durch schwierige und konsumierende Situationen angesehen. Die sekundäre Traumatisierung hingegen trifft Fachleute, die direkt mit traumatisierten Personen zu tun haben (insbesondere auch TelefonistInnen, Fachsekretariat, DolmetscherInnen, etc.) oder im Rahmen von Rettungs- und Hilfseinsätzen mit entsprechenden Situationen konfrontiert werden. Burnout ist mehr ein allgemeines Phänomen, das nicht direkt als Folge der Konfrontation mit schrecklichen Erlebnissen auftritt. Umgekehrt ist die sekundäre Traumatisierung nicht Resultat des Umgangs mit „schwierigen" Situationen, sondern stellt die direkte Auswirkung nach Konfrontation mit traumatischen Ereignissen dar. Während sich eine Burnout-Symptomatik chronisch progredient entwickelt, ist die sekundäre Traumatisierung durch einen abrupten Beginn charakterisiert. Die Beschwerden bei der sekundären Traumatisierung bestehen in erster Linie in intrusiven Gedanken – immer wieder auftauchende Erinnerungsbilder an das Unfallgeschehen, verbunden mit neurophysiologischen und emotionalen Reaktionen. Die Burnout-Symptomatik entspricht in der Regel einer depressiven Erkrankung mit entsprechendem Beschwerdebild.

Wie können sich Fachleute vor sekundären Traumatisierungen schützen? Erstens müssen sich die Fachleute möglicher Risiken bewusst sein – ansonsten können sie sich nicht schützen. Von Fachleuten, die von sekundären Traumatisierungen betroffen waren, wurden die nachfolgenden Aspekte als hilfreich erlebt:

- Wissen, was zu tun ist und warum man im Einsatz steht
- Klare Aufgaben und Einsatzziele haben
- Unterstützung und Würdigung für den Einsatz erhalten
- Beschränkung der Einsatzzeit, genügend Erholung und Freizeit
- Fachliche Supervision
- Regelmässige Weiterbildung zur Thematik und entsprechendes Training

An einem Workshop zur Prävention von sekundärer Traumatisierung bei Fachleuten kam ein älterer Herr auf mich zu, der sich als ehemaliger Feuerwehrkommandant vorstellte. Er wollte von mir wissen, seit wann diese Konzepte bekannt sind. Dann erzählte er mir, dass er beim Flugzeugabsturz am Gempen im Winter 1973 gegen 36 Stunden im Einsatz gewesen sei. Damals kamen 108 Menschen ums Leben, als der Flug IM 435 von Bristol kommend im dichten Schneetreiben an einem Bergkamm in der Nähe von Basel zerschellte. Er sei hinterher regelrecht zusammengebrochen, und habe nicht mehr arbeiten können – von seinen Vorgesetzen sei er als *Weichei* tituliert worden. Es tue ihm gut, wenn er höre, dass seine damalige Reaktion nicht Folge eines persönlichen Versagens gewesen sei – er habe bis heute immer wieder daran zu nagen gehabt, und sei eigentlich nie richtig darüber hinweg gekommen. Dann dankte er mir persönlich für meinen Beitrag und verabschiedete sich.

3   Genetik und Epigenetik

„Thus, in cultured hippocampal neurons, the 5'CpG site of the NGFI-A consensus sequence within the exon 1_7 promotor is hypomethylated following treatment with either 5-HT or a stable cAMP analog, 8-bromo-cAMP" (Zhang et al. 2013, p. 96).

Das obige Zitat ist einem Beitrag mit dem Titel *„The Epigenetics of Parental Effects"* der Arbeitsgruppe um Michael Meaney entnommen. Dieser hatte zusammen mit seinem Forschungsteam seit 1997 an der McGill Universität in Montreal / Kanada die Grundlagenforschung betrieben, welche die Zusammenhänge zwischen Bindungsverhalten und Entwicklung untersuchte. Zunächst wurden die Befunde an Säugetieren erhoben und schliesslich an Menschen bestätigt. Im Gewebe des Hippocampus von 12 erwachsenen Suizid-Leichen untersuchten die Forscher das Gen NR3C1, welches den Glukokortikoidrezeptor im menschlichen Nervensystem kodiert. Die betroffenen 12 Personen waren nachweislich in ihrer Kindheit sexueller und/oder körperlicher Gewalt ausgesetzt gewesen.

Im Vergleich zur Kontrollgruppe fanden sich deutlich weniger m-RNA (Boten-RNA) in den untersuchten Zellen der Suizidgruppe – ein Hinweis für eine reduzierte Genaktivität. Die Genblockade konnte durch angelagerte Methylgruppen bestätigt werden. In der Kontrollgruppe von 12 Leichen ohne frühkindliche Gewalterfahrung zeigte das Gen NR3C1 eine vollkommen normale Aktivität. Damit konnte Meaney und sein Forschungsteam den Nachweis erbringen, dass sich traumatische Erlebnisse ebenfalls in der menschlichen Gensteuerung niederschlagen.

Mit Epigenetik verstehen wir die Veränderung von Steuerungsprozessen (regulatory molecules), welche die Gen-Expression bestimmen. Die Forschung von Meaney et al. zeigen nun, wie sich elterliches Verhalten auf das Verhalten des Nachwuchses auswirkt, und welche Prozesse dies bestimmen. Als Schlüsselbegriff zwischen Struktur und Ergebnis hatte Bateson das Phänomen der Beziehung (Bateson 1982) erkannt – Strukturen lebender Systeme sind Netze aus Beziehungen, und Beziehungen lassen sich als kybernetische Schleifen bezeichnen, die auf verschiedenen Ebenen Zellen zu Organen, Organe zu Organismen und Organismen zu sozialen Verbänden zusammenschliessen. Interessanterweise kommen die moderen Neurowissenschaften zu analogen Schlussfolgerungen, wie sie etwa im Buch *„Connectome"* durch Sebastian Seung geäussert werden: *„You are more than your genes. You are your connectome"* (Seung 2012, p. XV). Erst die Beziehungen zwischen den Neuronen (d.h. den synaptischen Verschaltungen) machen das aus, was wir als Output (mit *mind* bezeichnet) feststellen können. Die Pathologen fanden nie eine Seele – sie fanden auch nie die Psyche. Hier irrte die klassische Medizin, als sie das Lebendige auf das materiell Fassbare zu reduzieren versuchte.

Psychotherapie findet stets in einem Beziehungskontext statt. Kommunikation und Beziehung gehorchen einer bestimmten Logik – deswegen der Begriff PSYCHOLOGIE (logos vom griechischen SINN). An dieser Stelle ist deshalb eine Reflexion über die Beziehungsvergessenheit im heutigen Wissenschaftsverständnis (Christoph Rehmann-Sutter, pers. Mitteilung Mai 2004) erforderlich. Ohne wissenschaftliche Erforschung des Phänomens „Beziehung" lässt sich die menschliche Entwicklung nicht erfassen – Beziehung ist nicht stofflich gebunden und unterliegt deshalb nicht den physikalischen Gesetzmässigkeiten, sondern folgt wie gesagt einer eigenen Logik. *„In der Welt des Geistes kann Nichts – das was nicht ist – eine Ursache sein"* (Bateson 1982, p. 581). Für das moderne Verständnis der psychologischen Wissenschaften ist deshalb die Affective Neuroscience (Panksepp 1998) unverzichtbar. Der Mensch ist in aller Regel nicht grundlos traurig, sondern aus bestimmtem Anlass – der vielleicht nicht immer auf den ersten Blick zu erkennen sein mag. Analog verhält es sich mit den übrigen Befindlichkeiten. Die Psychiatrie hat die systematische Erforschung der Bindungserfahrungen lange Zeit völlig vernachlässigt: *„In psychiatry, each generation seems to have a need to formulate psychological phenomena in a new language - [...] however, though this continual reinvention of the psychological wheel may make for interesting careers, it does not forster a solid* *acculmulation of knowledge or the development of an effective treatment repertoir"* (Van der Kolk et al. 1996, p. 67).

Epigenetische Regulation

„An organism's survival depends on its ability to perceive and interact with a constantly changing environment, and the central nervous system mediates these processes" (Bridi & Abel 2013, p. 59).

Mittels epigenetischer Regulationsvorgängen wird die Genexpression gesteuert. Der Begriff wurde 1957 von Waddington vorgeschlagen, der ein theoretisches Modell postulierte, wie ein mehrzelliger Organismus unterschiedliche Zellen kreieren kann, die alle über den identischen Bauplan (Genom) verfügen. Durch irgend etwas muss der Organismus eine Kontrolle darüber haben, was von der jeweiligen DNA „abgelesen" wird. Heute sind zwei grundsätzliche Möglichkeiten der Genmodulation bekannt: „[...] *epigenetics is a mechanism for storing and perpetuating a memory at the cellular level"* (Sweatt et al. 2013, p. 4). Der eine Mechanismus vollzieht sich mittels Modifikation der DNA, der andere durch Modifikation von Histonen, welche die räumliche Struktur des Chomatins (DNA-Proteinkomplex mit Doppelhelix, Histonen sowie weiteren Proteinstrukturen) bestimmen.

Die alte Theorie, heute als falsch erkannt:

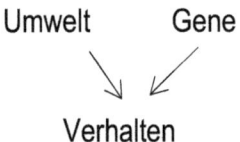

Umwelt   Gene

Verhalten

Mit der Entdeckung der epigenetischen Regulationsvorgänge wurde die alte Theorie von Nature versus Nurture (angeboren oder anerzogen?) als falsch erkannt; heute wird davon ausgegangen, dass „[...] *environment and expe-*

rience act in part through altering gene readout in the CNS in order to achieve their effects on behavior" (Sweatt et al. 2013, p. 7).

Der grundlegende Mechanismus, wie die Genexpression modifiziert wird, geschieht durch epigenetische Regulationsvorgänge. Durch kovalente Bindung (Anlagerung) von Methylgruppen (-CH3) werden Abschnitte der DNA-Kette chemisch „blockiert" und dadurch inaktiviert: „[...] *methylation is a process wherby a gene can be shut off functionally"* (Sweatt et al. 2013, p. 9). Derartige Anlagerung von Methylgruppen können ausschliesslich an der C5-Seitenkette der Aminosäure Cytosin erfolgen; und nur, wenn das Cytosin unmittelbar von der Aminosäure Guanin gefolgt wird. Rund 70% aller *CpG*-Dinukleotide einer Zelle sind in der Regel durch Methylierung inaktiviert. Die beiden Mechanismen (1) Methylierung und (2) Histonmodifikation sind beispielsweise fundamental zum Verständnis, wie sich das Nervensystem entwickelt; wie zirkadiane Rhythmen entstehen, oder wie sich die Neurogenese (Neubildung von Nervenzellen) im erwachsenen ZNS (z.B. im Hippocampus) vollzieht.

Umwelteinflüsse

↓

neuronale Gen-Expression
inkl. epigenetische Regulationsvorgänge

↓

Verhalten

Das heutige Verständnis der Verhaltenssteuerung beruht darauf, dass Umwelteinflüsse und Erfahrungen die Gen-Expression durch epigenetische Regulationsvorgänge (Methylierung und Histonmodifikation) beeinflussen.

Diverse Untersuchungen über die Qualität und den Einfluss der elterlichen Fürsorge postulieren Auswirkungen auf die Stressregulation der Nachkommen, wenn diese Zuwendung nicht genügend (Vernachlässigung) erfolgt bzw. wenn Kinder Gewalt durch ihre Bindungsfiguren ausgesetzt sind. Umgekehrt wird eine gute Fürsorge als wichtiger protektiver Faktor (Resilience) gegen spätere Stressanfälligkeit betrachtet. Die Evolutionsbiologie kennt zwei Konzepte, wie diese Wirkungen die Entwicklung beeinflussen: (1) direkte „toxische" Wirkungen mit Folgen für die Entwicklung des Nervensystems und (2) über spezifische Wege (pathways) wird die Entwicklung direkt verändert. Nun haben Meaney und Mitarbeiter ein Tiermodell entwickelt, das ihnen die Untersuchung der mütterlichen Fürsorge (maternal care) auf die Entwicklung des Nachwuchses und allfälligen Verhaltensauswirkungen sowie endokrinen Reaktionen erlaubt.

Als biologischen Marker wird das *pup licking/grooming* (Schlecken der Jungtiere, Zuwendung) definiert. Über einen Forschungszeitraum von über 15 Jahren liegt die Variation der durchschnittlichen Scores der einzelnen Kohorten unter 5%, womit dieser Wert als eine verlässliche Untersuchungsgrösse angesehen werden kann. Stresshormone reagieren an Glucocoricoid Rezeptoren (GR), in erster Linie im Hippocampus, wo die Stresskaskade über CRF, ACTH und die HPA-Achse ausgelöst wird. *„The result of the studies [...] suggests that the influence of maternal care on HPA responses to stress are mediated by effects on hippocampal GR expression"* (Zhang et al. 2013, p. 92). Die genauen Mechanismen wurden im Laufe der bald 20-jährigen Forschung weitgehend identifiziert. Wichtig für das Verständnis ist die hohe Spezifität: *„The effect of maternal care is highly specific, with highly significant alterations in the methylation status of the 5' CpG [...]"* (Zhang et al. 2013, p. 95).

Damit wurden zunächst im Tierversuch die Auswirkungen der mütterlichen Brutpflege auf die Entwicklung des Nachwuchses belegt: *„These findings suggest that variations in maternal care influence the epigenetic state of the exon 1₇ GR promoter in hippocampus, regulating NGFI-A [Nerve-Growth Factor-Inducible Factor A] binding, GR transcripton and HPA stress responses"* (Zhang et al. 2013, p. 99). In einem nächsten Schritt wurden nun diese Untersuchungen am menschlichen Hippocampus-Gewebe durchgeführt. Zu diesem Zweck wurde auf die Quebec Suicide Brain Bank (http://www.douglas.qc.ca/suicide) zurückgegriffen – die Ergebnisse waren eindeutig: *„There was significantly increased DNA methylation of the exon*

1$_H$ promotor in hippocampal samples from both controls and suicide victims without a history of maltreatment by comparison to those positive for maltreatment" (Zhang et al. 2013, p. 101). Mit anderen Worten: mittels DNA Methylierung führen die durchgemachten Lebenserfahrungen zu einer Modifikation der Genexpression.

Noch zwei weitere Aspekte sind erwähnenswert: Inzwischen konnte auch die Reversibilität der DNA Methylierung gezeigt werden: „[...] *there is considerable evidence that suggests a capacity for the remodeling of epigenetic marks over the lifespan, including DNA methylation*" (Zhang et al. 2013, p. 102). Und schliesslich wurde auch die transgenerationale Weitergabe elterlicher Verhaltensmuster an die Nachkommen belegt: „[...] *these findings suggest a transgenerational pathway extending from parental childhood maltreatment, to emotional well-being and parental behavior and, thus, child development*" (Zhang et al. 2013, p. 104). Mittels epigenetischer Vererbung können Verhaltensweisen der einen Generation an die nächste weitergegeben werden: „*Epigenetic regulation of gene expression involves molecular mechanisms which can modulate gene transcription without altering the DNA sequence*" (Mansuy et al. 2013, p. 323). Die Weitergabe erfolgt über zwei Wege. Einerseits können die Keimzellen mittels epigenetischer Mechanismen modifiziert werden; Veränderungen werden dann über die Keimbahn an die nachfolgenden Generationen wietergegeben. Der andere Mechanimus verläuft erfahrungsgesteuert und wird nur transgenerational vermittelt, wenn die nachfolgende Generation denselben Erfahrungen ausgesetzt ist. In der ersten Generation F_0 werden mittels epigenetischer Prozesse Gehirnstrukturen modifiziert, welche das Reproduktionsverhalten und die Brutpflege beeinflussen. Dies führt zu Veränderungen in der F_1 Generation, welche zu neurobiologischen Verhaltensmodifikationen führen, die nun ihrerseits an die nächste Generation F_2 weitergegeben werden.

Michael Meaney wurde am 5. Dezember 2014 in Zürich für seine langjährigen und bahnbrechenden Forschungsarbeiten mit dem Klaus J. Jacobs Research Prize ausgezeichnet. Bei der Preisverleihung wurde darauf hingewiesen, dass diese Erkenntnisse über die Veränderungen der Gensteuerung bei gefährdeten Kindern die Sozialpolitik (es bleibt allerdings abzuwaren, ob die Schweizer Rentenversicherungssysteme und die Justiz diese Sichtweise teilen werden!) massgeblich beeinflussen werden.

In einem beachtenswerten Beitrag wurden kürzlich die epigenetischen Mechanismen bestätigt (Yang et al. 2013). Die Arbeit im *Amerikanischen Journal for Preventive Medicine* konnte aufzeigen, wie sich das Krankheitsrisiko für sehr unterschiedliche somatische Erkrankungen in Abhängigkeit von negativen Kindheitserfahrungen darstellt.

Geschlecht und Verhalten

Das Geschlecht (Gender) wird genetisch bestimmt – und zwar bei beiden Geschlechtern identisch durch ein einziges Gen. Die Verhaltensausprägung Frau – Mann wird zwar über das genetische Geschlecht massgeblich mitbestimmt, weit mehr dürften jedoch kulturelle Faktoren dafür massgebend sein, wie man sich als Frau oder als Mann fühlt. Das chromosomale Geschlecht wird im Moment der Verschmelzung von Sperma mit Ei festgelegt – das Spermium trägt entweder ein X- oder ein Y-Chromosom. Der Nachweis dieser beiden Geschlechtschromosomen gelang 1923. Erst 1959 wurde das Gen auf dem kurzen Arm des Y-Chromosoms identifiziert, welches als TDF (testisdeterminierender Faktor) bezeichnet wurde. Dieses Gen wird ab der 7. Woche der menschlichen Embryogenese aktiv. Ist dieses Gen aktiv, beginnen sich aus den undifferenzierten Gonaden Hoden zu entwickeln – bei dessen Inaktivität Ovarien. Die Zellen der fetalen Hoden sezernieren Testosteron sowie die Müller-Gang-inhibierende Substanz (MIS, müllerian duct-inhibting susbtance) – diese Hormone sind nun für die späteren Ausdifferenzierungen verantwortlich. Das Gewebe, welches sich zu Ovar, Uterus, Cervix und Vagina entwickeln würde, wird unter dem Einfluss von MIS resorbiert. Fehlen dieser beiden Hormone oder sind die Rezeptoren nicht funktionsfähig, resultiert ein weiblicher Phänotyp. Die Feten beiderlei Geschlechts sind während der Schwangerschaft hohen Konzentrationen mütterlicher Sexualhomone (in erster Linie Östrogen) ausgesetzt.

Zwei Störungen geben weitere Hinweise auf die weiteren Entwicklungsschritte: das Turner- Syndrom und die testikuläre Feminisierung (Androgeninsensivitätssyndrom). Beim Turner-Syndrom liegt nur ein Geschlechtschromosom vor (XO oder YO). Als Folge entwickelt sich kein funktionstüchtiges Keimdrüsengewebe. Der äussere Genitaltrakt ist weiblich. Beim AGS ist das genetische Geschlecht XY, die Betroffenen sprechen jedoch nicht auf Androgen an. Äusserlich entsteht ein weibliches Genitale (Pseudohermaphroditismus masculinus internus), und sie entwickeln sich psychisch wie Frauen.

Die geschlechtsspezifische Ausprägung des Gehirns erfolgt unter dem Einfluss der Sexualhormone und führt zu bleibenden strukturellen Unterschieden der Geschlechter. Weibliche Gehirne setzen beispielsweise periodisch sich verändernde Mengen an LHRH im Hypothalamus frei, ein Hormon, welches die Freisetzung von LH und FSH im Hypophysenvorderlappen steuert – damit wird der Zyklus gesteuert. Die unterschiedlichen morphologischen Ausprägung des ZNS bei weiblichen und männlichen Versuchstieren äussert sich in unterschiedlichen Verhaltensweisen. Beim Menschen finden sich zunehmend Hinweise auf geschlechtsspezifische Unterscheide in der Art des Denkens, die sich nicht einfach mit unterschiedlichen sozialen Erfahrungen in der Kindheit erklären lassen (Kelly et al. 1996, p. 605). Die rechte Hemisphäre behält sich bei Mädchen eine grössere Plastizität über einen längeren Zeitraum – Frühkindlicher Autismus und entwicklungsbedingte Aphasien treten häufiger bei Knaben auf; Sprachdefizite sind typische Merkmale dieser Störungen.

Bindungsforschung

„Es braucht nur eine Mutter, um ein Kind zu gebären, aber es braucht ein ganzes Dorf, um es aufzuziehen" (Afrikanisches Sprichwort).

Menschen und eine Reihe von Säugetieren haben ein relativ weites Zeitfenster für Bindungsverhalten (attachment bonding), während sich für andere dieses Zeitfenster nur wenige Stunden nach der Geburt schliesst (Nestflüchter wie z.B. Grasfresser und viele Vögel). Diese Tiere sind in Herden unterwegs und müssen deshalb zuverlässig ihre Jungen erkennen können; umgekehrt müssen die Jungtiere in der Lage sein, sich vor Fressfeinden durch Flucht zu schützen und sich dann wieder bei ihren Muttertieren Nahrung zu verschaffen.

Das mütterliche Fürsorgeverhalten für den Nachwuchs ist eng mit bestimmten Hormonen wie Oxytocin, Opioiden und Prolactin verbunden. Gerät diese Balance durcheinander, kann es zu postpartalen Depressionen und Psychosen kommen. Panksepp hat den Begriff *„CARE circuits"* für elterliches Fürsorgeverhalten vorgeschlagen. Im Gegensatz zu Tieren sind Menschen in der Lage, bewusste Entscheide zu fällen, ihr Verhalten gegenüber dem Nachwuchs ist deshalb mehr instrumentalisiert. Im gesamten Tierreich zeigen Mütter ein intensiveres Verhältnis zu ihren Neugeborenen als Väter: *„Mothers are more prone to get intensely involved with babies than fathers, and they exhibit a more natural persistence, warmth, and desire to communicate affectively with the baby"* (Panksepp 1998, p. 249). Der grösste Unterschied findet sich jedoch im Bindungs-Verhalten, d.h. auf der emotionalen Ebene, wo Mütter weit mehr als die Väter auf ihren Nachwuchs reagieren. *„We now know that among all mammals that have been closely studied, the female brain is more prepared than the typical male brain to care for infants"* (Panksepp 1998, p. 249).

Die Interaktion zwischen Baby und Mutter beruht auf einer Wechselwirkung: *„The premise will be that when we nurture our children well, they have a secure base because their brain chemicals evoke the comfortable feeling that everything is all right"* (Panksepp 1998, p. 250). Sicher gebunde Kinder haben deutlich weniger Stress. Dies beeinflusst in sensitiven Phasen nachweislich die normale Gehirnentwicklung: *„During early brain development there are sensitive periods during which particular experiences are essential* *for orderly brain development to proceed, the occurence of some noxious experiences will cause harm to the developing organism"* (Glaser 2006). Greenough und Black (1992) sprechen von *experience-expectant* Phasen der Gehirnentwicklung, die genetisch determiniert sind und die synaptische Verknüpfung zwischen Neuronen bestimmen; und die *experience-dependent* Phasen, wo beispielsweise die mütterliche Stimulation zu vermehrten synaptischen Verknüpfungen führt.

Lange Zeit verkannte die Wissenschaft die Bedeutung des Bindungsverhaltens. Man meinte, Kinder würden sich bloss zu ihren Eltern hingezogen fühlen, weil die sie mit Nahrung, mit Schutz und mit Wärme versorgen. Erst die Forschungen von René A. Spitz (1887 – 1974) in 1940er Jahren liessen aufhorchen. Er war einer der ersten Wissenschaftler der die Mutter-Kind Interaktion ins Zentrum seiner Beobachtungen stellte. Um zu gedeihen, brauchen Kinder nicht nur Nahrung, Flüssigkeit, Schutz vor Witterung, etc., sie brauchen auch mütterliche Zuwendung. Ohne menschliche Fürsorge sterben viele Kinder vorzeitig. Die neuronale Entsprechung ist eine zweifache: (1) Zuwendung ist mit positiven Gefühlen verknüpft (reward and contact comfort) und (2) Trennung führt zu Stress und Unbehagen.

Nach dem 2. WK erhielt der britische Psychiater John Bowlby von der WHO den Auftrag, die Auswirkungen von Trennung und Tod von Eltern auf die Entwicklung der Kinder zu dokumentieren. Bowlby nahm Bezug auf Tierforschungen und postulierte eine äussert simple Hypothese: Die realen Bindungserfahrungen von Kindern werden mental als IWM (Inner Working Model) internalisiert (abgespeichert). Dieser Vorgang bedient sich des amgydala-vermittelten impliziten Gedächtnissystems.

4 Entwicklungsstadien des Gehirns

„Den grössten Beitrag [...] haben diejenigen geleistet, denen ich nicht namentlich danken kann: Hunderte von misshandelten und traumatisierten Kinder, die mein wachsendes Verständnis für ihre Situation und ihre therapeutischen Bedürfnisse immer weiter formen" (Bruce D. Perry 2008, p. 315).

Die Entwicklung des Gehirns gibt einen Einblick in seine Organisationsstruktur – ein unabdingbares Wissen zum Verständnis komplexer neurophysiologischer Vorgänge. Zunächst ist der Embryo eine flache Scheibe mit drei getrennten Zellschichten: Entoderm, Mesoderm und Ektoderm. Haut und Nervensystem entwickeln sich aus dem Ektoderm. Bereits drei Wochen nach der Befruchtung bildet sich das Neuralrohr aus. Durch eine Art Abschnürung entstehen die beiden seitlich anliegenden Neuralleisten, welche die Basis des peripheren Nervensystems bilden. Am Kopfende des Neuralrohres bilden sich drei Bläschen aus, welche die Grundlage des späteren Gehirns bilden: Prosencephalon (Vorderhirn), Mesencephalon (Mittelhirn) und Rhombencephalon (Rautenhirn). Das erwachsene Gehirn enthält rund 100 Milliarden Neurone, von denen fast jede Nervenzelle mit 10'000 Synapsen mit anderen Nervenzellen verknüpft ist. Die Zahl der synaptischen Verbindungen liegt damit in einer Grössenordnung von 10^{15}.

> Die Erfahrungen, die wir als Säuglinge und Kleinkinder machen, bilden die Hirnstrukturen (die neuronalen Vernetzungen) heraus. Aufgrund der neuronalen Plastizität sind jedoch spätere Modifikationen möglich. Eine traumasensitive Behandlung kann zur Umstrukturierung neuronaler Netzwerke beitragen.

Das Vorderhirn bildet nun die beiden Grosshirnbläschen, die beiden Augenbläschen und das Zwischenhirn (Diencephalon) aus. Aus den Grosshirnbläschen entsteht das Telencephalon (Endhirn) mit der Grosshirnrinde und den Basalganglien; im Zwischenhirn bilden sich analog der Thalamus und der Hypothalamus heraus. Alle sensorischen Bahnen (von den Augen, den Ohren und der Haut bilden im Thalamus Synapsen aus; das folgende Neuron projiziert zur Grosshirnrinde. Man bezeichnet deshalb den Thalamus als Tor zur Grosshirnrinde – hier findet das statt, was wir als Bewusstsein bezeichnen, also der Ort der Sinneswahrnehmung, - verarbeitung und der Antwort oder Reaktion. Der Hypothalamus kontrolliert das vegetative Nervensystem.

Das Mittelhirn bleibt weitgehend undifferenziert, während sich das Rautenhirn (Rhomencephalon) zu drei wichtigen Strukturen differenziert: Kleinhirn (Cerebellum), Brücke (Pons) und Medulla oblongata.

Der hintere Teil des Neuralrohres entwickelt sich zum Rückenmark, welches die Grundlage des peripheren Nervensystems bildet.

Der grundsätzliche Bauplan des ZNS ist bei allen Säugetieren ähnlich. Beim Menschen erreichen die Grosshirnhälften jedoch andere Dimensionen – durch Furchungen wird beim erwachsenen Menschen eine Oberfläche von 1'100 cm^2 erreicht. In der grauen Substanz der Hirnrinde befinden sich auf wenigen Millimetern Dicke Milliarden von Neuronen, die über ihre Dendriten neurale Netzwerke bilden. Es gibt bis zu 100'000 synaptische Verknüpfungen pro Neuron. Das erwachsene Gehirn macht etwa 2% des Körpergewichtes aus, bezieht jedoch rund 20% des Energieumsatzes. Die Neuroplastizität führt dazu, dass sich das ZNS beständig neuen Erfordernissen anpassen kann – dies erfolgt über Reorganisation der neuralen Netzwerke mittels Lösung bestehender synaptischer Verknüpfung resp. deren Neubildung. Das Gehirn ist bei der Geburt bei weitem nicht „fertig" entwickelt.

Das Gehirnwachstum erfolgt mehrheitlich erst nach der Niederkunft. Bei der Geburt sind erst 23% des Erwachsenenvolumens erreicht. Die Organisation des Gehirns erfolgt entsprechend der pylogenetischen Entwicklung, d.h.

von unten (Hirnstamm) nach oben (Cortex). Alle sensorischen Bahnen bilden im Thalamus Synapsen, der damit zum Tor der Grosshirnrinde wird.

Das Gehirn wächst zu Beginn des Lebens am stärksten. *„Im Alter von drei Jahren hat es 85% seiner vollen erwachsenen Grösse erreicht"* (Perry et al. 2006, p. 279). Es sind drei markante Wachstumsschübe bekannt: (1) Zwischen dem dritten und fünften Schwangerschaftsmonat vermehren sich Neurone und Axone am stärksten. Dies ist eine Zeit ausgeprägter Vulnerabilität des Gehirns auf schädigende Einflüsse. (2) Wenige Wochen vor der Geburt setzt ein zweiter Wachstumsschub ein, der bis zum dritten und vierten Monat nach der Geburt dauert. Es bilden sich zahlreiche synaptische Kontakte, zudem nehmen die Gliazellen erheblich zu. (3) Im dritten Lebensjahr erreicht die Myelinisierung ihr Maximum (Bildung von Isolationsschichten um die Axone). In einzelnen Hirnregionen dauert dieser Prozess bis zum dreissigsten Lebensjahr. Das Gehirn organisiert sich von unten nach oben, d.h. die neuronale Organisation zeichnet die Hirnentwicklung nach, wie sie vorgängig dargestellt wurde. Perry spricht von einer Hierarchie der Gehirnfunktionen, welche er als umgekehrte Pyramide darstellt. Die evolutionär ältesten Bereiche entwickeln sich zuerst, die andern folgen in der phylogenetischen Reihenfolge (stammesgeschichtlichen) nach.

Die Verschaltung von Gehirn und Sinnesorganen erfolgt zwischen der 23. und der 37. Schwangerschaftswoche.

Das implizite Gedächtnis ist bereits intrauterin funktionstüchtig. Dieses Gedächtnis ist zuständig für alle Arten der Wahrnehmung, sowohl emotional wie verhaltensmässig. Die Speicherung erfolgt ohne Hippocampus wie auch der Abruf von impliziten Gedächtnisinhalten. Diese Prozesse erfolgen unbewusst und sind damit nicht beeinflussbar resp. kontrollierbar. Zeit existiert im impliziten Gedächtnis nicht, weshalb es kein vorher oder nachher gibt. Das explizite Gedächtnis entwickelt sich hingegen erst in den ersten Lebensjahren; die Speicherung von Inhalten erfolgt bewusst unter Einfluss des Hippocampus (cognitive map); ebenso das Abrufen von Gedächtnisinhalten. Da unter Kontrolle des Bewusstseins, spielen Bedeutung und Motivation für die Speicherung von Gedächtnisinhalten eine wesentliche Rolle – unwesentliche (dies ist eine Bewertung durch den Hippocampus) Dinge werden kaum ins Langzeitgedächtnis übergeführt. Traumafolgestörungen beruhen auf einer fehlenden Integration von bestimmten Ereignissen – die Gedächtnisfunktion spielt dabei eine entscheidende Rolle. An dieser Stelle ein Hinweis zur Behandlung von Traumafolgestörungen: in seinem Buch *„The Mindful Therapist"* (Siegel 2010) beschreibt Siegel den integrativen Prozess der Therapie durch eine *„mindful"* Therapeutin resp. einen Therapeuten. Der therapeutische Prozess beruht stets auf einem Beziehungsaspekt zwischen Klient und Fachperson, der schulenunabhängig seine Wirkung entfaltet. Siegel hat zudem den Begriff des *window of tolerance* (Siegel 1999) geprägt, welcher die Spannbreite von Erregung charakterisiert, welche ein Individuum bewältigen kann.

Neurosequentielle Methode

Die Reaktion von Kindern auf traumatische Erfahrungen ist zustandsabhängig. Das Kind reagiert später im Leben auf gewöhnliche Erfahrungen, als wären sie bedrohlich. Je nach individueller Situation bewegt es sich mehr entlang eines dissoziativen Kontinuums oder entlang des Erregungskontinuums. Perry beschreibt, wie das kindliche Gehirn in einem völlig anderen Zustand sein kann, als das der anderen Kinder, etwa in einem Klassenzimmer (Perry et al. 2008, p. 312). Das gleiche gilt auch für erwachsene Personen, welche auf Triggerphänomene analog reagieren. Manchmal können solche Reaktionen lebensrettend sein: In einer Schule in Philadelphia war eine Lehrerin (Vietnamflüchtling) mit ihrer Schulklasse auf dem Pausenhof, als sie das Geräusch eines herannahenden Helikopters hörte. Instinktiv versuchte sie sich und die ihr anvertrauten Schulkinder in Schutz zu bringen – der Helikopter stürzte nach einer Kollision mit einem anderen Luftfahrzeug bei der Schule ab – hätte sie nicht mit Panik reagiert, hätte es wahrscheinlich mehr Verletzte und Tote gegeben. 2 Mädchen der ersten Klasse wurden getötet, sowie fünf Personen aus den beiden Fluggeräten.

Ein alarmiertes Kind wird beispielsweise von subcorticalen und limbischen Arealen domiert – das Kind konzentriert sich auf nonverbale Informationen wie beispielsweise den Gesichtsausdruck des Lehrers, auf Handbewegungen oder die Stimmung. Die Lernerfahrung über die Jahre hat diese Tendenz noch zusätzlich verstärkt. Das traumatisierte Kind weiss, dass Worte nichtssagend sind – wenn hingegen Papi nach Alkohol riecht, dann ist Gefahr im Verzug. Das bedrohte Kind verliert jegliches Zeitgefühl – es gibt kein später, sondern es gibt nur ein jetzt: es ist auf die aktuelle Gefahr konzentriert.

Für das Verständnis von kindlichen Reaktionen und Verhaltensweisen hat diese Sichtwiese eine grundlegende Bedeutung, wie die nachfolgende Tabelle illustriert:

Zeitgefühl	erweiterte Zukunft	Tage Stunden	Stunden Minuten	Minuten Sekunden	kein Zeitgefühl
Erregungskontinuum	Ruhe	Wachsamkeit	Widerstand weinen	Trotz Wutanfälle	Aggression
Dissoziatives Kontinuum	Ruhe	Vermeidung	Einwilligung Roboterhaft	Dissoziation Fötales Schaukeln	Ohnmachtsanfall
Regulierende Gehirnregion	Neocortex	Cortex Limbisches System	Limbisches System Mittelhirn	Mittelhirn Hirnstamm	Hirnstamm autonom
Kognitiver Stil	abstrakt	konkret	emotional	reaktiv	reflexiv
Interner Zustand	ruhig	wachsam	alarmiert	Angst	Schrecken

Nach Perry: Erregungskontinuum, zustandsabhängiges Lernen und die Reaktion auf Bedrohung (Perry et al. 2008, p. 312).

Ein Kind in alarmiertem Zustand kann sich verständlicherweise nicht auf den Lernstoff konzentrieren. Da nutzt alles Strafen und Zurechtweisen nichts – das Kind kann nicht anderes reagieren, weil es sich bedroht fühlt. Die zustandsabhängige Empfindung kann zu völlig verzerrten Reaktionen führen – ein zu lange dauernder Augenkontakt kann als lebensbedrohliches Signal aufgefasst werden, ein freundschaftlich oder gutgemeinter Klaps auf die Schultern kann das Kind an sexuelle Übergriffe erinnern. Die Aufforderung, eine Aufgabe an der Tafel zu lösen, kann für ein Kind, dass sich nirgendwo sicher fühlt, und welches nie Anerkennung dafür bekommen hat, etwas gut gemacht zu haben, eine existentielle Katastrophe bedeuten. Gelächter und ausgelassene Fröhlichkeit der Klassenkameraden kann sich für den Jungen, der in einem gewalttätigen Milieu lebt, wie Geschrei anfühlen. Diese Beispiele sind Perry entnommen: Perry B.D.: Fear and learning: trauma-related factors in education. New Directions for Adult and Continuing Education, 2006; 110:21-27.

Entwicklungspsychologie

„The mind does not stop developing, even as we grow past childhood and adolescence" (Daniel J. Siegel, 2012, p. 5).

Die menschliche Entwicklung vollzieht sich über die gesammte Lebensspanne. *„Entwicklung hört nicht dort auf, wo fast alle älteren Lehrbücher aufhören, nämlich nach der Adoleszenz"* (Montada 2002, p. 8). Die moderne Entwicklungspsychologie untersucht, wie Individuen durch ihre Umwelt geprägt werden, und wie sie umgekehrt ihre Umwelt prägen resp. sich die passenden Lebenswelten suchen und sich damit die Entwicklungsbedingungen partiell selbst erschaffen. Damit verfügen wir heute über ein interaktionelles und systemisches Verständnis der menschlichen Entwicklung.

Ein Postulat der heutigen Entwicklungspsychologie muss wohl unter dem Eindruck der ACE Studie grundlegend revidiert werden: *„Langfristige pathogene Effekte kritischer Lebensereignisse sind weniger häufig als erwartet. Sie klären kaum 10 Prozent der Varianz der psychischen und psychosomatischen Störungen auf. Das zeigt, dass die meisten Menschen die Probleme und Verluste durch kritische Lebensereignisse alleine oder mit sozialer Unterstützung bewältigen oder meistern"* (Montada 2002, p. 45). Die ACE Studie zeigt, dass diese Sichtweise ein Wunschdenken ist und dass die Realität für Traumabetroffene eine gänzlich andere ist.

Die integrative Kapazität des ZNS ist Voraussetzung für die Autoregulation des Individuums: *„The outcome of neural integration is optimal self-regulation with the balancing and coordination of disparate regions into a functional whole"* (Siegel 2012, p. 19). Die Entwicklungspsychologie zeichnet nach, wie sich dieser Prozess vollzieht.

Im nachfolgenden Kapitel über *Mind* wird deutlicher, wieso traumatische Lebenserfahrungen gravierende Auswirkungen auf die menschliche Entwicklung haben.

Mind

„Unser Verhalten wird nicht durch den realen Zustand der Welt bestimmt, sondern durch unsere Meinungen oder Ansichten, die wir über die Welt haben" (Detlev Ploog 2012, p. 438).

Die deutschen Wortbedeutungen für *Mind* sind tlw. irreführend – wir brauchen etwa Verstand, Intellekt, Bewusstsein, Geist, der freie Wille und ähnliches – *Mind* ist jedoch die umfassende Leistung unseres Gehirns inkl. Gefühlen, Wertungen, Handlungsentscheiden, etc.; zum Mind gehören auch Funktionsweisen des Kleinhirns und des Hirnstamms sowie weiterer Strukturen und Funktionen des ZNS. Mind ist weit mehr als die bewusste Funktion unseres Gehirns; vielmehr umfasst *Mind* die gesammte Verhaltenssteuerung inkl. der vegetativen Funktionen und sozialen Interkationen. Forscher aus dem Bereich der Interpersonellen Neurobiologie (Neurowissenschaften, Entwicklungspsychologie, Anthropologie, Psychiatrie, etc.) haben versucht, die Forschungsergebnisse transdisziplinär zusammenzuführen: *„The mind is an embodied and relational process that regulates the flow of energy and information"* (Siegel 1999, p. 2). In dieser Sichtweise finden Kulturanthropologen, Molekularbiologen, Neurologen, Familienforscher, Neurowissenschaftler, Psychotherapeuten gleichermassen ein Konzept über menschliches Verhalten und dessen Steuerung.

Mind ist auch mehr als bloss *„Hirnaktivität"*. Das integrative Konzept von *Mind* umfasst wirklich alles: von synaptischen Aktivitäten über Selbstbewusstsein, Achtsamkeit bis zu sozialen Interaktionsweisen; *Mind* ist weit mehr als *Gehirn*. *Mind* wird entscheidend durch soziale Interaktionen geprägt: *„[...] studies of evolution suggest that our mammalian brains are profoundly social, and that relationships have a huge impact on neuronal functioning from the earliest days of our lives"* (Siegel 2012, p. 4). Mind ist weit mehr als blosse synaptische Aktivität: *Mind* ist *embodied*, nicht bloss *enskulled* (Mind wirkt in einem Körper, und nicht bloss unter einer Schädeldecke). Der Beziehungsaspekt der modernen neurowissenschaftlichen Betrachtung beinhaltet auch die Beziehung zu unserer Lebensumwelt, zur Biospäre und letztendlich zur Natur als Ganzes. Mittels unterschiedlicher States of Mind bewältigt das ZNS die intregrative Aufgabe, die es als Reaktion auf unterschiedliche Stimuli bewältigen muss: *„States of mind allow the brain to achieve cohesion in functioning"* (Siegel 2012, p. 186).

Was ist Mind?
„The mind is an embodied and relational process that regulates the flow of energy and information" (Daniel J. Siegel 2012, p. 3).

Mind, Hirnstrukturen und Interaktionen mit anderen Menschen sind nicht drei verschiedene Dinge, sondern bilden funktional eine Einheit – diese Sichtweise öffnet den Blick noch wieter, als es zu Beginn dieses Werkes von mir formuliert wurde, als ich die Körper-Geist-Diskussion zur intellektuellen Spielerei erklärt habe. Beziehungen formen die neuronalen Strukturen und sind damit für das Verständnis der menschlichen Entwicklung grundlegend. Damit wird nun auch verständlich, dass Vernachlässigungen und andere negative Kindheitserlebnisse (adverse childhood experiences), insbesondere durch nahe Bezugspersonen (mit Bindungsbedeutung) dermassen verheerende Auswirkungen haben. Die negativen Erfahrungen bilden sich in der neuronalen Struktur (brain circuits) resp. der neuronalen Organisation (*mind*) ab.

Eine zentrale Eigenschaft des ZNS ist die Fähigkeit zur Integration vieler unterschiedlicher Informationen: *„This process of linking differentiated parts into a functional whole is called integration"* (Siegel 2012, p. 9). Wird dieser kohärente Prozess beeinträchtigt, resultiert das Gegenteil: Dissoziation. Die gesunde Entwicklung von *brain, mind and relationships* vollzieht sich jeweils in Richtung Integration, die pathologische in Richtung Nicht-Integration. Die Forschung zeigt, dass Beziehungserfahrungen und emotionale Befindlichkeit ein fundamentales Organisationsprinzip des sich entwickelnden Gehirns darstellen: *„Studies in animals, for example, have demonstrated that even short episodes of maternal deprivation have powerful neuroendocrine and epigenetic effects on the ability to cope with future stressful events"* (Siegel 2012, p. 9). Die integrative Fähigkeit des ZNS führt dazu, dass die unterschiedlichen Teile einem funktionellen Ganzen zugeführt werden, womit *mind* weit mehr ist, als die Summe seiner Teilaspekte.

Affektregulierung

Mit dem Begriff Affektregulierung wird die mentale Verarbeitung emotionaler Zustände bezeichnet. Die fundamentale Bedeutung der Affektregulierung für das menschliche Individuum wurde lange unterschätzt. Für die Homeostase (die Aufrechterhaltung des inneren Gleichgewichtes) ist die Affektregulierung jedoch zentral. Emotional gefärbte Reaktionen gelten gerne als verpönt – vernünftig muss man sein. Wir kennen verschiedene Emotionen: Glück, Traurer, Angst, Ärger, Überraschung und Ekel. Weiter existiert eine Reihe von sozial bedingten Emotionen, welche als sekundäre Emotionen bezeichnet werden: Scham, Verlegenheit, Eifersucht, Schuld, Stolz, etc.

Damasio schlägt vor, Gefühle und Emotionen als zwei verschiedene Aspekte zu betrachten. Gefühle werden wahrgenommen, gezeigt werden Emotionen. Emotionen werden durch bestimmte Ereignisse ausgelöst und führen zu charakteristischen Veränderungen inkl. reaktivem Sozialverhalten. Damasio hat versucht, die Grundlagen von emotionalen Reaktionen wie folgt zu charakterisieren (Damasio 1999, p, 51):

- All emotions have some kind of regulatory role to play.
- Emotions are a biologically determined process.
- The devices which produce emotions are part of a set of structures that both regulate and represent body states.
- Emotions are expressed stereotypically and automatically despite individual variation and cultural influences in their expression.
- All emotions use the body as their theater (internal milieu, visceral, vestibular and musculoskeletal systems).

Wieso kommt der Affektregulation eine wichtigte Rolle zu?: *„How do early experiences, especially emotionally charged attachment experiences with other humans, induce and organize the patterns of structural growth that result in the expanding functional capacities of a developing individual?"* (Schore 2003, p. 71). Da der Säugling auf seine Attachment-Figuren angewiesen ist, kommt den Beziehungsaspekten zu diesen Personen eine fundamentale und überlebenswichtige Bedeutung zu. Die emotionale Färbung dieser Beziehungen ist zentral. *„Human development cannot be undestood apart from this affect-transacting relationship"* (Schore 2003, p. 72). Lange war man der Ansicht, dass *„brain anatomy matures on its fixed ontogenetic calendar"* (Cicchetti & Tucker 1994, p. 538).

„Die primäre Aufgabe der Eltern kann darin gesehen werden, dass sie den Kindern dabei helfen, ihre Erregung durch zeitlich angemessenes Spielen, füttern, Trösten, Berühren, Anblicken, Säubern und Ausruhen modulieren – kurz gesagt, dass sie ihnen Fertigkeiten beibringen, die ihnen allmählich helfen, ihr Erregungsniveau selbst zu modulieren" (Bessel von der Kolk 2000, p. 172).

Wichtigste Aufgabe in der Erziehung ist die Vermittlung von adäquaten Grenzen durch die Eltern. Grenzen geben Halt und helfen mit, das Erregungsniveau zu stabilisieren, indem sie einen Ausgleich zwischen Beruhigung und Stimulation schaffen. Die Eltern wirken als externe Affektregulatoren, welche dem sich in Entwicklung begriffenen Kind helfen, eine adäquate Balance in seinem emotionalen Innenleben zu finden.

Schore postuliert für die Entwicklung einen Erfahrungs-abhängigen (*experience-dependent*) Zusammenhang: *„[...] the early social environment, mediated by the primary caregiver, directly influences the final wiring of the circuits in the infant's brain that are responsible for the future socioemotinal development of the individual"* (Schore 2003, p. 73). Dieser Erfahrungshintergrund wird durch die primären Bindungsfiguren vermittelt.

Ab Geburt interagiert der Säugling mit seiner Umwelt, aber ab Ende des 2. Lebensmonats wird er mehr und mehr das inzwischen gereifte visuelle Vermögen einsetzen. Ab jetzt wird der Blickkontakt mit der Mutter zum entscheidenden Stimulus. Das Kind sieht die Augen und den Gesichtsausdruck der Mutter, und umgekehrt schaut die Mutter das Kind an. Die Mutter redet mit dem Kind – das zwar noch nichts verstehen kann, aber die emotionale Tönung aufnehmen kann (mittels amygdalavermitteltem Gedächtnis diese Erfahrungen speichert!). Die Mutter wird nun mehr und mehr zum *„externen Affektregulator"* des Kindes, indem sie interaktiv auf die Bedürfnisse des Kindes eingeht – ein Prozess, der sich weit in die kommenden Jahre hinein erstrecken wird. Wir sprechen vom sozialen Uterus. Die Mutter hilft dem Kind mit seiner Affektregulation (Tschan 2005). Sie lässt das Kind nicht einfach schreien, sondern reagiert, erkundigt sich (obwohl sie noch lange keine verbale Antwort erhält), wendet sich ihm zu und versucht das Kind zu beruhigen. Sie gibt ihm Nahrung, Flüssigkeit, Wärme, Nähe, etc., sie wechselt die Windeln, richtet das Bettchen neu, beschäftigt das Kind (Spielsachen, Musikdosen, etc.). Das Kind ist aufgrund seiner Entwicklung noch lange auf die Mutter (resp. die Bezugspersonen) angewiesen – bis ins junge Erwachsenenalter in sich verändernden qualitativen und quantitativen Ansprüchen. Bindungen helfen letztlich bis zum eigenen Tod bei der Regulierung von Affekten.

Damit wird nochmals aus einer anderen Perspektive die Bedeutung der sicheren Bindung für die gesunde Entwicklung deutlich, resp. die Defizite bei deren Fehlen erkennbar. Die Regulation von Emotionen bleiben für das menschliche „Funktionieren" zentral und sie bestimmen wohl weit mehr als man sich dessen gemeinhin bewusst ist, das vernuftgesteuerte Verhalten: „That emotion is integral to the process of reasoning and decision making" (Damasio 1999, p. 41).

5 Veränderungen im Gehirn unter Traumatisierung

Ich möchte dieses Kapitel mit drei Beispielen einleiten. Schauen Sie sich die Fallvignetten an und überlegen Sie, welche therapeutischen Interventionen Sie vornehmen würden, und welche Ergebnisse Sie erwarten.

Beispiel A

Ein Mädchen wird ab frühester Kindheit vom Vater vergewaltigt. In der Grundschule nutzt ein Lehrer das Vertrauen des Mädchens aus, und verübt weitere Übergriffe. Die Schulsozialarbeiterin interveniert, nachdem sie Zeugin einer erneuten Vergewaltigung wurde.

Beispiel B

Ein Junge wird mit 12J durch seinen Cousin anal vergewaltigt. Wegen persistierenden Bauchbeschwerden wendet er sich mit 28J an den Hausarzt, der eine Rektoskopie beim Spezialisten veranlasst.

Beispiel C

Eine 17-jährige Jugendliche wird im Ausgang brutal vergewaltigt. Sie wurde mit Alkohol abgefüllt und kann sich kaum mehr an Details erinnern. Die Opferhilfe-Beratungsstelle rät der jungen Frau zu einer Psychotherapie.

Die Traumatisierungen in den drei Beispielen finden in jeweils unterschiedlichem Alter statt. Erwarten Sie unterschiedliche Reaktionsmuster? Wieso spielt das Alter resp. der Erfahrungsschatz für die Traumafolgen eine Rolle? Der nachfolgende Text vermittelt die Antworten.

Je nach Alter des sich entwickelnden Kindes haben traumatische Erfahrungen andere Auswirkungen. Menschliches Verhalten wird jeweils vom Zusammenspiel der neuronalen Strukturen sowie den kognitiv-emotionalen Verarbeitungsmöglichkeiten von konkreten Lebenserfahrungen geprägt. Kleine Kinder können Gefahren noch nicht antizipieren. So wird ein Kind sich kaum in Schutz bringen können, wenn neben ihm als Folge eines Erdbebens eine Wand einzustürzen droht – im Gegenteil, es wird staunend hinsehen, womöglich sich der Wand noch weiter annähern. Ein Kind ab Schulalter wird wohl eher wegrennen und Schutz suchen. Aber auch erwachsene Personen reagieren analog: In der Neuen Zürcher Zeitung wurde im Rahmen der Berichterstattung über den Tsunami in Südostasien vom 26. Dezember 2004 ein Bild der sich herannahenden Flutwelle ver-öffentlicht – im Vordergrund staunende Touristen; einzelne in Panik, wohl ahnend, was nun geschehen wird. Wenn man in seinem Leben noch nie etwas von einem Tsunami gehört hat, wird man dessen Gefährlichkeit nicht kennen, genauso wenig wie man die Bedeutung des sich zurückziehenden Meeres erahnen wird.

Das menschliche Gehirn ist kein Computer. Der Input (also die Software: *Mind*) verändert und prägt die Hirnstruktur. Basierend auf diesem Ansatz hat Perry (2006) ein neurosequentielles Therapiemodell vorgeschlagen, welches die Konsequenzen traumatischer Erfahrungen auf die Hirnentwicklung resp. das Verhalten berücksichtigt. Die therapeutischen Interventionen müssen entsprechend dem Zeitpunkt der traumatischen Erfahrung gestaltet werden und nicht primär nach dem jeweiligen Lebensalter der Person in Therapie.

> Therapeutische Interventionen müssen entsprechend dem Zeitpunkt der Traumatisierung (Alter zum damaligen Zeitpunkt) und nicht des aktuellen Lebensalters konzipiert werden.

Frühe Traumatisierungen im Säuglingsalter treffen in erster Linie die sich zu diesem Zeitpunkt in Entwicklung begriffenen Hirnstrukturen – das sind

Hirnstamm und Zwischenhirn. Diese Strukturen sind für die Regulation von körperlichen Funktionen resp. das Spannungsniveau elementar. Für die Therapie bedeutet dies, dass in erster Linie die subcorticalen Strukturen beachtet werden müssen – mittels sensomotorischen Entspannungstechniken wie körperliche Aktivitäten und rhythmisierte Handlungsabläufe (Bewegung, Tanz, Wassergymnastik, Musik, Massagen) wird eine Beruhigung des Stresslevels gefördert – erst sekundär erfolgt die Verbalisierung und damit Überführung in das Narrative (explizite Gedächtnis). Augenkontakt und trostspendende Interaktionen spielen hier eine zentrale Bedeutung – psychoanalytische Therapieverfahren (in klassischer Technik) sind deshalb hier regelrecht kontraindiziert. Die geäusserten Beschwerden umfassen ausgeprägtes Herzklopfen bis Herzrhythmusstörungen, Schweissausbrüche, Schmerzen aller Art, Störungen und Beschwerden aller Art im Magen-Darm-Trakt und im Urogenitalsystem, neurologische Beschwerden, Allergien bis Autoimmunerkrankungen – die Ärzte sprechen von funktionellen oder psychsomatischen Beschwerden; typischerweise bestehen zunächst keine fassbaren Organerkrankungen. Bei Chronifizierungen über viele Jahre bis Jahrzehnte können sich dann jedoch auch manifeste Organerkrankungen einstellen.

Es ist ein eklatanter Fehler in der psychiatrischen Traumadiagnostik, dass bisher die körperlichen Symptome in keiner Weise berücksichtigt wurden – der Mensch lässt sich ja letztendlich nicht in ein psychisches und ein körperliches Wesen auftrennen – im Falle von Traumareaktionen sind immer beide Bereiche involviert. Man erschrickt über eine Schlange am Wegrand (psychische Ebene) und hat gleichzeitig verschiedene körperliche Reaktionen (Herzklopfen, bleich werden, die Sprache "verlieren", etc., blockiert sein oder Impuls, wegzurennen). In der Traumadiagnostik spricht man von drei F's: flee, fight oder freeze – fliehen (also wegrennen, aus der Gefahrenzone entweichen), kämpfen (sich gegen die Gefahr wehren) oder erstarren (vor Schreck erstarren, Unfähigkeit zu schreien oder zu reagieren, etc.) – welche als physiologische Antworten auf starke Bedrohungen verstanden werden. In diesem Werkl wird eine neue Art der Traumadiagnostik vorgeschlagen, welche insbesondere die körperlichen Beschwerden mit berücksichtigt. Dies ist von besonderer Bedeutung, wenden sich doch viele Traumabetroffene oft zunächst wegen den körperlichen Beschwerden an den Hausarzt oder die Hausärztin. Aufgrund fehlender Kenntisse über Traumafolgestörungen sowie den nicht existierenden diagnostischen Begriffen übersehen viele Ärzte zunächst die traumatischen Ursachen mit der Folge von suboptimalen oder gar falschen Behandlungen. Ohnmacht und Frustration machen sich breit – weder Arzt noch Patient verstehen, warum es zu diesen Beschwerden kommt, es resultiert ein verheerender Teufelskreis. Die besondere Tragik: Die Traumabetroffenen leiden und werden nicht verstanden resp. verstehen sich selbst nicht.

Ohne Behandlung können betroffene Personen zwar auf einem höheren Funktionsniveau ihr Leben bewältigen – infolge der subcorticalen neuronalen Prägungen reagieren sie jedoch unbewusst auf bedrohliche Situationen und werden immer wieder von traumatischen Erinnerungen eingeholt, ohne dass sie diese Zusammenhänge begreifen (weil sie sich im Hier und Jetzt keiner aktuellen Gefahr ausgesetzt sehen). Dieser Mechanismus kann dazu führen, dass die Person auf ein früheres Funktionsniveau zurückfällt, welches dem Lebensalter resp. Zeitpukt der erfolgten Traumatisierungen entspricht – dies bildet u.a. einen Erklärungsansatz für dissoziative Phänomene. Die bisherigen Erkenntnisse über die epigenetischen Veränderungen als Folge traumatischer Erfahrungen zeigen, dass die Auswirkungen lebenslänglich bestehen bleiben, falls nicht therapeutische Interventionen zu einer erneuten Änderung der genetischen Mechanismen führen. Meaney hat diesbezüglich in einem Referat die berechtigte Hoffnung formuliert, dass die korrigierende Bindungserfahrung im therapeutischen Setting zu entsprechenden Korrekturen führen dürfte – die Reversibilität der DNA-Methylierung als einer der beiden epigenetischen Mechanismen wurde wissenschaftlich nachgewiesen (Zhang et al. 2013, pp. 102ff). Die epigenetischen Mechanismen erklären die protrahierten, lange anhaltenden und übermässigen Stressregulationsantworten auf Grund *"unscheinbarer"* Auslöser (siehe im entsprechenden Kapitel).

Kleinkinder

Traumatisierungen im Kleinkindesalter wirken sich in erster Linie auf das limbische System aus, welches für die Affektregulation und die Beziehungsgestaltung von zentraler Bedeutung ist. Therapeutische Interventionen zielen auf eine Inhibition von Amygdala-Aktivitäten und Stärkung von präfrontalen Hirnfunktionen (executive functions); dies sind in erster Linie Förderung von Einfühlungsvermögen und Achtsamkeit im Umgang mit sich selbst, z.B. mittels Meditation. Die aktuellen Bindungserfahrungen müssen sorgfältig exploriert werden – falls keine hinreichende Sicherheit in nahe Bezugspersonen besteht, erweisen sich die therapeutischen Interventionen weitgehend als wirkungslos. In solchen Fällen ist primär zu prüfen, wie sich elementare Sicherheit herstellen lässt – diesbezüglich muss auch das Verhalten von Fachpersonen mitberücksichtigt werden, welche als signifikante Bindungsfiguren in Frage kommen (LehrerInnen, SportlehrerInnen, ÄrztInnen, KrankenpflegerInnen, SozialpädagogInnen, PolizistInnen, Opferhilfe-MitarbeiterInnen, etc.). Hier zeigt beispielsweise die Aufarbeitung des Heim- und Verdingkinderwesens ein eklatantes Fehlverhalten zahlreicher involvierter Fachpersonen inkl. Behördenmitglieder, welche dafür verantwortlich waren, dass Kinder von ihren leiblichen Eltern weggenommen und fremdplaziert wurden.

Dissoziative Identitätsstörungen können sich nach dem derzeitigen Stand des Wissens einzig durch frühe Traumatisierungen unter Einbezug der primären Bindungsfiguren entwickeln.

Traumatisierungen in der späteren Kindheit und Adoleszenz wirken sich primär auf die kortikalen Strukturen aus und beeinflussen deshalb in erster Linie die kognitiven Prozesse.

Kinder entwickeln als Folge von Übergriffen durch signifikante Bindungsfiguren Auffälligkeiten in Zusammenhang mit Vertrauen und aggressivem Verhalten, was sich im weiteren Lebenszyklus mit übertriebenen Abhängigkeiten oder sozialer Isolierung und Beziehungsunfähigkeit zeigt. Besonders tragisch erweisen sich repetitive Traumatisierungen im weiteren Lebenszyklus als Folge der durchgemachten Erfahrungen.

Erwachsene

Ein Tsunami hinterlässt bei einer sonst gesunden 40-jährigen Personen andere Spuren als die jahrelange sexuelle Ausbeutung eines Kindes durch den eigenen Vater oder die eigene Mutter. Die elementare Sicherheit hat sich meist schon auf Grund der Wegreise aus gefährdeten Küstengebieten eingestellt – in der Regel können nun in der Therapie die resultierenden Stressregulationsprozesse relativ einfach bearbeitet werden. Bindungstraumen hinterlassen andere Spuren, welche die Langzeitprognose bis ins hohe Erwachsenenalter nachhaltig beeinträchtigen können: *„Mit Belastungen fertig zu werden, erfordert die Fähigkeit, eigene Fertigkeiten zu mobilisieren, um für sich selber zu sorgen, zu wissen, wie man soziale Unterstützung gewinnt, und sich auf Schutz von anderen verlassen zu können, wenn die eigenen Ressourcen nicht ausreichen"* (Van der Kolk 2000, p. 172).

Viele Erwachsene mit Traumafolgestörungen zeigen grosse Schwierigkeiten in der Regulation von Aggression, Angst und Gestaltung von intimen Beziehungen: *„Mangel an oder Verlust der Selbstregulation ist möglicherweise die am weitesten reichende Wirkung psychologischer Traumatisierungen sowohl bei Kindern als auch bei Erwachsenen"* (Van der Kolk 2000, p. 174). Selbstschädigendes Verhalten und Selbstverstümmelungen wie auch Essstörungen sind häufig eine Folge der durchgemachten Erfahrungen. 60-80% derjenigen Personen, die an einer Abhängigkeitserkrankung leiden geben an, dass sie traumatische Erfahrungen, in erster Linie sexualisierte und/oder körperliche Gewalt, sowie Vernachlässigungen durchgemacht haben.

Dissoziation gehört zu traumatischen Erfahrungen resp. bedingt sie (denken Sie daran, dass nicht das Ereignis an sich traumatisch ist, sondern erst die Unfähigkeit der adäquaten Verarbeitung das Geschehene zu einem traumatischen Ereignis macht). Menschen mit Traumafolgestörungen beschreiben, dass sie gewisse Dinge so betrachten können, als gehe sie das alles nichts an – fast so, als könnten sie sich vor belastenden Erfahrungen schützen. Betroffene können in einzelnen Lebensbereichen erstaunliche Kompetenzen entwickeln (Copingstrategien), während sie in den traumabetroffenen Anteilen völlig unfähig sein können, Probleme anzugehen.

Alte Menschen

Eine 92-jährige Bewohnerin eines Altenheims erkundigte sich äussert besorgt bei ihrer Betreuerin, ob ihr Vater im Himmel, wo sie doch wohl demnächst hinkommen werde, sie immer noch bedrängen würde? Sie hatte als Kind zahlreiche Vergewaltigungen durch ihren Vater erlebt. Die Pflegefachfrau wusste im ersten Moment nicht so recht, wie sie die betagte Frau trösten und beruhigen konnte – ehrlich gesagt hatte sie die Frage völlig überrumpelt. Unsere Kultur fördert das Mitteilen belastender Lebensereignisse nicht, mit der Folge, dass Betroffene kaum je ermuntert werden, etwas über ihre durchgemachten Erfahrungen preis zu geben. Versuchen sie es trotzdem, heisst es rasch: fang jetzt nicht wieder mit diesen alten Geschichten an ... das ist längst vergangen ... In der Einleitung zu ihrem Buch hält Judith Herman fest, dass sich Gewalttaten nicht einfach vergraben lassen als wären sie nie geschehen: *„Viele Sagen und Märchen berichten von Geistern, die nicht in ihren Gräbern ruhen wollen, bis ihre Geschichten erzählt sind"* (Herman 2003, p. 9).

Lange kann man Gewalttaten und schreckliche Ereignisse aus dem Bewusstsein verbannen – die Natur der traumatischen Erinnerung (amygdalavermittelte implizite Anteile und hippocampusvermittelte explizite Anteile sind dissoziiert) bringt es mit sich, dass sich im Alter bei reduzierter

Bewusstseinsspannung (wie im entspannten Zustand oder im Schlaf bei Erwachsenen) diese Erinnerungen plötzlich wieder ins Bewusstsein dräng-en. Wer im Laufe seines Lebens versucht, die durchgemachten Gräuel in Worte zu fassen, macht sich nicht nur unbeliebt, sie oder er setzt unweigerlich ihre/seine Glaubwürdigkeit aufs Spiel (Herman 2003). Weder die Mitmenschen noch die Fachwelt will mit diesen Abscheulichkeiten etwas zu tun haben. Folglich schweigen Opfer besser: *„Die ersten Verteidigungstaktiken des Täters sind Geheimhaltung und Schweigen"* (Herman 2003, p. 18). Gelingt dies dem Täter nicht, wird er dafür sorgen, dass niemand den Opfern zuhört. Er wird sie als unglaubwürdig hinstellen, und dergleichen mehr. Täter verfügen über ein bemerkenswertes Repetoir von Strategien – von offenkundiger Ableugnung der Tat bis hin zu ausgefeilten Rationalisierungen, Bagatellisierungen, Opferbeschuldigungen bis zum viel gehörten: es ist nun an der Zeit, die Vergangenheit ruhen zu lassen. *„Je mächtiger der Täter, desto umfassender ist sein Vorrecht, Realität zu benennen und zu definieren, und desto vollständiger kann er seine Argumente durchsetzen"* (Herman 2003, p. 19).

Hinter dem Schleier des Privaten verborgen war die Realität zahlreicher Kinder, Frauen und Männer, welche neben der öffentlich verkündeten Rechtsordnung, Gleichberechtigung und Demokratie, Verhältnissen ausgesetzt waren, die nicht einmal zu Zeiten der ärgsten Sklavenhaltung hingenommen worden wären – Rechtlos, benutzt und schamlos ausgebeutet, und zum Scheigen gebracht.

„Erst die Frauenbewegung der siebziger Jahre förderte die Erkenntnis zutage, dass nicht Männer im Krieg, sondern Frauen im zivilen Leben am stärksten von posttraumatischen Störungen betroffen sind" (Judith Herman 2003, p. 45).

Es war nicht einfach für Betroffene, das Gebot des Schweigens zu brechen, zu reden und gehört zu werden. Mutige Feministinnen organisierten 1971 die erste öffentliche Aussprache über Vergewaltigung und die Macht der Männer, die ihre Geschlechtsorgane als Waffe einsetzten. Susan Brownmiller postulierte, dass die Sicherung der Herrschaft mittels der Vergewaltigung die gleiche Bedeutung in der Menschheitsgeschichte hat, wie die Erfindung der Steinaxt oder der Gebrauch des Feuers. Im Jahre 1972 begannen die Psychiatrieschwester Ann Burgess und die Soziologin Lynda Holstrom mit einer Untersuchung von Vergewaltigungsopfern – sie kreierten den Begriff des Vergewaltigungstraumasyndroms mit Schlaflosigkeit, Übelkeit, Schreckhaftigkeit und Albträumen, sowie Empfindungslosigkeit und Erstarrung.

Häufig werden die Symptome bei betagten Menschen falsch verstanden, von Affektinkontinenz ist die Rede – man spricht von geistigem Abbau und beginnender Demenz, von Grübelzwang oder von depressiver Symptomatik. Häufig führen Tod naher Angehöriger und Vereinsamung bei betagten Menschen tatsächlich zu einer Reaktivierung traumatischer Lebenserfahrungen. Die moderen gerontologischen Theorien widersprechen jedoch dem bisher vorherrschenden Defizit-Modell völlig. Der Rückblick auf die eigene Biografie und die sozialen Konventionen sehen aus der Sicht des alten Menschen oft anders aus – dies kann Schritte ermöglichen, die bisher undenkbar waren. Dazu gehört auch das Brechen des gesellschaftlichen Schweigegebots, so zum Beispiel geschehen bei den Comfort Women, welche durch die japanische Armee zu Sexsklavinnen gezwungen wurden (Tschan 2005). Ins gleiche Kapitel gehört die Geschichte von *Martin* im Vorwort zu meinem Buch: Professional Sexual Misconduct in Institutions (Tschan 2014). Erst nach dem Tod seiner Frau wagte er es, einem profesionellen Helfer anzuvertauen, was ihm als Ministrant durch einen katholischen Priester angetan worden war. Eine abgrundtiefe Scham hatte ihm jahrelang den Mund verschlossen. Erst jetzt im Alter konnte er reden und sich von einer schweren Last befreien: *„It was good to talk to you Jimmy. When it's my turn to go I can go in peace. Goodbye"* (Tschan 2014, p. xvi).

Intensiv beforscht wurde bisher der Langzeitverlauf von Holocaustüberlebenden (Niederland 1980). Die Betroffenen haben lange geschwiegen –

die Unterdrückung der Erinnerungen war wohl mehr ein erzwungener Prozess, als aus freien Stücken gesucht. Erstaunlich viele zeigten auch weitgehend symptomfreie Intervalle (wobei viele Forscher gegen diese Bezeichnung waren, weil sie annahmen, dass es nach solchen Erfahrungen keine Symptomfreiheit geben kann) – man sprach von Latenzphase. Heute ist man zur Erkenntnis gekommen, dass das höhere Lebensalter den Ausbruch oder die Verschlimmerung einer posttraumatischen Störung begünstigen kann. Analoge Verläufe wurden bei Soldaten resp. Veteranen nach Kriegseinsätzen festgestellt. Untersuchungen an ehemaligen Widerstandskämpfern haben auch deutlich gemacht, dass trotz schweren traumatischen Erfahrungen ein tadelloses berufliches und soziales Funktionieren über lange Zeit möglich ist.

Trauma und Entwicklung der Persönlichkeit

Als 1980 die Diagnose der Posttraumatischen Störung geschaffen wurde, übernahm die Arbeitsgruppe mangels andersweitiger theoretischer Konzepte die Kriterien von Abram Kardiner (Traumatic Neuroses of War, 1941). Rasch wurde jedoch von zahlreichen Praktikern erkannt, dass die vier clusterartigen Symptomgruppen den Copingmechanismen von Kindern resp. von Erwachsenen, die als Kinder traumatisiert worden waren, keinen ausreichenden Erklärungsansatz bilden. Je nach Alter und Entwicklungsstand von Betroffenen und der jeweiligen Resilienz (Widerstandskraft), der Begleitung nach der traumatischen Erfahrung, der persönlichen Beziehung zum Täter, dem individuellen Temperament, dem Geschlecht, sowie dem kulturellen Background resultieren völlig andere Langzeitanpassungen als ursprünglich angenommen. Die körperlichen Folgen wurden wie bereits mehrmals erwähnt in der Konzeption der einzelnen Trauma-Diagnosen völlig "vergessen" resp. nicht berücksichtigt (als würde es sie nicht geben). *„Naive Vorstellungen über einen direkten kausalen Zusammenhang zwischen erfolgter Traumatisierung und diesen Störun-*

Wenn die traumatischen Anteile einer Störung nicht gesehen werden, werden die Langzeitfolgen und das aktuelle Beschwerdebild verkannt und die Behandlung wird nicht erfolgreich durchgeführt werden können.

gen vereinfachen die sehr komplexen Beziehungen zwischen spezifischen Traumata, sekundären Widrigkeiten, defizitären Umweltbedingungen und Vernachlässigungen, die Art der bisherigen und späteren Bindungsmuster, dem Temparament, speziellen Kompetenzen und anderen Beiträgen zur Entstehung dieser Probleme" (Van der Kolk 2000, p. 170).

Wird die Traumatisierung in der Vergangenheit von den Kliniker nicht gesehen, werden sie all die Versuche auch nicht verstehen, wie Patientinnen und Patienten einen grossen Teil ihrer Energie darauf verwendet haben, dem Wiedererleben der traumatischen Erfahrungen auszuweichen.

„Die Einstellungen der Therapeuten gegenüber diesen Symptomen – ob sie als bizarre Verhaltensweisen, die abgeschafft werden müssen, oder als fehlgeleitete Versuche der Selbstregulation gesehen werden – bestimmt entscheidend die Art der Behandlung" (Bessel Van der Kolk 2000, p. 170).

Bereits Kardiner hatte in seinem Werk darauf hingewiesen, dass die traumatischen Neurosen durch eine Verschlechterung des Zustandes charakterisiert sind, der derjenigen, wie sie bei der Schizophrenie beobachtet werden kann, nicht unähnlich ist (zitiert durch Van der Kolk 2000, p. 183). Als Folge der durchgemachten Traumatisierung kann die Persönlichkeit regelrecht zerfallen.

Veränderungen im Gehirn unter Traumatisierung

Eine gute psychische Gesundheit kann gleichgesetzt werden mit einer hohen mentalen Integrationsfähigkeit. Viele solcher Integrationsvorgänge vollziehen sich fast spielerisch und automatisch. Ein Kind, dass ein Holzspielzeug betrachtet, wird keine grosse mentale Energie aufbringen müssen, um die einzelnen Reizkomponenten zu integrieren. Wir sprechen deshalb von Handlungen niederer Ordnung. Um jedoch in komplexen Situationen Unterscheidungen zu treffen zwischen irrelevanten und besonders wichtigen Aspekten, müssen mentale Handlungen höherer Ordnung ausgeführt werden, die bewusst und willensgesteuert ablaufen. Nur so sind integrative Leistungen erzielbar.

„Da die inneren Strukturen nicht sichtbar sind, sondern in der Regel nur ihre äusseren Auswirkungen, bedarf es Möglichkeiten, um sie sichtbar zu machen" (Breitenbach & Requardt 2013, p. 41). Dazu müssen sowohl Patientinnen und Patienten in Verbindung mit dem eigenen Selbst und den abgespaltenen (dissoziierten) Anteilen kommen – sie müssen wissen und verstehen, was hier in ihrem Inneren abläuft, um es in Worte fassen und mitteilen zu können und die Therapeutinnen und Therapeuten müssen in der Lage sein, mit dem Gehörten etwas anzufangen. Sie müssen das Gehörte in ein theoretisches Konzept integrieren können, sonst macht das Ganze keinen Sinn. Integration ist demzufolge nur möglich, wenn ein Verstehen da ist.

Voraussetzung Nr. 1 ist eine ausgeprägte Beziehungsfähigkeit auf Seiten von Therapeutinnen und Therapeuten. Sie müssen bereit sein, einen Vertrauensraum zu schaffen, wo sich Traumabetroffene angenommen und verstanden fühlen. Voraussetzung Nr. 2 zum Verständnis der mentalen Prozesse nach Traumatisierung sind umfassende Kenntnisse über neurobiologische Vorgänge, wie sie in diesem Werk ausgeführt sind. Dieses Wissen ist Voraussetzung für psychoedukative Interventionen, welche das eigene Verständnis von Betroffenen fördert und das Interesse weckt, die Dinge besser zu verstehen. Traumabetroffene können genausowenig wie Therapeutinnen und Therapeuten die Vergangenheit ändern und Dinge ungeschehen machen. Im besten Fall kann die Therapie mithelfen, die schrecklichen Erfahrungen hinter sich zu lassen, um nicht mehr unablässig von der Vergangenheit verfolgt zu werden (Van der Hart et al. 2008).

6 Zustandsabhängige Erinnerungen

„The little that is known about memory performance in traumatized individuals is based on clinical oberservation and clinical research" (Brown, Scheflin & Hammond 1998, p. 90).

Joseph LeDoux liefert in seinem Buch die neurowissenschaftliche Erklärung für zustandsabhängige Erinnerungen. Wir verfügen über getrennte Systeme der Speicherung impliziter und expliziter Gedächtnisinhalte. Ein wichtiger Schlüssel zum Verständnis zustandsabhängiger Erinnerungen sind die emotionalen Implikationen eines Ereignisses, wie sie im amygdalavermittelten Gedächtnis-System gespeichert sind. Die Reize des expliziten Gedächtnisses wirken auf das implizite Gedächtnis, was schliesslich dazu führt, dass sich im aktuellen Arbeitsspeicher dieselbe emotionale Situation einstellt wie beim ursprünglichen Erlebnis. Diese stark vereinfachte Darstellung über die Wirkungsweise der beiden Gedächtnissysteme erklärt das Phänomen der zustandsabhängigen Erinnerungen.

Die Auseinandersetzung mit Traumafolgen bringt einen unweigerlich in Kontakt mit justiziellen Fragen und Gedächtnisfunktionen. Viele Betroffene von Traumafolgestörungen sind mit den Nachwirkungen delinquenten Verhaltens konfrontiert (sexualisierte Gewalt, häusliche Gewalt, Workplace Violence, etc.). Bei dissoziativen Störungen sind solche Fragen hochkomplex und brisant. Das menschliche Verhalten wird durch die genetischen Voraussetzungen sowie Ereignisse in der uns umgebenden Welt ausgeformt (Kupfermann & Kandel 1996, p. 668). Ob wir uns an solche Zusammenhänge bewusst erinnern oder nicht, ist zunächst nicht die entscheidende Frage – denken Sie beispielsweise an Übergriffe an Kleinkindern. Immer wieder hat es Fachleute gegeben, die besorgten Eltern nach Gewaltdelikten gesagt hatten: *„Gottseidank war das Kind noch so klein, dann wird es sich nie daran erinnern ...".* Erinnerungsspuren können sich auch im Körper resp. in der genetischen Steuerung abzeichnen, wie die Forschungen von Meaney und Mitarbeitern belegen. Lernvorgänge (und Gedächtnis) sind entscheidend für die menschlichen Verhaltenswiesen. Ich zeige im Trauma-Seminar jeweils ein Bild einer Königskobra – wieso löst dieses Tier Angst aus? Die Antwort ist klar: wir haben im Laufe unseres Lebens gelernt, wie tödlich der Biss einer Kobra ist. Das Tier signalisiert Todesgefahr – entsprechend unsere Reaktionsmuster.

Gewaltbetroffenen wurde und wird durch die Justiz viel Unrecht angetan, indem ihre Erinnerungen angezweifelt werden. Irren ist menschlich – Fehler geschehen aus Nicht-Wissen, aus Versehen, aus Leichtfertigkeit – aber auch durch Vorsatz. Selbstverständlich gibt es Falschaussagen in Zusammenhang mit Gewaltdelikten (Tschan 2005). Es ist notorisch bekannt, dass den Aussagen Gewaltbetroffener in Gerichtsverfahren wenig Glauben geschenkt wird. Sowenig während der Zeit des Nazionalsozialismus Richter, Justizbeamte und Polizeiorgane für ihr offensichtliches Fehlverhalten zur Rechenschaft gezogen wurden – so wenig werden sie heute bei offensichtlichem Fehlverhalten zur Rechenschaft gezogen (Strathe 2014). Für Trauma-Betroffene haben solche Fehlentscheide der Justiz schwerwiegende Folgen. Ist die Justiz bereit, den Aussagen von Gewaltbetroffenen zu folgen, oder stellt sie sich auf die Seiten der Täter? Ralf Eschelbach, Richter am Bundesgerichtshof in Karlsruhe, hat in einem Justizkommentar 2011 die Ansicht vertreten, dass rund ein Viertel aller Strafgerichtsurteile falsch sind. Der Justiz mangelt es an einer Fehlerkultur – die systemimmanenten Probleme können nicht auf die bisherige Art und Weise angegangen werden. Wir müssen darüber nachdenken, wie wir eine Balance der Machtstrukturen der Justiz gegenüber den Ansprüchen von Betroffenen implementieren können. Dies kann jedoch nicht mit den Mitteln der Justiz geschehen, dazu bedarf es anderer Gremien. Von Karl Popper stammt die Feststellung: *„We are learning through our mistakes"* – kaum so die Justiz. Sie beharrt hartnäckig auf den einmal festgelegten Urteilen und ist kaum zu einer Revision bereit – die Hürden sind entsprechend hoch. Dabei wird die Justitia immer mit verbundenen Augen dargestellt – so etwa an der Decke der Wandelhalle des Schweizer Parlamentes, welches die höchsten Richter ernennt. Die Allegorie der Augenbinde soll die Unparteilichkeit der Justiz symbolisieren – für viele ist sie jedoch schlicht das Zeichen der Blindheit der Justiz.

Eine wirksame und nachhaltige Gewaltprävention ist nur im transdisziplinären Austausch möglich. Da wo Betroffene ihre Sichtweise nicht einbringen können, sind Traumatherapeuten stellvertretend gefordert, die Erfahrungen und Schlussfolgerungen im öffentlichen Diskurs einzubringen. Als Traumatherapeuten haben wir Einblick in das Dunkelfeld von Gewalt – damit sind die Delikte gemeint, die nie zur Anzeige gelangen. Bei Sexualdelikten gilt beispielsweise eine Anzeigerate von 6% gemittelt über alle Deliktkategorien – viele Opfer wenden sich hilfesuchend an PsychotherapeutInnen und geben hier preis, was sie erlebt haben. Gewaltprävention ist nicht bloss eine Aufgabe der Justiz – es ist eine Aufgabe, die uns alle angeht. All zu oft wurden Opfer in ihrem Leid alleine gelassen; im Abschlussbericht der ersten Missbrauchsbeauftragten in Deutschland ist dies folgendermassen formuliert: *„Das Verschweigen, Vertuschen und Verleugnen der Taten hat das Unrecht für die Betroffenen noch vervielfacht"* (Bergmann 2014, p. 28). Gewalt in diesem Ausmass ist nur möglich, weil viele wegsehen – in der Schweiz symbolisiert dies eine Plastik vor der nationalen Gedenkstätte für Verding- und Heimkinder in Mümliswil SO. Fachleute haben diesen Skandal (die Rede ist von über hunderttausend betroffenen Kindern und Jugendlichen in der Schweiz) zu verantworten; die Schweiz hat sich systematischer Verletzungen der Menschenrechte in grossem Stil schuldig gemacht. Die massgebenden Fachleute haben geschwiegen, womit sich das vorstehende Zitat von Christine Bergmann einmal mehr bestätigt. Es ist ein Schlag ins Gesicht der betroffenen Opfer, dass die Verantwortlichen auf allen Ebenen stets auf der Seite der Täter gestanden haben und die Vorgehensweisen gutgeheissen haben. Ein derartiges fachliches Fehlverhalten verdeutlicht die Notwendigkeit einer laufenden Auseinandersetzung mit Haltungen und Vorgehensweisen. Die Justiz macht es sich einfach, indem sie sich auf die Verjährung beruft. Die Erinnerungen bei den Betroffenen sind dadurch jedoch nicht getilgt.

Die International Academy of Law and Mental Health bemüht sich seit vielen Jahrzehnten um einen interdisziplinären Dialog zwischen Recht und Psychiatrie. Zeitschriften wie das International Journal of Law and Psychiatry oder die seit 1983 erscheinende „Recht & Psychiatrie" führen diesen Dialog fort. Trotzdem bleibt das Verhältnis zwischen Psychotherapie und Justiz gespannt und ist oft von gegenseitigem Unverständnis geprägt – es gibt kaum einen interdisziplinären Austausch. Ärzte schätzen es nicht, wenn ihnen Richter in medizinische Belange hineinreden, siehe beispielsweise die Geschichte zu *informed consent*. Ohne gegenseitiges Sich-Bemühen, wird es keine Annäherung geben – führt der Ansatz von *therapeutic jurisprudence* aus diesem Dilemma heraus? So hat es innerhalb der Justiz immer wieder wegleitende Entwicklungen gegeben – 1898 wurde in den USA der erste Gerichtshof für Jugendstrafsachen eingerichtet – heute selbstverständlich geworden. Der Begriff *Therapeutic Jurisprudence* wurde von David Wexler, einem Rechtsprofessor in den USA, 1987 als Ausdruck eines überfälligen Paradigmenwechsels geprägt. Zusammen mit Bruce Winick begannen die beiden Juristen zu untersuchen, welche therapeutischen oder gegenteiligen Folgen die Art und Weise der Gerichtsverfahren und das Auftreten der einzelnen Akteure im Verfahren auf die involvierten Personen hinterlässt.

Eine genaue Definition des Begriffs findet sich in: Black's Law Dictionary, 9th edition, 2009: *„The study of the effects of law and the legal system on the behavior, emotions, and mental health of people: esp. a multidisciplinary examination of how law and mental health interact. This discipline originated in the late 1980s as an academic approach to mental health law."* Die Rolle der Richter und der Anwälte wird neu definiert als eine Fachperson, die sich an einer Ethik of care (Fürsorglichkeit) orientieren, denen das Befinden ihrer Klienten wichtig ist und sich die für die Rechte ihrer Klienten einsetzen. Sie sind lösungsorientiert und bemühen sich proaktiv, rechtliche Differenzen zu vermeiden. Das wegleitende Werk stammt von Stolle, Wexler und Winick: *„Practicing Therapeutic Jurisprudence: Law as a Helping Profession"*. Zumindest in englisch-sprachigen Ländern hat dieser Ansatz zu einer Änderung der Ausbildung von Rechtsanwälten geführt. Erste Veranstaltungen haben inzwischen auch in Deutschland stattgefunden.

Obwohl die Einhaltung elementarer Rechtsgrundsätze selbstverständlich sein sollte, stellt man im Alltag der Begleitung von Traumabetroffenen immer wieder eklatante Mängel fest. Es kann deshalb nicht oft genug betont werden:

Die Menschenrechte gelten auch für Betroffene von Traumafolgestörungen.

Am meisten erschüttert mich jedoch die faktische Rechtlosigkeit von vielen Gewaltbetroffenen, die ich in meiner Praxis sehe, oder über die ich via Supervision/Intervision erfahre. Ehemalige Verdingkinder, Heiminsassen, Opfer von sexualisierten Gewaltdelikten – es wird zwar von allen Seiten bedauert, was da geschehen ist, aber Konsequenzen hat es für die Betroffenen keine. Es kann nicht weiter hingenommen werden, dass Gewaltbetroffene im Rechtsstaat rechtlos sind (Drobinski 2010). Die Utilisation des Rechts ist für die überwiegende Zahl aller Betroffenen nicht möglich – dies angesichts der ihnen grundsätzlich zur Verfügung stehenden legalen Mittel als *ihr* Fehler darzustellen, ist mehr als zynisch. In der Mehrzahl aller Fälle von sexualisierter Gewalt raten anerkannte Opferberatungsstellen den Betroffenen von einer Anzeige ab – weil sie die negativen und belastenden Folgen eines justiziellen Verfahrens befürchten, denen die meisten Betroffenen schlicht nicht gewachsen sind. Änderungen der Strafprozessordnung und des Opferschutzes hin oder her – die heutige Situation ist eines Rechtsstaates unwürdig und verletzt die grundlegenden Menschenrechts-Bestimmungen, insbesondere die CRC (UN-Kinderrechtskonvention) und die CRPD (UN-Behindertenkonvention).

Gedächtnis

„Lernen ist der Prozess, mit dessen Hilfe Organismen sich Kenntnisse über die Welt aneignen" (Kupfermann & Kandel 1996, p. 668).

Als Gedächntis (memory) bezeichnet man die Fähigkeit, Wissen und Erfahrungen zu speichern (storage) und wieder abzurufen (retrieval). Selbst einfache Organismen verfügen über Lernvermögen und Gedächtnisfunktionen. Lange waren die Wissenschaftler der Ansicht, dass bestimmte Gedächtnisfunktionen auf bestimmte Hirnareale beschränkt sind – Pierre Paul Broca entdeckte 1861, dass bei Verletzungen des hinteren Teils des linken Frontallappens eine Störung der Sprachproduktion (Aphasie) resultiert. Die Wortfindungen sind beeinträchtigt, und die Morphologie und Syntax der Sprachgestaltung verändert. Das Sprachverständnis bleibt jedoch intakt. Im Jahre 1874 entdeckte Carl Wernicke, dass Schädigungen im Temporallappen dazu führen, dass das Sprachverständnis beeinträchtigt wird. Betroffene können zwar fliessend sprechen, sind jedoch nicht mehr in der Lage, die Bedeutung zu erkennen.

Im Rahmen von neurochirugischen Eingriffen wurde diese These weiter bestätigt. Gleichzeitig erkannte man, dass es unterschiedliche Gedächtnisarten gibt, und dass die Inhalte in unterschiedlichen neuralen Systemen gespeichert werden. Die bahnbrechenden Arbeiten wurden durch Wilder Penfield, einem kanadischen Neurochirurgen, eingeleitet. Die entscheidende Beobachtung wurde durch Brenda Milner (1918 geboren) gemacht. Die aus England stammende Forscherin stiess nach ihrer Ausbildung zur Arbeitsgruppe von Donald Hebb am Psychologischen Institut der McGill University in Montreal. Penfield arbeitete mit diesem Institut zusammen, und Milner untersuchte seine Patienten nach den Operationen. Dabei entdeckte sie, dass bei Patienten, denen infolge Epilepsien beidseits der Hippocampus entfernt worden war, unterschiedliche Gedächtnissysteme existieren. Damit war der experimentelle Beweis für die später vorgenommene Unterscheidung von implizitem und explizitem Gedächtnis erbracht.

Menschen lernen etwas *über die Welt* – ein kognitiver Prozess, der im Bewusstsein verfügbar bleibt und als explizites Gedächtnis bezeichnet wird; Menschen lernen auch, *wie etwas* zu tun ist. Dieser Erwerb von motorischen resp. wahrnehmungsbezogenen Prozessen ist nicht bewusst und wird als implizites Gedächtnis bezeichnet.

Der Hippocampus ist für die kurzzeitige Speicherung von Lerninhalten verantwortlich. Für die permanente Speicherung werden diese Inhalte an andere Hirnareale weitergeleitet.

Die Speicherung von Inhalten im Langzeitgedächtnis ist ein kreativer Prozess sowohl der Synthese als auch der Rekonstruktion. Wir können kein objektives Bild der uns umgebenden Realität aufzeichnen; vielmehr erfolgt jeweils eine Synthese zwischen den Sinneseindrücken und den eigenen bisherigen Lebenserfahrungen und Sichtweisen. Diese Transformation geschieht vollkommen selbstgesteuert. Die spätere Erinnerung funktioniert analog – das Gehirn „konstruiert" vergangene Erinnerungen ausgehend vom gespeicherten Material. Dabei spielen diverse kognitive und emotionale Prozesse eine Rolle, wie beispielsweise Annahmen über die Wirklichkeit, Vergleiche, Schlussfolgerungen, etc. (Kupfermann & Kandel 1996, p. 673).

Das explizite Gedächtnis umfasst verbalisierbare Elemente. Der Lernvorgang setzt ein waches Bewusstsein voraus. Die Speicherung expliziter Gedächtnisinhalte bedarf des Temporallappensystems. Das implizite Gedächtnis umfasst wahrnehmendes und motorisches Lernen. Ein waches Bewusstsein ist für implizite Lernvorgänge nicht Voraussetzung. Das implizite Gedächtnis ist an das Cerebellum (Kleinhirn), die Amygdala und die spezifischen sensorischen und motorischen Systeme gebunden.

Unter nichtassoziativem Lernen werden zwei Lernvorgänge unterschieden: einerseits die Habituation (Reizgewöhnung). Auf wiederholte Reize kommt es zu einer Abnahme der Reaktion – Beispiel Feuerwerk am 14. Juli in Frankreich oder am 1. August in der Schweiz. Die Leute gewöhnen sich an die Knallerei und schrecken im Laufe des Abends deutlich weniger auf. Andererseits die Sensitivierung verbunden mit Empfindlichkeitssteigerung. Beispiel: wenn Sie ein Tier schmerzhaft kneifen und es später sanft berühren, so wird es weit mehr aufschrecken, als beim ersten Kontakt.

Beim assoziativen Lernen werden ebenfalls zwei Typen unterschieden: einerseits die klassische Konditionierung (Paradebeispiel: Iwan Pawlow). Hier wird auch die Extinktion beobachtet: Wird ein Ton wiederholt präsentiert, ohne dass Futter folgt, erlischt der Reiz. Als zentrales Element der klassischen Konditionierung hat sich die Vorhersehbarkeit des Ergebnisses erwiesen, im Gegensatz zu zufälligen und damit nicht vorhersehbaren Ereignissen. Es ist anzunehmen, dass die Lebewesen hier im Zuge der Evolution eine sinnvolle Adaptionsleistung erbracht haben. Lebewesen müssen fähig sein, neue Erfahrungen über Lernvorgänge zu speichern, wollen sie in ihrer Umgebung überleben. Siehe dazu die Ausführungen über die Neurozeption und die Fähigkeit, Gefahren zu erkennen.

Die zweite Form des assoziativen Lernens stellt die operante Konditionierung dar. Sie wurde von Edward Thorndike beschrieben (Thorndike 1914) und wird auch als Versuch-und-Irrtum-Lernen (trial and error learning) bezeichnet. Dasjenige Verhalten, welches zum Ziel führt, wird weitergeführt. Die Voraussehbarkeit des Erfolges spielt auch hier die entscheidende Rolle. An dieser Stelle ein kurzer Einschub: Versetzen Sie sich einmal in die Lage von Natscha Kampusch, als sie im Keller gefangen gehalten wurde.

Die Lernvorgänge finden nicht nach Belieben statt, sondern richten sich nach biologisch und evolutionär vorgegebenen Bedingungen. Tiere assoziieren nur diejenigen Stimuli, die für ihr Überleben relevant sind.

Wiederholung kann explizite Gedächtnisinhalte in implizite umwandeln. Wer je ein Instrument gelernt hat, weiss nur zu gut, wie lange dieser Vorgang dauern kann.

In der Medizin ist schon lange bekannt, dass jemand, der durch äussere Gewalteinwirkung bewusstlos wird, einen selektiven Gedächtnisverlust erleiden kann. Die retrograde Amnesie bezeichnet dabei den Gedächtnisverlust vor dem Ereignis, die anterograde Amnesie die Ereignisse nach der Bewusstlosigkeit. In der Regel ist die anterograde Amnesie sehr viel ausgeprägter und kann je nach traumatischer Erfahrung von einzelnen wenigen

Sekunden bis zu mehreren Jahren reichen (Kupfermann & Kandel 1996, p. 682). Solche Erkenntnisse haben zur Formulierung eines mehrstufigen Gedächtnisses geführt.

Das Gedächtnis ist stufenförmig organisiert.

Stimuli werden zunächst im Kurzzeitgedächtnis festgehalten. Mittels eines Umwandlungsprozesses werden dann diese Inhalte in ein Langzeitgedächtnis übergeführt. Das Abrufen von Gedächtnisinhalten setzt eine intakte Speicherung voraus. Störungen resultieren als Folge von Beschädigungen der Erinnerungsspeicher und/oder infolge von Beeinträchtigungen des Such- und Abrufsystems.

Grundlagen von Lernen und Gedächtnis

Von Klein an lernen wir. Wir sind Connectome, lautet eine Aussage von Sebastian Seung, einem Neurowissenschaftler (Seung 2012). Der Nobelpreisträger Eric Kandel hat dies so formuliert: *„In der Tat sind wir wegen unserer gesammelten Erfahrungen, Kenntnissen und Erinnerungen so, wie wir sind"* (Kandel 1996, p. 686).

Definition von Gedächtnis (Nach Brown, Schefflin & Hammond 1998, p. 66).

Memory represents the capacity to:
1. Selectively represent information that uniquely charakterize a discrete experience.
2. Retain that information in an organized way within existing memory structures, and
3. Reproduce some or all aspects of that information at some future point in time under certain conditions.

Eine anhaltende Kontroverse ist die Frage: Wie verlässlich sind menschliche Geächtnisleistungen? Bildet das Gedächnis exakt ab, was geschehen ist? Konstruktivistische Theoretiker sind der Ansicht, dass wir ohnehin kein reales Abbild der Welt wahrnehmen können, sondern dass wir die Realität „konstruieren". Aus dieser Sicht wäre die obige Frage beantwortet. Es ist ein Prozess über die gesamte Lebensspanne hinweg. Wir lernen gehen, wir lernen sprechen, wir lernen uns selbst zu verstehen, wie auch andere.

Erinnerungen werden durch Veränderungen der synaptischen Verschaltung im Gehirn gespeichert.

Neuroplastizität

Mit Neuroplastizität wird die Fähigkeit des ZNS verstanden, sich durch Veränderungen der neuronalen Struktur resp. den synaptischen Verbindungen an neue Anforderungen anzupassen. Dies kann durch Auflösung bestehender Strukturen oder durch Neubildung geschehen. Donald O. Hebb (1904 – 1985) gilt als der Entdecker der Neuroplastizität. Je mehr bestimmte neuronale Veschaltungen (neuronal pathways) benutzt werden, desto stabiler werden die synaptischen Verbindungen in den entsprechenden Netzen. Umgekehrt werden Synapsen aufgegeben, falls sie nicht (mehr) benötigt werden. Für die Entwicklung des Nervensystems existieren sogenannte *windows of opportunity* während dem neuronale Synapsen gebildet werden – ist diese Zeit vorbei, können später keine synaptischen Verbindungen in diesem Bereich mehr hergestellt werden. Fehlen beispielsweise Bindungs-Erfahrungen in der frühen Kindheit (beispielsweise Kinder in Kinderheimen), d.h. bis etwa zum dritten Lebensjahr, können sie später praktisch keine Bindungen mehr eingehen.

Die Neuroplastizität bleibt entgegen bisherigen Auffassungen bis ins hohe Alter erhalten: *„Recent findings in the field of neuroplasticity reveal that the* *human brain remains open to changing in response to experience throughout the lifespan"* (Siegel 2012, p. 253). Die Neuroplastizität umfasst die Neubildung/Auflösung von Synapsen, die Bildung neuer Myelinscheiden und die Bildung neuer Neurone aus im Gehirn verbliebenen Stammzellen.

Neurozeption

Der Ausdruck wurde von Stephen Porges geprägt und beschreibt den konstant vorhandenen Scanner oder Frühwarnradar – wir beobachten ohne Unterlass unsere Umgebung wie auch das Milieu interieur. Dabei befindet sich das autonome Nervensystem (ANS) in einer Balance. Bei Gefahr wird der sympathische Teil des ANS aktiviert. Mittels Bahnung kann die Aufmerksamkeit auf bestimmte bedrohliche Stimuli fokussiert werden – mit einer weitaus rascheren Antwort. Führt die Gefahr sogar zur Ausbildung von *fear networks*, wird die erneute Begegnung mit demselben Stimulus sofort eine amygdalavermittelte Alarmreaktion auslösen.

Evolutionsbiologisch macht es Sinn, dass der Mensch auf bedrohliche Situationen adäquat reagieren kann. Porges beschreibt eine hierarchisch organisierte Struktur des ANS: einen ventralen parasympathischen Teil des Vagusnerv (soziale Interaktion), den sympathischen Anteil, (Reaktion auf Bedrohung) und der dorsale parasympathische Teil des Vagusnerv (Immobilisierung). Der ventrale Ast des Vagusnerves stellt dabei den phylogenetisch jüngsten Anteil dar, der im Hirnstamm im Nucleus Ambiguus entspringt und zusammen mit anderen Nerven Gesicht, Mund, Rachen und Halsbereich innerviert. Porges bezeichnet diesen Teil als *„social engagement system"*, welcher die Aktivität des Sympathicus reguliert und welches bei sozialen Interaktionen aktiv wird. *„The social engagement system has a control component in the cortex (i.e. upper motor neurons) that regulates brainstem nuclei (i.e. lower motor neurons) to contol eyelid opening (e.g. looking), facial muscles (e.g., emotional expression), middle ear muscles (e.g., extracting human voice from background noise), middle ear muscle of* *mastication (e.g., ingestion), laryngeal and pharyngeal muscles (e.g. prosody), and head tilting and turning muscles (e.g. social gesture and orientation)".* (Porges 2003, p. 35).

Die Aktivierung des Sympathicus als phylogenetisch älteres System geschieht unter Bedrohungen und bildet die Basis für Überlebensstrategien (flight and fight). Die Amygdala wird aktiviert und über CRF wird das gesamte ZNS in einen Alarmmodus versetzt, und über die Stresskaskade via NNR-Achse sowie neurochemischen Substanzen, welche in die Blutbahn abgegeben werden, wird der gesamte Organismus „auf Aktion getrimmt". Wenn die sozialen Defensivstrategien und die sympathische Reaktion des ANS nicht ausreichen, um die Gefahr zu bannen, tritt das dritte System in Kraft: der dorsale (unmyelinisierte) Vagusnerv. Dieser Teil ist phylogenetisch betrachtet der älteste Anteil des ANS. Er wird beispielswesie bei Hypoxie aktiviert und führt zu einem shutdown der Verhaltenssteuerung mit Verlangsamung der Herzfrequenz, sowie Freezing und Kollaps. Das Konzept des *window of tolerance* (siehe Kapitel 11.4.) illustriert die Hierarchie der Reaktion auf Umwelteinflüsse.

Hyperarousal	sympathicusvermittelte Fight oder Flight Reaktion	2. Hierarchiestufe

↑
window of tolerance Komfortable Zone	ventraler Vagusnerv Soziale Interaktion	1.Hierarchiestufe
↓

Hypoarousal	dorsaler Vagusnerv Immobilisation / Freeze	3. Hierarchiestufe

Die Polyvagaltheorie nach Stephen Porges mit den drei Hierarchiestufen, welche kaskadenförmig aktiviert werden. (Darstellung nach Ogden et al. 2006, p. 32).

Mentalisierung

Die Mentalisierung ist Ausdruck von Lernvorgängen über zwischenmenschliche Phänomene ab frühester Kindheit. Mit dem Begriff Mentalisierung wird die menschliche Fähigkeit bezeichnet, das eigene Denken, Fühlen und Handeln und das anderer Menschen durch Zuschreibung mentaler Zustände (ein mentaler Zustand ist das aktuelle psychische Geschehen) interpretieren zu können. Dazu gehört auch die Fähigkeit, sich selbst von aussen und andere von innen zu sehen, resp. sich in ein Gegenüber hineinversetzen zu können; aber auch "missverstehen" verstehen zu können. Die Autismusforschung hat viel zu dieser Erweiterung der Sichtweise beigetragen, die eine wesentliche Erweiterung der Hypothesen von Jean Piaget (1896-1980) über die kognitiv-emotionale Entwicklung des Kindes darstellen (Piaget 1988). In der Konsequenz bedeutet die Fähigkeit zur Mentalisierung auch, sich des Psychischen bewusst zu sein und den Zeitablauf mit Vergangenheit, Gegenwart und Zukunft zu erfassen.

Mittels Mentalisierung wird eigenes Verhalten und das anderer Menschen verstehbar und zuortbar, und zukünftiges Verhalten kann antizipiert werden. Dass dies für die Kommunikation resp. den sozialen Kontakt entscheidend ist, leuchtet ein. Mentalisierung ist ebenfalls wesentlich für Selbstkontrolle und Bindungssicherheit. Die durch die Bindungstheorie postulierten IWM (Inner Working Models) entsprechen kognitiven Schemata von Beziehungserfahrungen und sind somit ebenfalls der Mentalisierung zuzurechnen.

Mentalisierung stellt ein prozesshaftes Gesehen dar, welches sich ab dem erstem Lebenstag im interaktiven Austausch mit den Bezugspersonen gestaltet. So wie der Gebrauch der Hände ist auch der Gebrauch der Psyche zu erlernen – was zunächst unspezifische Reizmuster sind, wird allmählich zu einem zielgerichteten und intendierten Handeln. In der liebevollen, fürsorglichen und feinfühligen Zuwendung wird dem Baby, später dem Kleinkind, das nötige Wissen und Handlungsanleitungen vermittelt. Stress, Angst, Nahrungsmangel, Gewalterfahrungen, etc. behindern oder verunmöglichen den Mentalisierungsprozess resp. lenken ihn in eine falsche

Richtung. Die desorganisierte Bindungerfahrung ist ein Beispiel einer derartigen Fehlentwicklung – der Kinderpsychiater Perry hat mit dem Buch *"Der Junge, der wie ein Hund gehalten wurde"* (Perry et al. 2008) mehrere Beispiele solcher Entwicklungen aufgezeigt.

Fonagy und Mitarbeiter haben dargelegt, wie sich das Identitätsgefühl im Kontext der Bindungserfahrungen ausgestaltet (Fonagy et al. 2008). Gelegentlich hört man Eltern, die mit Überzeugung festhalten, dass sie ihr Kind jeweils im Babywagen ins andere Zimmer stellen, wenn es brüllt – es höre dann schon wieder auf. Verheerend für die Entwicklung des Selbstwertgefühls – das Kind weint ja wohl, weil ihm etwas fehlt, weil es ihm unwohl ist, weil es nicht allein sein möchte. Anders als mit Weinen kann das Kind noch nicht kundtun, dass es in Not ist. Eine feinfühlige Person nimmt das Kind auf und versucht es zu trösten, gibt ihm zu essen, oder wechselt die Windeln – wodurch das Kind Zuwendung erfährt. "Es wird gehört". Es wird wahrgenommen – und dieses Wahrgenommen werden heisst übersetzt dann auch: *"Ich bin es wert, dass nach mir geschaut wird"*. Im Spiegel der andern entsteht Selbstwertgefühl. Das Individuum bewirkt etwas – es wird "wirkungsmächtig" und erlebt sich als handelndes Subjekt.

Die Bezugspersonen "benennen" die mentalen Zustände: *"du lächelst; du bist glücklich"*. Oder: *"du weinst; dir fehlt etwas …"*. Oder *"hör endlich auf zu weinen, du störst"* – entsprechend wird das Kind eine Zuordnung vornehmen und mit der Zeit sich und andere einstufen können. Es gibt erlaubte oder erwünschte Handlungen; und es gibt unerwünschte oder gar verbotene. Das Kind wird belohnt oder bestraft und lernt entsprechend den Vorgaben der Bezugspersonen, was es tun, oder besser lassen soll (operante Konditionierung nach dem Muster von try and error). Dieser Prozess wird Erziehung genannt; und bekanntlich dauert er eine Weile und ist durch viele Wiederholungen gekennzeichnet. Je stressfreier und je spielerischer, desto einfacher vollzieht sich der Prozess der Mentalisierung. Das Kind muss keine Angst haben, Fehler zu machen. Es wird deswegen nicht bestraft oder zurechtgewiesen, sondern geduldig auf den "rechten Weg" geführt.

Diese Anleitung erfolgt nicht, wenn das Kind keine sichere Bindung zu den Bezugspersonen hat.

Das Kind speichert die Erfahrungen mit Bindungsfiguren und legt von Bowlby als "IWM" bezeichnete Vorstellungen von Beziehungserfahrungen an – damit werden Interaktionen mit den Bezugspersonen vorhersehbar und gestaltbar. Das Kind lernt, was es zu erwarten hat, resp. was von ihm erwartet wird. Dieser Prozess wird von Bowlby als genetisch verankert angesehen – das Kind bindet sich an seine Bezugspersonen, um sein Überleben sicherzustellen. Durch die empirische Säuglingsforschung wurden inzwischen die grundlegenden Hypothesen der Bindungstheorie vielfach verifiziert und bestätigt. Wurden in früheren Zeiten Eltern als störende Elemente in Kinderkliniken und anderen Betreuungseinrichtungen verstanden, hat sich dies inzwischen in sein Gegenteil verwandelt. Kinderkliniken haben heute in jedem Zimmer Betten für Erwachsene – sind Mutter oder Vater für das Kind da, wird es rascher wieder gesund. Früher galt es als ausgesprochen schädlich für das Kind, wenn es Heimweh entwickelte, nachdem es Besuch von den Eltern hatte. Das Pflegepersonal wollte nicht, dass die Eltern das kranke Kind besuchen.

Ein Kind, welches der Vernachlässigung ausgesetzt ist, und/oder Gewalt durch nahe Bezugspersonen erlebt (was in 90-95% aller Gewaltdelikte bei Kindern der Fall ist), wird nur über eine ungenügende Mentalisierung resp. über eine falschgeleitete Erfahrung verfügen, mit erheblichen Folgen für das weitere Leben.

Die junge Frau im einleitenden Beispiel dieses Werks erfuhr nie von Ärzten oder Pflegepersonal, woran sie litt – sie verfügte demgemäss nicht über eine Begrifflichkeit, die ihr erlaubt hätte, über ihre Befindlichkeit und ihre Beschwerden zu sprechen. Erfahrungen in Worte fassen zu können, ist die Fortsetzung der Mentalisierung in den weiteren Lebenszyklus hinein. Verschämt schwieg die junge Frau, geplagt vom Gefühl, dass sie unter etwas Unheimlichem litt, denn sonst hätte man ja darüber sprechen können.

Verbalisierung

"Sprache ist eine typische menschliche Form der Kommunikation, ein Mittel, mit dem wir anderen Menschen komplexe Informationen übermitteln" (Kandel 1996, p. 648). Während einer einfachen Unterhaltung spricht man durchschnittlich 180 Wörter pro Minute; das mentale Wörterbuch umfasst zwischen 60'000 und 120'000 Wörter. Der Mensch ist in der Lage, praktisch fehlerfrei zu sprechen – ein Wunder angesichts der komplexen Vorgänge bei der Spracherzeugung; aber auch das Sprachverständnis ist exzellent. Der Sprachgebrauch wird erlernt. Wir lernen nicht nur die Wörter per se, sondern im täglichen Gebrauch auch deren Bedeutung (implizites Lernen). Nur Menschen können sprechen; Tiere können dies nicht.

Die Verbalisierung von Erinnerungsbildern setzt voraus, dass diese im VAM (Verbally Accessible Memory) resp. als explizite Erinnerungen linkshemisphärisch abgespeichert werden (Brewin 2005). Schon längere Zeit ist bekannt, dass traumatische Erinnerungen, welche die damalige Bewältigungskapazität überschritten hatten, als implizite Gedächtnisinhalte rechtshemisphärisch gespeichert werden. Damit entziehen sie sich einer zeitlichen Einordnung und sie stehen nicht als autobiografische Information zur Verfügung. Tauchen solche implizite Erinnerungsspuren auf, manifestieren sie sich als intrusive Gedanken resp. Flashbacks – es ist, wie wenn das Ereignis gerade jetzt stattfinden würde. Tsunamiüberlebende haben dies immer wieder eindrücklich geschildert – ausgelöst durch Triggerphänomene (Bilder am Fernsehen, Fragen von Bekannten, Geräusche, Gerüche, etc.) überfluten diese Erinnerungsbilder das betroffene Individuum. Van der Hart und Mitarbeiter haben dies in ihrem Buch mit dem Titel: The Haunted Self (2006) in der treffenden deutschen Übersetzung: Das verfolgte Selbst (2008) eindrücklich dargestellt. Erst wenn eine sequentielle Verarbeitung dieser Erinnerungen erfolgt, werden diese Bilder zu bewusst abrufbaren Erinnerungen – deshalb sind für eine wirkungsvolle Traumabehandlung Verbalisierungsschritte eine conditio sine qua non. Erst durch die Abspeicherung im VAM (expilzites Gedächtnis, linkshemishärisch) werden die Erinnerungen für das persönliche Narrativ verfügbar und bilden Teil der eigenen Geschichte.

Traumaerinnerungen müssen ins narrative Gedächtnis überführt werden. Dies darf jedoch erst nach ausreichender Stabilisierung und Schaffung eines therapeutischen Vertrauensraumes erfolgen.

Der Mensch schützt sich instinktiv vor Überlastung – deswegen dürfen die traumatischen Inhalte erst nach ausreichender Stabilisierung und Schaffung eines Vertrauensraumes im therapeutischen Setting aktiv bearbeitet werden. Wegen ihrer intrusiven Natur müssen sich Traumabetroffene vor Überflutung durch implizite Erinnerungsbilder schützen – die Dissoziation stellt einen solchen Schutzmechanismus dar. Es geht deshalb nicht an, was oft im Rahmen von sozialversicherungsrechtlichen Gutachten verlangt wird, dass nun endlich eine aktive Traumabearbeitung zu erfolgen hat, damit die Person möglichst rasch wieder in den Arbeitsprozess integriert werden kann. Erfolgen solche Schritte zu früh, resultieren gefährliche Destabilisierungen, an denen Betroffene letztendlich zerbrechen können. Dazu ein treffendes Zitat von Harald Requardt: *"Je langsamer man arbeitet, desto schneller kommt man ans Ziel"* (persönliche Mitteilung, 8. Nov. 2014).

Oft fehlt betroffenen Kindern, aber auch Erwachsenen, nach Vernachlässigungserfahrungen der notwendige Wortschatz – das Konzept der Mentalisierung liefert die Erklärung. Hier muss die Therapie unterstützend eingreifen und die erforderliche Hilfestellung geben – oft mit vielen Wiederholungen. Traumabetroffene müssen lernen, sich vor Überflutungen mit intrusiven Inhalten und Flashbacks zu schützen – ein prokativer Zugang, wo das Individuum autonom und selbst bestimmt, wann es sich zu einer Auseinandersetzung mit traumatischen Inhalten bereit fühlt, ist der therapeutische Königsweg. Die Therapeutin/der Therapeut muss diesen Prozess aktiv gestalten! Umgekehrt wird die Macht der Worte gerade von Psychotherapeuten gerne überschätzt – solange jedoch die sensomotorischen Erinnerungsbilder nicht verbal verknüpft werden können, bleiben Worte leere Hülsen - so kann keine Heilung erfolgen. Hier braucht es seitens der TherapeutInnen Geduld und wiederholte Bearbeitung.

7   Dissoziative Phänomene

„[...] gilt aber auch, dass der Mensch nur zur Hälfte erkannt ist, wenn man ihn ausschliesslich in seinem gesunden Zustand beobachtet, die Krankheit ist so gut Teil seiner moralischen Existenz wie seiner physischen" (Pierre Janet 1889, L'automatisme psychologique).

Verschiedene epidemiologische Untersuchungen sind der Frage nachgegangen, wie häufig dissoziative Störungen in der Bevölkerung zu finden sind. Die Prävalenz (Häufigkeit) wird heute bei rund 1% der Bevölkerung angenommen. Interessant ist auch die Frage, wie viele Patienten in stationären psychiatrischen Behandlungen eine DID haben. Ross und Halpern haben die Daten 2004 zusammengestellt und in ihrem Traumamanual publiziert (Ross et al. 2009, p. 17).

	DID %	dissoziative Störungen %
USA		
Ross, 1999 (N=201)	7.5	40.8
Rifkin, 1998 (N=100)	1.0	na
Latz, 1995 N=175)	12.0	46.0
Saxe, 1993 (N=110)	3.6	15.0
Canada		
Horen, 1995 (N=48)	6.0	17.0
Ross, 1991 (N=299)	3.3	20.7
Türkei		
Tutkun, 1998 (N=166)	5.4	10.2
Schweiz		
Modestin, 1996 (N=207)	0.4	5.0
Norwegen		
Knudsen, 1995 (N=101)	4.7	7.9
Niederlande		
Friedl + Drajier, 2000 (N=122)	1.7	8.2
Deutschland		
Gast et al., 2000 (N=115)	0.9	4.3
Total (N=1'644)	3.7	15.3

Für diese Untersuchungen wurden entweder der DDIS-Fragebogen (Dissociative Disorder Interview Schedule) oder der SCID-D (Structured Clinical Interview for DSM-IV Dissociative Disorders) verwendet. Die Zahlen bedeuten, dass jede 6. Psychiatriepatientin resp. jeder –patient an einer dissoziativen Störungen (meistens DID oder DDNOS) leidet.

Betroffene erkennen ihre eigene Störung meistens nicht. Sie bemerken Filmrisse und dergleichen mehr, wissen jedoch nicht, wie sie das Geschehen einordnen sollen – wenn sie Fachleute fragen, wissen diese es meistens auch nicht. So muss es nicht überraschen, dass es meistens mehrere Jahre dauert, bis das Störungsbild korrekt erfasst wird. Betroffene versuchen sich häufig mittels Internet und Literatur kundig zu machen; sie möchten verstehen, was mit ihnen los ist, und was sie dagegen tun können. Dies macht sie häufig zu wahren Experten in eigener Sache – ein Faktum, dessen Bedeutung viele Fachleute immer noch erheblich unterschätzen. Diese Vorgehensweise drückt unter anderem den deutlichen Heilungswunsch von Betroffenen aus. Die Deutungsmacht der Psychiatrie kam in der zweiten Hälfte des 20. Jahrhunderts angesichts der Holocaustüberlebenden und weiterer Kriegstraumatisierter, den Flüchtingen weltweit und der Thematisierung von sexualisierter Gewalt durch die Frauenbewegung unter Druck – mangels geeigneter diagnostischer Begriffe fingen Betroffe an, sich anderswo Erklärungen zu suchen. Diese soziale Realität muss in der Therapie aufgegriffen werden (Hacking 1999). Die Behandlung einer dissoziativen Störung gelingt nur in Kooperation mit allen Teilidentitäten und nicht gegen die betroffene Person. Die zentralen Elemente zum Erkennen einer dissoziativen Störung umfassen:

Zentrale Elemente von DID:

- Wechsel (Switches) von einer Identität zu anderen Identitäten
- Betroffene haben oft kein Bewusstsein über die verschiedenen Identitäten
- Eine Identität übernimmt die Führung (executive control)
- Filmrisse (Betroffene finden sich irgendo und wissen nicht, wie sie dahin gekommen sind, fehlende Erinnerungen an bestimmte Lebensphasen,

Unvermögen, naheste-hende Personen zu erkennen, und dergleichen mehr)

- Änderungen von Verhalten in Abhängigkeit von der jeweiligen Identität
- Unterschiedliche körperliche Reaktionsweisen inkl. unterschiedliche medizinische Abklärungsergebnisse für die einzelnen Identitäten können auftreten
- Die einzelnen Identitäten haben teilweise oder volle Amnesie für die anderen Teilidentitäten

Der kulturelle Background der Symptomentwicklung muss stets im Auge behalten werden: *„Alle mentalen Aktivitäten haben einen sozialen Ursprung und basieren daher auf sozialen Vermittlungsprozessen"* (Wolfradt 2013, p. 12). Da die Gesellschaft Gewalt weitgehend tabuisiert und als Problem der Justiz- und Polizeiorgane ansieht, ist sie nach wie vor kaum bereit zu anzuerkennen, wie viele Menschen in ihrem Alltag erheblichen Traumatisierungen ausgesetzt sind (siehe beispielsweise Tsokos et al. 2014, p. 112: *„Im Leben der Kinder gibt es genau zwei Menschen, die für ihre leibliche und seelische Gesundheit potentiell um ein Vielfaches gefährlicher sind als der gesamte Rest der Menschheit: ihre Väter und Mütter beziehungsweise deren jeweilige Lebensgefährten"*).

Zunächst verstand die Psychiatrie die dissoziativen Symptome als akute, zeitlich beschränkte Reaktionen (Putnam 2003), bis sich allmählich die Erkenntnis über eine chronisch dissoziative Pathologie in Form der Traumafolgestörungen etablieren konnte. Erst im Zuge der modernen Neurobiologie wurde schliesslich verstanden, dass diese chronische Pathologie in ihrer deutlichsten Ausprägung (DID) in erster Linie bei Bindungstraumen auftritt.

Bei einer DID können praktisch alle psychiatrischen Symptome auftreten, die sämtliche anderen psychiatrischen Störungen charakterisieren (Putnam 2003).

Triggerphänomene

Als Triggerphänomene werden Auslöser von Traumaerinnerungen bezeichnet. Es gibt zwei unterschiedliche Trigger. Einerseits können alle sensorischen Reize und Körperwahrnehmungen als Trigger wirken – Gerüche, Geräusche, taktile Sensationen, visuelle Reize, aber auch Wetterlagen, etc. welche eine bestimmte Bedeutung für Überlebende haben und die mit dem Trauma assoziiert sind; sie wirken durch Aktivierung von amgydalavermittelten impliziten Gedächtnisinhalten, welche das Alarmsystem aktivieren und dann sekundär über hippocampusvermittelte Reaktionen wirken. Das Modell der strukturellen Dissoziation kann dazu dienen, diese Phänomene besser zu verstehen. Bei einer PTSD können derartige Reize ein Wiedererleben des ursprünglichen traumatischen Ereignisses bewirken – beispielsweise Geräusche, wie etwa bei Tsunamiüberlebenden nach der Katastrophe vom 26. Dezember 2004.

Ein Beispiel ist mir von einem meiner Lehrer in der Behandlung von Traumafolgestörungen, Alexander McFarlane, in Erinnerung. Er besuchte eine Klinik in Japan, wo Überlebende des Erdbebens von Kobe vom 17. Januar 1995 untergebracht waren. Das japanische Pflegeteam der Klinik verstand nicht, wieso sich viele der Betroffenen immer wieder über Triggerphänomene beklagten. Als McFarlane die Klinik betrat, sah er angrenzend an das Klinikareal einen Vergnügungspark, u.a. mit einem Rollercoaster. Die Schreie der Kinder sind eine mögliche Erklärung für das Wiederauftauchen der Erinnerungen. Auf Empfehlung von McFarlane wurden die Patienten in einem anderen Teil des Areals plaziert – was tatsächlich half. Das Erdbeben in Kobe ereignete sich um 05:46 Lokalzeit. Zunächst ist bei einem Erdbeben alles ruhig, doch dann fangen Menschen an zu schreien. Die Schreie der Kinder wirkten als Trigger.

Ein Blick, die Tönung der Stimme, die Körperhaltung eines Gegenübers, etc. können bei einem Vergewaltigungsopfer zur Reaktivierung des traumatischen Ereignisses führen. Sektenüberlebende, Opfer von organisierter und/oder ritualisierter Gewalt können an komplexen Programmierungen leiden, welche ebenfalls durch Triggerphänomene reaktiviert werden können (Miller 2014).

Das andere sind kognitive Phänomene wie beispielsweise Jahrestage, Schilderungen von vergleichbaren Ereignissen, etwa in den Medien, etc., welche via Hippocampus zu einer Aktivierung von amygdalavermittelten Alarmreaktionen führen. Auch das eigene Erzählen kann zu einer Trauma-reaktivierung führen, ebenso ein therapeutisches Setting!

Bei rund 10% aller PTSD-Betroffen ist eine Latenz von Monaten bis vielen Jahren zwischen Ereignis und Ausbruch der Symptome bekannt. Auslöser sind Triggerphänomene. Partielle oder vollständige Amnesien für traumati-sche Ereignisse sind schon länger bekannt, wie die nachfolgenden drei Arbeiten belegen mögen. In einer follow-up Untersuchung von Frauen mit dokumentierten sexuellen Übergriffen in der Kindheit konnten sich 38% nicht mehr an das traumatische Ereignis erinnern (Williams 1984). In einer Untersuchung von Loftus et al. berichteten 19% der Frauen über eine voll-ständige Amnesie, und 12% über eine partielle (Loftus et al. 1994). In einer Untersuchung mit 440 Frauen nach sexualisierten Gewaltdelikten berichte-ten 56% über partielle Amnesien (Briere et al. 1993).

Die wohl beste Beschreibung über die Wirkung der Triggerphänomene fin-det sich im Buch „Das verfolgte Selbst" wo bereits der Titel das Problem klar umreisst (Van der Hart et al. 2008). Menschen mit Traumafolgestörun-gen werden immer wieder durch die alten Erinnerungen eingeholt. Dies hat auch Richard Kluft in seinem Buch „Shelter from the Storm" beschrieben, wenn er die wichtigste Aufgabe der Therapie formuliert: Schutz und Hilfe-stellung (Kluft 2013). Therapeutinnen und Therapeuten müssen ihren Pati-entinnen und Patienten wirkungsvolle Copingstrategien vermitteln, wie sie auf Triggermechanismen reagieren können.

Schutzfunktion

Der Dissoziation kommt in der Traumabewältigung eine Schutzfunktion zu, welche nicht ohne weiteres aufgegeben werden kann. Therapeutinnen und Therpeuten dürfen deshalb nicht erwarten, dass der Heilungsprozess bei Traumafolgestörungen reibungslos verläuft. Die Dissoziation dient der Bewältigung von unfassbaren Lebensrealitäten, insbesondere wenn die traumatischen Erfahrungen die primären Bindungsfiguren betreffen, die eigentlich dem Kind Schutz vermitteln sollten.

„Die pathologische Umwelt, die mit der Missbrauchssituation in der Kindheit besteht, erzwingt die Entwicklung aussergewöhnlicher Fähigkeiten" (Herman 2003, p. 135). Auch wenn sich im späteren Leben viele dieser Copingmechanismen als dysfunkional erweisen, bedeutet dies nicht, dass sie sinnlos waren. Immerhin haben sie dem Kind geholfen, zu überleben. Das Kind musste einen Weg finden, sich in einer bedrohlichen Umgebung sicher fühlen zu können – eine ungeheuerliche Anpassungsleistung in diesem Lebensalter! Die Zeit der Inquisition und der Hexenverbrennung ist noch nicht so lange her, und so aufgeklärt wie wir uns gerne geben, sind wir noch längst nicht. Wie sind denn solche Dinge wie das Heim- und Verdingkinderwesen erklärbar, wenn Fachleute im Verbund mit Behörden und politischen Entscheidungsträgern ungestraft Müttern ihre Kinder wegnehmen konnten und sie völlig schutzlosen und ausbeuterischen Lebensrealitäten aussetzten (Galle 2016)? Betroffene Kinder leben in einem Klima von dauernder Angst und Bedrohung. Nicht verwunderlich, dass die meisten dieser Kinder pathologische Bindungen an diejenigen aufbauen, die sie misshandeln und vernachlässigen. *„Um diese Bindungen aufrechtzuerhalten gefährden sich bereitwillig ihr Wohlergehen, ihre Realität, ihr Leben"* (Herman 2003, p. 137).

Von negativen Bindungserfahrungen betroffene Kinder wachsen in einem Klima der dauernden Bedrohung auf. *„Bemerken misshandelte Kinder Anzeichen für Gefahr, versuchen sie sich zu schützen, indem sie dem Misshandler entweder aus dem Weg gehen oder ihn besänftigen"* (Herman

2003, p. 140). Das Kind lernt zu reagieren, ohne die Gefahr benennen zu können – das hippocampusvermittelte explizite Gedächtnissystem befindet sich erst in Entwicklung, funktionsfähig in diesem Alter ist einzig das amydalavermittelte Gedächtnissystem. Kinder versuchen auszureissen, sich klein und unsichtbar zu machen, sich zu einem Knäuel zusammenzurollen, wie ein Hund oder eine Katze. Judith Herman hat diesen Zustand als *„erstarrte Wachsamkeit"* bezeichnet. Und schliesslich muss das Kind auch immer wieder erleben, dass niemand da ist, der es zu schützen bereit ist, weder andere Erwachsene im Umfeld, noch LehrerInnen, noch ÄrztInnen, noch sonst jemand. *„Das Kind fühlt sich seinem Schicksal überlassen, und dieses Gefühl des Alleinegelassenseins ist oft schlimmer als der Missbrauch selbst"* (Herman 2003, p. 141). Solche Kinder sind nicht in der Lage, sich selbst zu trösten – sie sind deshalb mehr als andere auf Zuspruch, Trost und Geborgenheit von aussen angewiesen – womit in der Regel das Schicksal wie in einer griechischen Tragödie seinen Lauf nimmt, und das Kind oder später die erwachsene Person erneute Gewalt und sexualisierte Übergriffe erlebt.

Recovered Memories (wiedergefundene Erinnerungen)

Das Kind wie vorhin beschrieben muss die Realität verleugnen und „vergessen" was geschehen ist oder was geschieht. Da beim Kind der hippocampusvermittelte explizite Gedächtnisspeicher erst in Entwicklung ist, können unter Zuhilfenahme von dissoziativen Zuständen (siehe Schutzmechanismen) Gedächtnisinhalte im impliziten Gedächtnis abgespeichert werden; diese Inhalte stehen zunächst nicht als abrufbare und erinnerbare Inhalte zur Verfügung, wie es beim expliziten Gedächtnis der Fall wäre, womit die Person mit diesen Erfahrungen nicht weiter konfrontiert ist. Solche Erinnerungen können somit nicht bewusst abgerufen werden – auch später nicht. In bestimmten Situationen, durch Triggerphänomene, kann es jedoch zu einer Aktivierung dieser Inhalte kommen. In den meisten Fällen sind solche *recovered memories* adäquat und zutreffend. Dissozierte Gedächtnisinhalte können insbesondere auch unter therapeutischen Bedingungen auftauchen, weil die therapeutische Situation durch ihre Nähe und Intimität zu einer signifikanten Bindungserfahrung wird, welche dann paradoxerweise zu einer Reaktivierung von traumatischen Erinnerungen führen kann. Das gleiche gilt übrigens auch für Liebesbeziehungen, wie im nachfolgenden Beispiel dargestellt.

Eine 24-jährige Krankenschwester kontaktierte mich in meiner Praxis. Sie war beunruhigt und besorgt über ihre Situation. Vor rund eineinhalb Jahren hatte sie sich mit einem tollen Mann verheiratet. Die beiden waren bis über beide Ohren ineinander verliebt gewesen, und hatten intensive sexuelle Kontakte genossen. Jetzt war alles vorbei. Sie konnte es nicht mehr ertragen, wenn er mit ihr Sex haben wollte; sie ertrug keine Berührungen und keine Blicke. Wieso verstand sie nicht.

An der letzten Silvesterparty waren bei ihr plötzlich Erinnerungen aufgetaucht. In der ausgelassenen und fröhlichen Stimmung beim Feiern tauchten Bilder und Geräusche auf – als würde es jetzt geschehen. Sie hörte ihren Grossvater schwer atmen und stöhnen, fühlte seinen Körpergeruch. Als Jugendliche wurde sie wiederholt von ihm vergewaltigt. Sie hatte diese Erinnerungen völlig vergessen – jetzt wo sich die Erinnerungen in ihr Bewusstsein drängten, war alles sternenklar. Niemand hatte damals diese Geschichte mitbekommen. Der Grossvater lebte inzwischen mit Demenz in einer Pflegeeinrichtung.

Was die junge Frau zunächst nicht verstand, war ihre jetzige sexuelle Inappetenz. Sie liebte ihren Mann, sie wollte das Leben gemeinsam mit ihm verbringen und Kinder haben. Jetzt hatte sie Angst ihn zu verlieren. Sie verstand das nicht – die Geschichte mit dem Grossvater war doch so lange her! Ich erklärte ihr geduldig die Zusammenhänge – ihre impliziten Erinnerungen an die Inzesterfahrung waren immer da, jedoch durch die Verliebtheit zu Beginn der Beziehung war der Wunsch nach intimen Kontakten stärker als ihre Angst und Verletztheit. Nun hatten wieder die Erinnerungen überhand genommen – ich verwies sie auf das Buch *„Das verfolgte*

Selbst", in dem die Verfolgung durch die Vergangenheit thematisiert wird. Und dann erklärte ich ihr, was wir über vergessene Erinnerungen wissen, über Amnesien, und unter welchen Bedingungen solche Erinnerungen wieder auftauchen können. Nachdem sie endlich die volle Wahrheit akzeptieren konnte, war sie auch bereit für sexualmedizinische Interventionen unter Einbezug des Partners, welche ihr schlussendlich mithalfen, ihre Blockaden zu überwinden. Sie lernte ihren Körper und denjenigen des Partners zu lieben und sexuelle Erregung zu geniessen.

Sie konnte nun auch die Bedeutung der Schutzfunktion von dissoziativen Phänomenen besser verstehen – die Nichterinnerung hatte sie jahrelang vor schmerzhaften und peinlichen Erinnerungen geschützt. Sie fragte sich schliesslich auch, ob ihre Mutter nicht auch Opfer sexualisierter Gewaltdelikte geworden war, womöglich durch den gleichen Täter, also ihren eigenen Vater, und ob dies der tiefere Grund dafür war, dass sie der Mutter nie etwas sagen konnte, respektive dass die Mutter nie wagte, Fragen zu stellen. Dies öffnete in der Folge die Türe zu schmerzhaften Auseinandersetzungen, nachdem sie ihre Mutter mit dem Verdacht konfrontiert hatte und ihr schliesslich auch die volle Wahrheit gestehen konnte. Ihre Vermutung bestätigte sich vollends: ihr Grossvater hatte auch seine eigene Tochter, ihre Mutter, wiederholt vergewaltigt. Die Mutter hatte nie den Mut gefunden, mit jemandem über die Vergangenheit zu sprechen – erst als ihre Tochter das Schweigen brach, konnte auch sie zu sprechen beginnen. Die Mutter hatte immer um die sexuellen Übergriffe gewusst, ging jedoch davon aus, dass der Grossvater nun als alter Mann keine sexuellen Delikte mehr begehen würde.

Richter funktionieren wie andere Menschen auch – sie können einem Opfer Glauben schenken oder nicht. Im Strafverfahren müssen sie einer Regel folgen: der Beweis muss zweifelsfrei erbracht werden (*the proof must be beyound reasonable doubt*). Ist dies nicht der Fall, müssen Richter Täter nach dem Grundsatz „*in dubio pro reo*" freisprechen. Die Vorstellung dessen was möglich ist, beeinflusst das Denken von Richtern genau so, wie es das Denken anderer Menschen beeinflusst. Damit Richter Betroffene verstehen können, müssten sie ihnen zuhören – nicht in einem Gerichtssaal, womöglich in Anwesenheit des Täters, sondern in einer vertrauensvollen Umgebung. Unmöglich? Zur Aufklärung prägte Immanuel Kant 1784 den Ausspruch *sapere aude* (brauche deinen Verstand) – es ist nicht ausgeschlossen, dass dieser Leitgedanke eines Tages auch bei den Juristinnen und Juristen ankommt (siehe therapeutic jurisprudence).

Unterschiedliche körperliche Zustände je nach Teil-Identität

„We are not born into this world with a single unified personality. Rather the infant research data indicate that we come organized as a basic set of behavioral states with the capacity to generate new states and develop and modify complex sequences of behavioral state" (Putnam 1989, p. 101).

Wir tendieren dazu, dissoziative Probleme als mentale Phänomene zu verstehen. Könnte es auch sein, dass sie sich auch auf körperlicher Ebene auswirken? Dies ist zumindest vor dem in diesem Werk postulierten Hintergrund der Einheit von Körper und Psyche eine interessante Frage. Eine Folge der Dissoziation ist die Fähigkeit, Dinge „getrennt" zu halten: „[...] *dissociative disorder means an incredible ability to compartmentalize one's mind* [...]" (Hunter 2004, p. vii). Auf deutsch könnte man dies übersetzen mit: *aufgliedern, Bereiche bilden*. Dissoziation bedeutet ja nicht, dass gewissermassen zwei Wesen in ein und derselben Person beheimatet sind (wie dies der frühere Ausdruck Multiple Persönlichkeit fälschlicherweise suggerieren mag), sondern er bedeutet: *nicht miteinander verbunden*. Die einzelnen Teile führen sozusagen ein Eigenleben – aber sie bleiben Teile eines Ganzen. Diese einzelnen Teile werden *ego states* (nach dem Ehepaar Watkins) genannt. Das sind Dinge, die wir alle kennen – je nach sozialem Kontext verhalten wir uns so oder so; im professionellen Alltag sind wir nicht die Gleichen, wie beim Snowboarden oder in der Disco.

Wo die Grenzen zwischen den verschiedenen *ego states* fliessend sind, entsteht kein Problem; wenn sich die einzelnen Anteile jedoch fremd sind, richtiggehend getrennt durch undurchdringliche Barrieren, haben wir das Vollbild von dissoziativen Störungen. Die Dissoziation wird als eine Anpassung an „unlösbare" Bindungsbedingungen verstanden, wo das kleine Mädchen am Osterbrunch bei Anwesenheit der erweiterten Familie so tun muss, als wäre alles in Ordnung.

Was, wenn nun die Verbindung zwischen einzelnen *ego states* und Körper oder zwischen einzelnen körperlichen *states* untereinander nicht mehr gegeben ist? Briquet veröffentlichte 1859 die erste empirische Untersuchung über die Hysterie. Er war der Ansicht, dass die Hysterie in Zusammenhang mit einer Vorgeschichte von extremer Belastung steht. Die Beschreibungen von Briquet bilden die Grundlage der heutigen Diagnostik von Somatisierungsstörungen (Van der Kolk 2000, p. 182). Pioniere wie Putnam, Kluft und Bliss haben schon in den 1980er Jahren erkannt, dass es ein auffälliges Patientenprofil gibt: *„Die Betreffenden leiden gewöhnlich unter zahlreichen psychiatrischen, neurologischen und medizinischen Symptomen, bei ihnen sind die verschiedensten Diagnosen gestellt worden, und sie sprechen auf die Standardbehandlung für die gestellten Diagnosen nicht an"* (Putnam 2003, p. 82).

Patientinnen und Patienten mit unerklärlichen somatischen Befunden resp. funktionellen Störungen sollten Ärztinnen und Ärzte an dissoziative Phänomene denken lassen. Marlene E. Hunter hat in ihrem Buch die Symptome aufgelistet (Hunter 2004), die in erster Linie in Frage kommen (mit Ergänzungen Werner Tschan):

- Allergien
- Sehstörungen
- Ulcerationen im Mund-Rachenbereich
- Würg- und Globusgefühle
- Zahn- und Kauschmerzen
- Bruxismus (Zähneknirschen)

- Emetophobie
- Wechselnde Gehörprobleme
- Schlafstörungen
- Albträume
- Erschöpfungsgefühle

- Asthma
- Infekte der oberen Luftwege
- Thoraxschmerzen
- Lufthunger

- Unregelmässiger Puls (gehäufte Extrasystolen)
- Vorhofflimmern
- unregelmässiger Blutdruck
- ausgeprägtes Herzklopfen
- Herzneurosen

- Essstörungen (Anorexie, Bulimie, Adipositas, exzessive einseitige Ernährung)
- Übelkeit (Nausea)
- Unerklärtes Erbrechen
- Reizdarm-Symptome
- Colitis
- Verstopfung / Diarrhöe
- Magen- und Bauchbeschwerden
- Rektale und anale Beschwerden

- Sexualmedizinische Störungen (fehlende Libido, Anorgasmie, erektile Dysfunktion, etc.)
- Beckenschmerzen
- Schmerzen im Urogenitalsystem
- Blasenschwäche
- Amenorrhöe, Menstruationsbeschwerden
- Schwangerschaftsprobleme

- Schmerzen im Skelettsystem, Gelenkschmerzen
- Fibromyalgie
- Weichgewebe-Schwellungen
- Muskelkrämpfe
- Gangstörungen und Bewegungsstörungen
- Störungen der Greiffunktion
- Körperbildstörungen
- Dermatologische Affektionen (Neurodermitis, Psoriasis, etc.)

- (psychogene) Anfälle
- Tics und Zuckungen
- Zittern (Tremor)
- Schwindel
- Ohnmachtsanfälle

- Störungen der endokrinen Funktionen

Es hilft Traumabetroffenen nicht weiter, wenn ihre Beschwerden als funktionell oder als psychosomatisch bezeichnet werden – allen diesen Diagnosen haftet ein negativer Unterton an: psychisch; und psychisch heisst irgendwie unfähig, schwach, selber schuld, und dergleichen mehr. Häufig folgen unnötige und oft zusätzlich traumatisierende Abklärungen, Untersuchungen, Erklärungsversuche, medikamentöse Verschreibungen bis zu chirurgischen Eingriffen. Im Grunde ist alles psychosomatisch wie die erfahrene Hausärztin Hunter dies formuliert hat: *„Psychosomatic just means mind-and-body, and everything is psychosomatic because we are not disconnected at the neck: anxiety is reflected in muscle tension; pain is reflected in emotional distress"* (Hunter 2004, p. 2).

Durch die Ergebnisse der ACE-Studie und den Erkenntnissen über die epigenetischen Regulationsmechanismen ist die Medizin ohnehin gezwungen, ihre Krankheitskonzepte fundamental zu überdenken (Felitti et al. 2010; Tschan 2013; Yang et al. 2013). Hausärzte und Notfallmediziner sollten

nach den Erfahrungen von Hunter bei „dicken und umfangreichen Krankengeschichten" besonders aufmerksam im Hinblick auf die zugrundeliegenden
Krankheitsursachen sein (Hunter 2004, p. 11):

- Widersprüchliche Laborbefunde und Untersuchungsbefunde
- Gegenübertragungsgefühle
- Unzählige Abklärungen und Überweisungen
- Polymedikation
- Inkonsistenz in Bezug auf Ernsthaftigkeit der Beschwerden (muss not-
  fallmässig Termin haben und wenn in Konsultation ist alles verflogen ...)
- Vergessen von Terminen oder zu nicht vereinbarten Zeiten erscheinen
- Besorgniserregender familiärer oder sozioökonomischer Hintergrund
- Zurückliegende vielsagende Eintragungen in der Krankengeschichte
  (die meist vergessen gehen)
- Katastrophenneigung der Patientin oder des Patienten

Spektrum von dissoziativen Phänomenen

Seit dem 19. Jahrhundert wird in Zusammenhang mit dissoziativen Störungen immer wieder die Frage diskutiert, ob Dissoziationen in einem Kontinuum vorkommen, welches von einfachen Dissoziationen bis zu den schweren Persönlichkeitsstörungen reicht. Nach allem, was wir inzwischen über
die Entstehung von dissoziativen Zuständen wissen, ist eine Dissoziation
stets Ausdruck eines pathologischen Geschehens im Sinne einer fehlenden
Integration in der Folge von traumatischen Ereignissen. Diese Integration
unterschiedlicher *ego states* kann nicht einfach willentlich vollzogen werden, wie dies bei Abschweifen des Bewusstseins, etwa beim Autofahren,
am Computer, beim Lesen, bei Tagträumen, etc., geschehen mag. Eine
peritraumatische Dissoziation angesichts grosser Gefahr geschieht nicht
willentlich, sondern „automatisch", wie dies schon Pierre Janet beschrieben
hatte. Auch wenn bekannt ist, dass einzelne DID-Betroffene wissen, wie sie

von einem Zustand in einen anderen switchen können, heisst dies nicht, dass dies willentlich geschieht.

Die lange anhaltenden Kontroversen über die Ätiologie des Störungsbildes müssen nicht überraschen, waren doch die Fachleute bis 1980 nicht in der Lage, die traumatische Ursache von Beschwerdebildern zu erkennen – es fehlte ihnen an einer entsprechenden Begrifflichkeit. Noch deutlicher wird dies in Zusammenhang mit Bindungsstörungen (attachment disorders), welche sich bis heute nicht in diagnostischen Termini niedergeschlagen haben. Es sei auch daran erinnert, dass die Bindungstheorie zunächst einen schweren Stand hatte – auch wenn sie inzwischen auf breite Akzeptanz stösst. Ohne derartige theoretische Modelle können Störungen nicht korrekt eingeordnet werden, resp. werden sie als Ausdruck von x-beliebigen Dingen verstanden, wie dies wohl bei den dissoziativen Zuständen lange der Fall war, die als Bessenssenheit durch Geister oder durch Reinkarnationsphänomene (Ellenberger 1980) gedeutet wurden. Etwas wissenschaftlicher tönte es dann im Laufe des 20. Jhdts., als man von einer Lateralisation (Rechts-/Linksfunktionen des Gehirns) psychischer Zustände resp. vom *Syndrom der getrennten Hemissphären* sprach.

Die Möglichkeit mit dissoziativen Phänomenen zu reagieren, hat mit unseren Anlagen resp. der Gehirnorganisation zu tun, dies legt zumindest die Neurobiologie nahe. Wir werden nicht als ausgereifte Persönlichkeit geboren, sondern die Persönlichkeit entwickelt sich – nach allem was wir wissen durch Integration verschiedener Teil-Aspekte. Das Gedächtnis ist auch keine Einheit, sondern wir verfügen über verschiedene Gedächtnissysteme, wobei die beiden wichtigsten, das phylogenetisch ältere, das implizite amygdalavermittelte Gedächtnissystem, bereits bei Geburt voll funktionsfähig ist, während sich das phylogenetisch jüngere, das explizite hippocampusvermittelte Gedächtnissystem, erst im Laufe der Zeit voll entwickelt. Der zentrale Arbeitsspeicher für Bindungserfahrungen stellt das IWM dar, welches sich beim einjährigen Kind entwickelt. Der Säugling ist auf eine versorgende Umgebung angewiesen – versagen die externen Affektregulatoren, wird die Entwicklung beeinträchtigt und die Integration mentaler Zustände kann erschwert bis verunmöglicht sein. Der dissoziative Zustand bedeutet für viele Kinder die Rettung (wenigstens innerlich) vor unerträglichen Daseinszuständen.

Der Mensch hat auf der anderen Seite eine erstaunliche Resilienz in der Bewältigung von negativen Erlebnissen – anders wäre das Überleben der Spezies nicht möglich. Nicht jedes harrsche Wort von Eltern führt geradewegs zu einer DID. Die Traumen, von denen hier die Rede ist, übersteigen oft jede Vorstellung (Van Derbur 2013 als ein Beispiel). „Von dissoziativen Bewusstseinszuständen ist seit langem bekannt, dass sie als Anpassungsreaktion auf akute Traumata fungieren können, denn sie ermöglichen 1) die Flucht aus den Beschränkungen der Realität, 2) die Ausgrenzung traumatischer Erinnerungen und Affekte in einen Bereich ausserhalb des normalen Bewusstseins, 3) die Veränderung oder Loslösung des Selbstgefühls (so dass jemand anders oder ein depersonalisiertes Selbst das Trauma erlebt), und 4) die Neutralisierung des Schmerzempfindens" (Putnam 2003, p. 77).

Im DSM 5 werden fünf unterschiedliche Störungsbilder beschrieben:

- Dissoziative Amnesie
- Dissoziative Fugue
- Depersonalisation
- DID (Dissociative Identity Disorder)
- DDNOS (Dissociative Disorder not otherwise specified)

Das am häufigsten genannte Symptom von DID Patientnnen und Patienten ist Depression (Putnam 2003, p. 83). Putnam hat darauf hingewiesen, dass das Krankheitsbild der DID in den meisten Fällen erst im dritten oder vierten Lebensjahrzehnt, oft nach zahlreichen Fehldiagnosen und fehlgeleiteten Behandlungsversuchen, richtig erfasst wird. Kluft hat berichtet, dass das klinische Erscheinungsbild von dissoziativen Störungen mit dem Alter variiert, und dass die deutlichsten klinischen Manifestationen im 3. und 4. Lebensjahrzehnt zu finden sind (Kluft 1985).

Missverständnisse

Über Traumafolgestörungen kursieren allerlei Missverständnisse und falsche Ansichten. Viele der heute tätige Fachleute haben nicht gelernt, in diesen Kategorien zu denken, wie sie die Neurowissenschaften vermitteln. Oft ist bei Traumafolgestörungen die Rede von Modediagnosen. Opfern wird unterstellt, sie übertreiben, oder lügen gar – in Anlehnung an die überholte Auffassung in Bezug auf hysterische Beschwerden. Beissende Kritik an den Verfechtern des Konzeptes von Traumafolgestörungen hat Exponenten des Faches abgeschreckt, sich in dieser Thematik zu engagieren. Putnam hatte bereits vor Jahren darauf hingewiesen: *„Es ist eigenartig, dass in einer Zeit, in der mit jeder neuen Ausgabe des Diagnostic and Statistical Manual of Mental Disorders (DSM) neue Syndrome auftauchen und alte verschwinden, ausgerechnet die [...] DID, eines der ältesten bekannten psychiatrischen Phänomene, immer wieder ihre Existenz unter Beweis stellen soll, während andere, gerade erst neu definierte Störungen ohne grosse Umstände akzeptiert werden"* (Putnam 2003, p. 54). Zunächst wurde argumentiert, die DID sei ein Artefakt der Hypnose. Dann wurde in der weiteren Folge die Traumasymptomatik auf suggestives Verhalten von Therapeutinnen und Therapeuten zurückgeführt, besonders bei DID. Schliesslich wurde von zahlreichen Fachleuten die Existenz eines derartigen Störungsbildes rundweg negiert (obwohl die Diagnose seit 1980 im DSM und seit 1991 im ICD aufgeführt wird). Alles Einbildung, Simulation, Aggravation oder eine Folge eines fehlenden Willens.

- DID existiert nicht wirklich
- Der Mensch hat nur ein Gehirn, folglich können da nicht zwei „Personen" existieren
- DID ist eine Erfindung von Therapeutinnen und Therapeuten
- DID ist bloss gespielt (wie ein guter Schauspieler)
- Die Person will bloss Aufmerksamkeit erheischen

In psychiatrischen Kliniken werden DID-Betroffene oft als schizophrene Störungen verkannt und falsch behandelt. Viele DID-Betroffene hören

Stimmen – die dann fälschlicherweise für auditive Halluzinationen gehalten werden.

„Zweifel ist ein essentieller Bestandteil der Wissenschaft" (Oreskes et al. 2014, p. 27). Die Geschichte der Psychotraumatologie lernt uns jedoch auch, wie diese Zweifel in vielen Fällen instrumentalisiert werden – bei sexualisierten Gewaltdelikten ist die Aussage des Opfers oft der einzige Beweis im Gerichtsverfahren. Gelingt es der Verteidigung, die Glaubwürdigkeit des Opfers in Zweifel zu ziehen, ist der Ausgang des Verfahrens entschieden. Viele Wissenschaftler haben sich im Laufe der Jahre für ihre Dienste grosszügig entschädigen lassen – indem sie mit Zweifeln argumentierten, die nie ganz auszuräumen sind. Naomi Oreskes und Erik Conway haben in ihrem Buch *„Merchants of Doubt"* (2010) aufgedeckt, wie die Wissenschaft zur Durchsetzung bestimmter Interessen genutzt wurde – für die Traumafolgestörungen lässt sich dies seit der Publikation des ersten Werkes durch Tardieu im Jahre 1857 nachzeichnen (Tschan 2005).

Die grosse Kunst in der Behandlung von Traumafolgestörungen ist die optimale Balance zwischen traumasensitivem Zugang und Überengagement zu finden (*„walking the tightrope between giving good care and getting overinvolved"* (Hunter 2004, p. xiv).

8   Körpererinnerungen versus kognitive Erinnerungen

„The body, for a host of reasons, has been left out of the talking cure" (Ogden et al. 2006, p. XXVII).

Die Dissoziation kann auch die Verbindung zwischen Psyche und Körper beeinflussen. Wir sprechen dann von somatoformer Dissoziation. Im amerikanischen DSM werden die somatoformen Dissoziationen unter *somatization disorder* resp. *conversion disorder* subsummiert, während in der ICD die dissoziativen Störungen inklusive die somatoforme Dissoziation im gleichen Kapitel untergebracht sind. Da Psyche und Soma wie eingangs dieses Werks festgehalten bloss menschlich geschaffene Begriffe sind, welche keineswegs der Realität entsprechen, bleibt letztlich diese Unterscheidung fragwürdig. Das wir hier diesen Aspket trotzdem behandeln, hat damit zu tun, dass die somatoformen Dissoziationen oft übersehen werden, weil viele Forscher und Praktiker einseitig nur an psychoforme Dissoziationen denken. Es wiederholt sich hier der gleiche Fehler wie bei der PTSD, wo die körperlichen Symptome bisher mit keinem Wort in den Diagnosemanuals erwähnt werden. Ich weiss nicht recht, woran es liegt, dass der Körper in der Psychiatrie stets *„vergessen"* wird, wie umgekehrt die Psyche in der somatischen Medizin keinen Platz hat. Hilfreich ist diese Form der *„Dissoziation"* jedenfalls nicht.

Eine erste zaghafte Annäherung brachte der Versuch von somatisch tätigen Ärzten, als sie die Psychosomatik erfanden, und immerhin einräumten, dass die Psyche offenbar den Krankheitsverlauf vieler Störungsbilder mitbestimmt. Viele Mediziner machten dabei jedoch einen Überlegungsfehler, als sie die Konzepte von Infektionsentstehungen und/oder Organversagen auf die Einwirkung psychischer Faktoren zu untersuchen begannen. Das *„Psychische"* blieb der Somatik weiterhin fremd – die sich als die wahre Medizin begreift, während die Psyche als notwendiges Anhängsel gesehen wird. Das Interessante an den dissoziativen Störungen liegt auch darin begründet, dass das Störungsbild unsere Vorstellungen von Leib-Seele durcheinander bringt und neue theoretische Konzepte erfordert, ohne die man die Problematik nicht verstehen kann. Vielleicht gilt ja das therapeutische Axiom, wo Dissoziation war, soll Integration (Zusammenführung, Verbindung) werden, auch für das Verhältnis zwischen Medizin und Psyche als zwei Seiten einer Medaille, die sich gegenseitig bedingen, und wo beide Seite sich auf Augenhöhe begegnen. Jedenfalls sind Körpererinnerungen so real wie kognitive Erinnerungen – beide können sie das menschliche Verhalten entscheidend prägen.

Schon früh hatte der Heidelberger Psychosomatiker Viktor von Weizsäcker (1886 – 1957) auf einen wichtigen Zusammenhang hingewiesen: *„Was wir im Bewusstsein verbannen (den Konflikt), wird (als Symptom) im Körper wirksam, und was wir ins Bewusstsein ziehen, verliert an seiner leiblichen Kraft"* (zit. in Rüegg 2001, p. 24).

Erfahrungen schlagen sich nicht bloss im Zentralen Nervensystem nieder, sondern werden beispielsweise auch epigenetisch auf Ebene der einzelnen Zelle weitergegeben. Spätestens hier müsste der somatisch denkende Arzt aufhorchen; noch deutlicher wird die empidemiologische Sprache der ACE-Studie, welche völlig neue Paradigmen der Krankheitsentstehung einfordert, die noch nicht einmal in Ansätzen vorhanden sind. Wie können negative Kindheitserlebnisse die Lebenserwartung signifikant verkürzen? Wir wissen von der ACE Studie, dass ab einem Score von 6 und mehr eine Verkürzung der Lebenserwartung von über zwanzig Jahren resultiert (Felitti et al. 2010). Welche Noxen – um in der Sprache der Somatik zu bleiben – wirken hier?

Sensorimotorische Psychotherapie

Theoriehypothesen und Erfahrungen sowohl der traditionellen Therapieverfahren und Körperpsychotherapie (body psychotherapy) werden bei diesem Ansatz integriert (Ogden et al. 2006). *„Körpererinnerungen"* können sich in Form körperlicher Zustände und Reaktionen, Reaktionen des Autonomen

Nervensystems oder unwillkürlichen Bewegungen äussern. Wer ernsthaft am Zusammenhang zwischen traumatischen Erfahrungen und körperlichen Reaktionen zweifelt, sei einerseits auf die epigenetischen Regulationsvorgänge und andererseits auf die Ergebnisse der ACE-Studie verwiesen. Die wenigsten Psychiaterinnen und Psychiater führen eine körperliche Untersuchung ihrer Patientinnen und Patienten durch. *„Bei der DID gibt es jedoch mehrere Gründe, die eine körperliche oder zumindest eine neurologische Untersuchung der Patienten als ratsam erscheinen lassen und die für den Nutzen einer solchen Massnahme beim Erstellen der Diagnose sprechen"* (Putnam 2003, p. 115). Zum einen hilft eine körperliche Untersuchung allfällige Komorbiditäten zu erkennen, insbesondere neurologische Erkrankungen, Tumoren, Stoffwechselerkrankungen und Schädelhirnverletzungen sowie Selbstverletzungen (Schnitte, Verbrennungen, etc.), und schliesslich können Narben von frühkindlichen Verletzungen erkannt werden.

Psychoedukative Zugänge (top-down Strategien) nutzen die kognitiven Fähigkeiten (Bedeutung und Verständnis für Zusammenhänge), die mithelfen können, die körperlichen Reaktionen besser einzuordnen. Dazu ein Beispiel aus meiner Praxis: Ein etwas über 40-jähriger Mann wird durch seinen Hausarzt für eine traumafokussierte Abklärung und Behandlung überwiesen. Das erste, was er auf meine Frage antwortet, was ihn hier zu mir führe: *„Ich spinne. Ich bin nicht mehr mich selbst. Ich kann nicht mehr schlafen, wache nachts wegen jeder Kleinigkeit auf und finde keine Ruhe mehr. Wenn sich der Vorhang im Schlafzimmer bewegt, bin ich sofort hellwach und habe rasendes Herzklopfen. Auf der Strasse schrecke ich wegen jedem Geräusch zusammen. Ich fühle mich wie verfolgt. Die kleinste Bewegung hinter mir lässt mich zusammenzucken. Was soll ich denn tun? Was ist los mit mir?"*. Der Mann war Geschäftsinhaber und hatte vor wenigen Tagen einen Raubüberfall erlebt. Ein maskierter Täter zwang ihn mit vorgehaltener Waffe zur Herausgabe von Schmuck. Nach wenigen Sitzungen fühlte sich der Mann wieder wohler und konnte seine körperlichen Reaktionen besser handhaben.

Umgekehrt können bottom-up Zugänge ausgehend von körperlichen Reaktionen das Verständnis für komplexe Zusammenhänge wecken. Eine Frau litt an körperlichen Beschwerden, manchmal auch Schmerzen wechselnder Intensität. Sie wandte sich wiederholt an ihren Hausarzt. Eines Tages fühlte sie sich regelrecht überrumpelt, als der Arzt sie fragte, ob sie in ihrer Kindheit schlimme Dinge erlebt habe. Er erklärte ihr, dass er manchmal bei Missbrauchsopfern solche Beschwerdebilder sehe. Die Frau fing an zu weinen. Ohne weiteres Nachfragen überwies der Arzt die Frau an mich für eine traumafokussierte Therapie. Nach vielen Sitzungen erzählte sie, dass sie schon lange bei diesem Hausarzt in Behandlung gestanden habe, und dass er sich schon mehrmals danach erkundigt habe, ob sie eine belastete Kindheit gehabt habe. Sie habe immer gewusst, wie antworten. Nie habe er so wie jetzt gefragt, indem er ihre Symptome in Zusammenhang gebracht habe mit dem was ihr angetan wurde.

Voraussetzung für eine Integration der körperlichen Symptome in den therapeutischen Prozess ist eine gute Vertrauensbasis zwischen Klientin/Klient und Therapeutin/Therapeut. *„The client's body language typically conveys these powerful themes long before the client can articulate the unformulated or undifferentiated thoughts or feelings"* (Ogden et al. 2006). Das oberste Ziel jeder traumasensitiven Behandlung ist die Erweiterung der integrativen Kapazität der Klientin resp. des Klienten – die Wahrnehmung der körperlichen Reaktionen und deren Interpretation geschieht deshalb prioritär. Die aktuelle Situation und die Symptomentstehung werden gemeinsam detailliert untersucht – eine Technik, die Janet als *„presentification"* bezeichnete. Wenn Betroffene merken, dass sie plötzlich in der Lage sind Dinge zu tun ohne dass die beängstigenden Körperwahrnehmungen auftauchen, breitet sich regelmässig ein Glücksgefühl aus. Das Gefühl, endlich etwas erreicht zu haben, was lange Zeit als unerreichbar galt.

Neuropsychoimmunologie

Ader und Cohen begründeten mit ihren Tier-Experimenten die Neuropsychoimmunologie-Forschung Mitte der 1970er Jahren (Ader et al. 1975). Grundlage bildete die Erkenntnis, wie das Gehirn auf das Immunsystem einwirkt, und umgekehrt wie das Immunsystem auf das ZNS einwirkt. In diesem Werk steht die Frage der Traumafolgestörungen und allfällige Auswirkungen auf das Immunsystem im Zentrum der Betrachtungen. Erste Hinweise für derartige Wechselwirkungen steuerte schon Pasteur 1878 bei, der bei Hühnern unter Stressbelastung eine erhöhte Infektanfälligkeit feststellte. Aber erst die experimentellen Forschungen des US-amerikanischen Psychologen Robert Ader und dem Immunologen Nicholas Cohen legten den Grundstein für das heutige Verständnis. Sie zeigten mit ihren Forschungen die konditionierte Wirkung von Cyclophosphamid auf die Immunabwehr.

Die beiden Forscher spritzten jungen Ratten Schaferythrozyten in die Blutbahn und bestimmten die Immunantwort auf diesen Fremdkörper. Die Verabreichung von Cyclophosphamid, einem immunsuppressiven Wirkstoff, reduzierte die Immunantwort. In einem nächsten Schrtt kombinierten die Forscher das Cyclophosphamid mit Saccharin, einem künstlichen Süssstoff, und konditionierten damit das Immunsystem (analog wie die Pawlow'schen Hundeexperimente). Schliesslich führte die alleinige Gabe von Saccharin zu einer abgeschwächten Immunreaktion. Dieses Paradigma der Beeinflussbarkeit der Immunabwehr wurde in den folgenden Jahren in vielen Versuchen zur Immunkonditionierung angewendet. Autoimmunerkrankungen und Allergien standen im Mittelpunkt dieser Forschungen. Die Befunde, die zeigten, dass das ZNS bei der Immunantwort involviert ist, mehrten sich. *„Überdies werfen* [diese Forschungen] *die interessante Frage auf, inwiefern Erkrankungen wie Heuschnupfen und Asthma nicht nur durch Allergene, sondern auch durch konditionierte Reize hervorgerufen werden könnten"* (Rüegg 2001, p. 96). Bei Patienten mit Angststörungen wurde eine Verringerung der Lyphozytenproduktion beschrieben.

Die Wechselwirkung zwischen Gehirn und Immunsystem wird einerseits über den Vagus (afferente Fasern) und andererseits über die Blutbahn vermittelt. Die Blut-Hirn-Schranke (BHS) bedingt allerdings eine indirekte Steuerung, da das von den Immunzellen freigesetzte Interleukin-1β die BHS nicht durchdringen kann. IL-1β bewirkt an den IL-1β-Rezeptoren des Endothels der Blutgefässe die Freisetzung von Prostaglandin-E_2, eine ent-zündugsfördernde Substanz, welche die BHS durchdringen kann, und nun in der Mikroglia (Immunzellen des Gehirns) zerebrales IL-1β freisetzt. Dies bewirkt im ZNS die typischen Malaisegefühle wie Fieber, Abgeschlagenheit, Appetitlosigkeit, erhöhte Schmerzempfindlichkeit und Wehleidigkeit.

Das Gehirn wirkt über die Hypothalamus-Hypophysen-Nebennierenrinden-Achse und das autonome Nervensystem auf das Immunssystem ein. Gute Lebensgefühle korrelieren mit besseren Funktionsweisen des Immunsys-tems, umgekehrt nehmen Morbidität (Krankheitsanfälligkeit) und Mortalität von Infektionskrankheiten unter psychischen Belastungen deutlich zu. CD45 Zellen bilden die *memory cells* des Immunsystems; CD steht für Clus-ter of Differentiation (membrangebundene Glykoproteine erlauben diese Unterscheidung). RA Zellen sind „aufgeladen" aufgrund zurückliegender Interaktionen, RO Zellen sind unbeschrieben und stehen zur Verfügung bei neuen Interaktionen. Das Verhältnis zwischen CD45 RA und CD45 RO ist bei Traumabetroffenen gegenüber Nichtbetroffenen verändert.

9 Trauma Model Therapy

Dieser Behandlungsansatz wurde von Colin A. Ross entwickelt. Er ist der Meinung, dass Betroffene mit komplexen traumatischen Erfahrungen in der Regel eine Vielzahl komorbider Störungen aufweisen – die alle gleichzeitig behandelt werden müssen (Ross 2007). Weiter existieren eine ganze Reihe von Besonderheiten, die im Rahmen einer traumafokussierten Behandlung zu klären sind.

Colin Ross hat die grundlegenden Prinzipien der Trauma Model Therapy folgendermassen umrissen (Ross 2007, p. 59):

- Definition of Trauma (wissenschaftliches Verständnis von Trauma)
- Measurement of Trauma (Quantifizieren und Erfassen des Schweregrades)
- Trauma Dose-Response Curves (Ausmass-Reaktions-Verhältnis)
- Developmental Susceptibility (entwicklungsbedingte Anfälligkeit)
- The Threshold Principle (Reizschwelle)
- Priming (Bahnung von Reizen)
- The Noxious Effect of Active Disease (krankheitsbedingte gesundheitsschädigende Effekte)
- Heterogeneity within diagnostic categories (Unterscheidungsfähigkeit der Diagnosen)
- Selection Bias (Trauma ist Voraussetzung für Traumafolgestörungen)
- Treatment Failures tend to be Trauma Model Cases (traumasensitive Interventionen)
- Treatment Intervention at Different System Levels (Unterschiedliche Interventionsätze je nach Problemkeis)
- Animal Models of Trauma (Tiermodelle, z.B. Trennung Jungtiere von Mutter)
- Diagnostic non-specifity of SSRI (Behandlungseffekte sind unspezifisch)
- When the Perpetrator is a Primary Attachment Figure (Täter ist eine signifikante Bindungsfigur)

Das Trauma Model postuliert ein interaktionelles Geschehen zwischen traumatischem Ereignis und individueller Reaktion. Ob ein Ereignis als traumatisch einzustufen ist oder nicht, ist stets eine Frage der Definition. Zur Erinnerung: Im DSM-5 ist das A Kriterium über vier mögliche Arten von Ereignissen definiert: Exposure to actual or threatened death, serious injury, or sexual violence in one (or more) of the following ways: Directly experiencing the traumatic event(s) ; Witnessing, in person, the event(s) as it occured to others; Learning that the traumatic event(s) occured to a close family member or close friend (In cases of actual or threatened death of a family member or friend, the event(s) must have been violent or accidental); Experiencing repeated or extreme exposure to adversive details of the traumatic event(s) (e.g., first responders collecting human remains; police officers repeatedly exposed to details of child abuse. Die heutige Definition schliesst beispielsweise Bindungstraumen nicht ein: *„From the perspective of trauma therapy, it is trauma to the person's attachment systems during childhood which really counts"* (Ross 2007, p. 61). Vernachlässigung ist wahrscheinlich die häufigste und gravierendste Form von Traumatisierung – sie beruht weitgehend auf einem Nicht-Abdecken der kindlichen Bedürfnisse. Eine *Exposure* im Sinne eines Zufügens negativer Erlebnisse kommt da nicht vor.

Bei Komorbiditäten stellt sich stets die Frage der Ätiologie, beispielsweise haben rund 80% aller Alkoholabhängigkeiten einen traumatischen Hintergrund: *„The trauma model is based on the assumption that trauma is the major etiological contributor in the polydiagnostic patient"* (Ross 2007; p. 71). Wenn auf Ebene der Diagnostik heutzutage ätiologiefreie Ansätze verfolgt werden (siehe Konzeption DSM und ICD), setzt umgekehrt die therapeutische Intervention stets ätiologische Konzepte voraus. Der Ansatz von Ross mit dem *trauma model* bietet hier innovative Möglichkeiten.

Die Bindung an den Täter

Gewalt vollzieht sich in der überwiegenden Zahl aller Fälle im sozialen Nahraum – d.h. zwischen Opfer und Täter besteht oder bestand eine nahe Beziehung. Die Klärung dieser Beziehungssituation vor dem Hintergrund der Bindungstheorie ist eine zentrale Aufgabe jeder Traumatherapie. Betroffene Patienten sind entsprechend aufzuklären.

In der Welt des Kindes sind die Eltern mächtige Schutzfiguren. Die sichere Basis bildet die Voraussetzung der Erkundung der Welt und deren „Inbesitznahme" (siehe die Erkundung des uns umgebenden Raumes). Eltern, welche emotional für das Kind nicht zur Verfügung stehen oder gar das Kind verletzen, abschrecken, abweisen, führen für das Kind zu einem unlösbaren Problem – es wird in einer dauernden Unsicherheit sein, wie Mami oder Papi heute drauf sind. Die meisten Eltern sind nicht durchwegs gewalttätig und harsch mit ihren Kindern – zwischendurch können sie sogar völlig ok sein.

Das Kind muss einen Copingmechanismus entwickeln – um zu überleben. Betroffene bleiben über ihre Gefühle wie mit einer Nabelschnur mit den Tätern verbunden. Es resultiert eine klassische – zunächst unlösbare - *double bind* Situation. Gefühle der Zuneigung sowie der Schutzbedüftigkeit wechseln ab mit Hass, Wut, Gefühle von Verrat, aber auch von defensiven Gefühlen gegen den übergriffigen Elternteil resp. Anklage gegen den versagenden protektiven Elternteil. Das Kind ist dieser Gefühlsachterbahn völiig ausgeliefert und kann nicht verstehen, was mit ihm los ist – lange Zeit kann es auch nicht begreifen, was da eigentlich falsch ist. Das Kind wird den Fehler bei sich suchen (siehe Schuldgefühle).

Die beiden Mechanismen „Identifikation mit dem Aggressor" und „Opferbeschuldigung" (*blaming the victim*) sind Ausdruck der weiter bestehenden Verbindung mit dem Täter. Das Kind hat die Sichtweise des Täters übernommen, die/der immer wieder betonte: *Du bist schuld, Du hast es gewollt, wegen Dir ist das geschehen, ich wollte nur das Beste für Dich*, und dergleichen mehr. Mit der Übernahme dieser Sichtweise gelang es dem Opfer, Konflikte mit dem Täter zu vermeiden – allerdings für einen erheblichen Preis. Diese Erkenntnis löst einen schmerzvollen und beschämenden Prozess des Erkennens aus – oft ist es hilfreich, dass die Therapeutin resp. der Therapeut einmal mehr die Situation des bedürftigen Kindes ausführt, welches auf Zuwendung, etc. angewiesen war, was nun als erwachsene Person so nicht mehr von Nöten ist. Kindliche Bindung ist ein überlebensnotwendiger Mechanismus, welcher tief in der menschlichen Verhaltenssteuerung verankert ist (Panksepp 2008).

Der therapeutische Prozess ist kein geradliniger, stetiger Weg; vielmehr ist es ein Auf und Ab, ein sich annähern und wieder verlieren. Aus diesem Grund wählen viele Fachleute das Bild eines spiralförmigen Prozesses, wo Erkenntnisse immer wieder aus neuen Perspektiven (und geändertem Erfahrungshorizont) gewonnen und integriert werden. Ross und Halpern verweisen in diesem Zusammenhang auf das Leiternspiel (*Snakes and Ladders*), wo sich Erfolge (Glück) und Rückschläge (Misserfolge) ablösen. In dem Zusammenhang ist es auch wichtig festzuhalten, dass niemand die Arschkarte (siehe Schuldgefühle) gezogen hat, wo einem das Schicksal einen beschissenen Lebensweg vorgegeben hat – sondern dass man eben manchmal Pech, aber manchmal auch Glück haben kann. Tränen über das eigene Leid, über die eigene Verzweiflung und Ausweglosigkeit, über die fehlende Liebe und Anerkennung, sind eine adäquate Reaktion.

Scham

Scham ist eines der zentralen Beziehungsemotionen: *„Scham stellt, zusammen mit den Affekten der Schuld und Liebe, den Beziehungsaffekt par exellence dar. Sie ist ihrer Natur nach sozial und relational"* (Tiedemann 2013, p. 131). Um die Bindung mit den gewalttätigen oder sich ablehnend verhaltenden Elternfiguren aufrechtzuerhalten, muss das Kind Defensivstrategien entwickeln – so z.B. dissoziative Reaktionen. Die Dissoziation ist ein Schutz vor Affektüberflutung. Ein Teil der Realität wird verleugnet, abgespalten, als unwirklich erklärt. Dies führt zu einer Beeinträchtigung der Beziehung zu sich selbst und zu eigenen Bedürfnissen und Gefühlen. Die Loyalität zu den Bindungsfiguren verschliesst Betroffenen den Mund. Gleichzeitig hungern diese Kinder nach Liebe, Anerkennung und Wertschätzung von denjenigen Personen, die sie misshandelt und verachtet haben - folglich genau da, wo sie dies zuletzt bekommen werden. Das Bindungsbedürfnis des kleinen Kindes wird zur Scham durch die Nicht-Anerkennung eben dieses Verlangens. Diese *Urscham*, weil das Kind sich als unwillkommen, als abgelehnt erlebt oder in seiner Existenz verachtet wird (Tiedemann 2013), bleibt als Symptom bestehen.

Die Regulierung des Selbst ist nach Traumatisierungen in der Kindheit in Abhängigkeit vom jeweiligen Ausmass und der Dauer mehr oder weniger stark beeinträchtigt: *„Dabei hängt unsere Fähigkeit, uns in uns selbst wohlzufühlen, uns auf andere Menschen einzulassen, Intimität zu erleben und mit den Belastungen des Alltagslebens fertig zu werden, von einer gelungenen Affektregulierung ab"* (Tiedemann 2013, p. 52).

Im Laufe des therapeutischen Prozesses kommt es zu einem *Enactment* der früheren Beziehungsmuster – dies führt dazu, dass äusserst intensive Affekte auftreten. Therapeutinnen und Therapeuten müssen über eine gute Affekttoleranz und Schamtoleranz verfügen, wenn sie mit traumatisierten Personen arbeiten. Der therapeutische Prozess zielt auf eine Überwindung der Dissoziation, was mit anderen Worten bedeutet, dass die ursprüngliche Affektüberflutung wieder (partiell) wirksam wird – Betroffene erleben eine regelrechte Schamüberflutung: *„Scham stellt die grösste therapeutische Herausforderung dar und ist einer der schwierigsten Aspekte, um dissoziierte Selbstzustände zu erforschen"* (Tiedemann 2013, p. 60).

Der Hunger nach Anerkennung führt zu einer Überflutung mit zutiefst verwirrenden und unauflösbar erscheinenden Affekten: *„Scham, dem Affekt, der nicht einen Fehler darstellt, was man getan hat, sondern wer man ist"* (Tiedemann 2013, p. 60).

Schuldgefühle

Schlimme Dinge geschehen, weil ich ein schlechter Mensch bin. Ich habe es nicht anders verdient. Gewaltbetroffene Kinder übernehmen die Wertungen der Misshandler, denen sie schutzlos ausgesetzt sind/waren. Diese Verhaltensweisen wirken wie Gehirnwäsche. Eine 35-jährige Anwältin, die bei mir zur Aufarbeitung von sexualisierter Gewalt in Behandlung stand, meinte, sie hätte ja weglaufen können. Sie wurde als junges Mädchen jeweils während den gemeinsamen Familienferien durch ihren Onkel vergewaltigt. Alle Opfer von Gewaltdelikten, die ich gesehen habe, litten unter Schuldgefühlen. Zu guter Letzt haben sie auch noch Schuldgefühle, weil sie den Vater oder den Onkel in den Knast gebracht haben. Hätten sie geschwiegen, wäre es nicht so weit gekommen, dann müssten sie nun nicht auch noch diese Schuld auf sich nehmen.

„Schuldgefühle motivieren den Patienten eher, diese zu beichten, während ihn Scham motiviert, diese geheim zu halten" (Tiedemann 2013, p. 120). Betroffene müssen im Hier und Jetzt lernen und erkennen, dass nicht *sie* schuld an dem sind, was geschehen ist. Es sind die Täter, welche verantwortlich sind. Die Schuld auf sich zu nehmen, ist für Betroffene auch ein Selbstschutz vor völligem Ausgeliefertsein: *„Die Vorstellung, man hätte es besser machen können, ist unter Umständen leichter erträglich, als sich der Tatsache absoluter Ohnmacht zu stellen"* (Herman 2003, p. 80). Auch vergewaltigte Frauen machen sich Vorwürfe, sie hätten nicht so leichtsinning sein sollen, oder sich mehr wehren sollen – Vorwürfe, die häufig durch gesellschaftliche Vorurteile noch verstärkt werden. *Blaming the victim* meint in diesem Zusammenhang: sie hat es ja gewollt ...

Therapieverlauf

Jede traumasensitive Behandlung verläuft über fünf Stadien (Tschan 2005). Die ersten beiden werden in der Regel kaum gross erörtert, sind jedoch von fundamentaler Bedeutung. Das erste Stadium ist das Erkennen, dass ich Hilfe benötige. Das zweite ist das Erkennen, welche Hilfe nötig ist, was dann das Suchen nach einer geeigneten Fachperson einleitet. Diese Prozesse gehen Hand in Hand und bedingen sich gegenseitig – diese Phase ist sehr störungsanfällig und kann von vielen Rückschlägen und Unsicherheiten geprägt sein. Therapeuten haben zwei grosse Probleme: das eine ist, dass sie dazu tendieren, Diagnosen und Einschätzungen von Vorgängern zu übernehmen (anstatt kritisch zu würdigen); das zweite ist eine Sichtweise, dass eine Patientin oder ein Patient, die/der schon fünf andere Therapeutinnen resp. Therapeuten gesehen hat, notorisch schwierig ist (wenn nicht gar als untherapierbar eingestuft wird). Patiententinnen und Patienten mit komplexen Traumafolgestörungen können ein Lied davon singen (Miller 2014). Ich bestreite ja damit nicht, dass es so etwas wie ein Albatross-Syndrom gibt (Tschan 2005). Wir wissen jedoch aus den katamnestischen Untersuchungen von DID-Patienten, dass es in der Regel mehrere Jahre dauert, bis die korrekten Diagnosen gestellt werden. Viele traumabetroffene Patientinnen und Patienten wurden und werden in Universitätsspitälern und anderen psychiatrischen Krankenhäusern mit anderen Diagnosen aufgenommen und behandelt. Viele Ärzte sehen Traumabetroffene, welche primär wegen somatischer Folgen eine Behandlung aufsuchen – sie werden kaum richtig diagnostiziert, und häufig auch nicht richtig behandelt (Tschan 2013).

Der eigentliche Therapieverlauf kann in drei Phasen unterteilt werden, wie dies schon Pierre Janet formuliert hat. (1) Sicherheit und Symptomstabilisierung, (2) Durcharbeiten und (3) Integrieren. Primäres Behandlungsziel ist die Förderung der Affekt- und Selbstregulation. Dabei gilt der von Allan N. Schore (2012) formulierte Paradigmenwechsel zu beachten: „[...] *dass auf der grundlegendsten Ebene die* [...] *Arbeit der Psychotherapie nicht dadurch definiert ist, was der Therapeut für den Patienten macht oder sagt (linkshemisphärischer Fokus). Stattdessen bestehen die Schlüsselmechanismen darin,* **wie man mit dem Patienten ist** [...] *(rechtshemisphärischer Fokus)"* (Tiedemann 2013, p. 121). (Fett durch Werner Tschan).

Einmalige und kumulative/sequentielle Traumata

In der Traumaforschung werden einmalige von kumulativen resp. sequentiellen Traumata unterschieden.

Typ 1 Trauma - einmaliges Ereignis. Beispiel: Tsunami
Typ 2 Trauma - repetitives Trauma. Beispiel: Kinder als Opfer von sexualisierter Gewalt

Bei Typ 2 Trauma wird auch von komplexen Traumata gesprochen, resp. von Polyvictimisierung.

Von einem kumulativen Trauma wird gesprochen, wenn eine Ansammlung von Ereignissen besteht, die einzeln und für sich genommen bewältigbar wären, jedoch durch die Verknüpfung resp. die Abfolge die individuellen Bewältigungsmöglichkeiten überschreiten. Beispiele sind: Stalking, Mobbing. Es wird auch von sequentieller Traumatisierung gesprochen, ein Begriff der durch Keilson in seiner Promotionsarbeit 1979 an jüdischen Waisenkindern nach der Schreckenszeit des Nazionalsozialistischen Terrors geprägt wurde (Keilson 2005). Dank diesem Konzept verstehen wir heute die Auswirkungen kumulativer Trauma besser, wo regelmässig einzlene Ereignisse für sich genommen kaum eine Traumafolgestörung erklären können; erst in ihrem Zusammenwirken wird das Ausmass erfassbar.

10 Medikation

„Erst wenn die Wahrheit anerkannt ist, kann die Genesung der Opfer beginnen" (Judith Herman 2003, p. 9).

Patientinnen und Patienten mit schweren und komplexen Traumafolgen erhalten oft fälschlicherweise Psychopharmaka, nicht so selten in Unmengen. Man muss sich im Klaren sein, dass bisher keine selektiv wirksamen Psychopharmaka zur Verfügung stehen, welche die cerebrale Verarbeitung von traumatischen Erfahrungen ermöglichen und die resultierenden neuroendokrinen und psychophysiologischen Reaktionen nachhaltig beeinflussen. Am weitesten ist bisher die Forschung von CRF-Antagonisten (siehe Antalarmin, Pexacerfont) vorangekommen – dies verspricht für die Zukunft wirksame Behandlungsmöglichkeiten für Traumafolgenstörungen. Der Corticotropin Releasing Faktor (CRF) wird durch die Hypophyse bei bedrohlichen und gefährlichen Situationen freigesetzt. CRF orchestriert die neuroendokrine und neurophysiologische Stressreaktion. CRF-Antagonisten würden diese Reaktion blockieren – dies würde bei Triggerphänomenen und intrusiven Reaktionsmuster wirksame Behandlungsoptionen ermöglichen.

In vielen Fällen erhalten schwer traumatisierte Patientinnen und Patienten eine Übermedikation. Ich schliesse mich dem Rat von Putnam an, dass nach der Diagnosestellung eine Neubeurteilung erfolgen muss: *„Meist ist es besser, nach Bestätigung der Diagnose sämtliche Medikamente abzusetzen"* (Putnam 2003, p. 199). In vielen Fällen erübrigt sich die Fortsetzung einer psychopharmakologischen Behandlung, weil andere Interventionstechniken zu einer signifikanten Veränderung der Symptomatik beitragen.

Die Wirksamkeit der heutigen Psychopharmaka wird generell überschätzt, wie dies beispielsweise Bessel Van der Kolk am Beispiel der Antidepressiva kritisch anmerkt: *„If they were indeed as effective as we have been led to believe, depression should by now have become a minor issue in our society"* (Van der Kolk 2014, p. 37). Auch andere Kliniker sind der Ansicht, dass die Psychopharmaka bei der Behandlung von Traumafolgestörungen bisher nicht überzeugend sind: *„Insgesamt erweisen sich die Erfolge der Pharmakotherapie als enttäuschend, insbesondere bei der frühen Traumatisierung"* (Olbricht 2004, p. 203). Unter Umständen können sogar iatrogene Verschlechterungen durch die pharmakologische Behandlung resultieren: *„Die Psychopharmakotherapie gehört also zu denjenigen therapeutischen Methoden, die nicht überzeugend sind oder gar schädlich sein können"* (Olbricht 2004, p. 204). Nicht behandelbar mittels pharmakologischer Mittel sind neben der eigentlichen traumatischen Erfahrung das Vermeidungsverhalten, Scham- und Schuldgefühle sowie selbstverletzendes Verhalten, und ebensowenig dissoziative Phänomene.

Mit der pharmakologischen Behandlung werden folgende Ziele verfolgt:

1. Symtomstabilisierung bei Angstreaktionen und depressiver Symptomatik (Nemeroff weist jedoch darauf hin, dass die Symptomstabilisierung bei Traumafolgestörungen nur solange wirkt, wie Antidepressiva eingesetzt werden – eine Überwindung kann ausschliesslich durch traumasensitive Behandlungen erreicht werden).
2. Besserung von Schlafstörungen
3. Reduktion von Intrusionen (versuchsweise können niedrigdosierte Neuroleptica eingesetzt werden; allerdings nur bei vorausgegangener Aufklärung und Zustimmung von Patienten, da off-label-use).
4. Reduktion der Schmerzsymptomatik
5. Reduktion des Hyperarousal durch dämpfende Substanzen (Cave: Vielfach setzen Betroffene Alkohol zu diesem Zweck ein!)
6. Reduktion von aggressiven Verhaltensweisen durch dämpfende Substanzen

Die nachfolgenden Substanzen stehen zur Verfügung und werden in der Behandlung von Traumafolgestörungen eingesetzt, oder werden als mögliche Mittel diskutiert:

Alpha- und Beta-Blocker
Das sind Mittel, welche die Wirkung der adrenergen Stimulation modulieren. Der Beta-Blocker Propranolol reduziert bei der PTSD Intrusionen und den

Hyperarousal, während der Alpha-Blocker Prazosin Albträume reduzieren kann (Friedman 2005). Diese Substanzen entfalten ihre Wirkung einerseits auf Ebene der Amygdala, und andererseits durch Reduktion der adrenergen Symptomatik in der Peripherie (Reduktion von Spannungsgefühlen, Reduktion von Zittern, Reduktion von Erröten, etc.).

CRF-Antagonisten
Substanzen wie Antalarmin und weitere befinden sich derzeit in pharmakologischer Erprobung. Bei Vietnam-Veteranen wurden erhöhte CRF Werte gemessen, die als Hinweis für eine erhöhte Aktivität der HPA-Achse gelten. CRF-Antagonisten blockieren selektiv die CRF-Reaktionen und können dadurch den Auslöser der cerebralen Stresskaskade beeinflussen.

Neuroleptica
Schwere Traumafolgestörungen werden bekanntlich oft als psychotische Reaktionen verkannt und fälschlicherweise mit Neuroleptica behandelt. Eine positive Indikation mittels niedrig dosierten Neuroleptica hingegen kann zur Symptomstabilisierung sinnvoll sein; dies insbesondere bei starken intrusiven Phänomenen oder als sedierendes Mittel zur Verbesserung des Schlafes. Bei anbehandelten Traumapatientinnen und –patienten soll das Mittel unter engmaschiger Kontrolle langsam ausgeschlichen werden. Gefahr besteht durch die Möglichkeit der Aktivierung von destruktiven Persönlichkeitsanteilen.

Antidepressiva
Einzelne Antidepressiva haben zwar die Zulassung der Arzneimittelbehörden für die Behandlung von Traumafolgestörungen erhalten, trotzdem macht der Einsatz von Antidepressiva nur Sinn, wenn die Host-Identität sowie weitere Neben-Identitäten manifeste depressive Symptome zeigen. Das gilt auch für die Behandlung von bipolaren Störungen.

Benzodiazepine
Viele Patientinnen und Patienten mit erheblichen Traumafolgestörungen sprechen positiv auf die Behandlung mittels Benzodiazepinen an. Wegen

der Gefahr der Entwicklung einer Abhängigkeit ist deren Einsatz beschränkt.

Sedative und Schlafmittel
Ein pragmatischer Einsatz von Sedativa und Schlafmittel ist bei Traumafolgestörungen sinnvoll und kann mithelfen, einen Substanzkonsum (in erster Linie Alkohol) zu vermeiden oder zumindest unter Kontrolle zu halten. Bereits an anderer Stelle wurde erwähnt, dass eine niedrigdosierte Neurolepticabehandlung versucht werden kann. Bei Traumafolgestörungen ist der Rückzug in den Schlaf resp. ins Unbewusste beeinträchtigt – die Bearbeitung elementarer Gefährdungs- und Sicherheitsfragen ist deshalb zentral.

Schmerzmittel
Der Einsatz sollte pragmatisch erfolgen. Es ist an die Gefahr von suizidalen Handlungen durch das Horten solcher Medikamente zu denken.

Antikonvulsiva und Antikindling-Mittel
Verschiedene Substanzen wurden im Hinblick auf ihre Wirkung bei Traumafolgestörungen getestet: Carbamezepin, Valproat, Lamotrigin, Topirimat, Gabapentin und Vigabatrin. Die einzelnen Substanzen wurden nur in kleinen Patientenpopulationen untersucht. Allen gemeinsam ist eine gewisse Beeinflussung der traumabezogenen Symptomatik.

Anästhetika
Im Zusammenhang mit zahnärztlichen und anderen operativen Eingriffen sind Narkoseärztinnen und –ärzte über den Traumahintergrund zu informieren. Unter Umständen müssen die Dosierungen nach oben angepasst werden. Die Aufwachphase kann besonders dramatisch sein, wenn Teil-Identitäten als erste aus der Narkose erwachen.

Histone-Deactylase-Inhibitoren
Für die nähere Zukunft dürften die Forschungen um HDAC-Inhibitoren (Histone Deacetylase), welche einen der beiden epigenetischen Regulations-

mechanismen beeinflussen, interessante Entwicklungsmöglichkeiten aufzeigen. Drei unterschiedliche Stoffklassen befinden sich derzeit in Prüfung: (1) Carboxylic Acids (z.B. Butyric Acid, Phenylbutyric Acid, Valproic Acid und PVA (Pentyl-4n-Valproic Acid)), (2) Hydroxamic Acids (z.B. SAHA (Suberoylanilide Hydroxamic Acid) und TSA (Trichostatin A)) und (3) OAA (Ortho-Amino Anilide) (z.B. RGFP136 und MS-275).

Berücksichtigung der dissoziativen Zustände

Der Einsatz von Psychopharmaka und anderen Medikamenten bei dissoziativen Zuständen erfolgt pragmatisch – es gibt bisher kaum kontrollierte klinische Studien über die Medikamentenwirkung bei Patienten mit dissoziativen Störungen. Putnam ist in Bezug auf die Möglichkeiten der psychopharmakologischen Behandlung von dissoziativen Störungen skeptisch: *„Es liegen keinerlei plausible Beweise dafür vor, dass irgendwelche Psychopharmaka eine unmittelbare therapeutische Wirkung auf den dissoziativen Prozess haben"* (Putnam 2003, p. 298). Auch Kluft glaubt nicht an eine nachhaltige Beeinflussbarkeit dissoziativer Symptome mittels psychopharmakologischer Behandlung (Kluft 1984).

Starke Nebenwirkungen auf psychopharmakologische Behandlungen sind bei DID-Patientinnen und Patienten ohnehin häufiger als bei Patientinnen und Patienten mit anderen psychischen Störungen (Putnam 2003). Auch ist die Dosisabhängigkeit von Nebenwirkungen bei DID im Gegensatz zu anderen psychischen Beschwerdebildern nicht eindeutig. Es ist durchaus auch möglich, dass die eine Identität positiv auf ein bestimmtes Medikament reagiert, eine andere mit potentiell lebensbedrohlichen Nebenwirkungen reagiert und eine dritte kaum eine Reaktion oder gar keine zeigt (Putnam 2003). Die Compliance (Zuverlässigkeit der Medikamenteneinnahme) von DID-Patientinnen und Patienten dürfte ohnehin schwierig sein, wie schon die informed consent Zustimmung an sich bei DID problematisch ist. Es soll an dieser Stelle auch an die Gefahr von suizidalen Handlungen durch gehortete Medikamente erinnert werden.

Medikamentenmissbrauch ist bei DID auch stets in Betracht zu ziehen; in erster Linie ist an Benzodiazepine, Schmerz- und Schlafmittel zu denken. Patientinnen und Patienten mit einer DID-Symptomatik können mittels Psychopharmaka einzelne Identitäten „lahmlegen" resp. aktivieren (Putnam 2003). Kluft hat einen Fragebogen für die Indikation einer medikamentösen Behandlung bei DID-Patientinnen und –Patienten zusammengestellt (1984).

Berücksichtigung der Komorbiditäten

Grundlage der Vielzahl an Komorbiditäten bei Traumafolgestörungen bildet womöglich die Affektdysregulation. Einzelne Persönlichkeitsanteile können unterschiedlich betroffen sein. Unter Umständen können die Symptome auch mit Konflikten zwischen den einzelnen Teilen zusammenhängen. Die im Vordergrund stehenden Komorbiditäten umfassen depressive Störungen, Angst- und Panikreaktionen, Schlafstörungen, Suizidimpulse, Selbstschädigende Verhaltensweisen, aggressive Verhaltensweisen, Substanzabhängigkeit, somatische Symptome, Lern- und berufliche Schwierigkeiten, Probleme in Beziehungen und sexuelle Funktionsstörungen.

Studien über die Wirkungsweisen von pharmakologischen Substanzen werden stets an ausgewählten Populationen mit einheitlicher Symptomatik durchgeführt. Für Traumafolgestörungen mit komplexen Komorbiditäten liegen keine solchen Untersuchungen vor. Man weiss nie genau, was man mit der pharmakologischen Behandlung der einen Symptomatik im Hinblick auf die gesammte Störungsproblematik bewirkt. Die komorbiden Störungen bei Traumafolgestörungen entsprechen klinisch auch nicht den jeweiligen Störungsbildern, welche nicht im Zusammenhang mit Traumafolgestörungen auftreten.

Patientinnen und Patienten mit Traumafolgestörungen weisen nicht selten eine epileptische Störung auf und benötigen entsprechende Medikamente. Kindling bezeichnet die Senkung der Schwelle für Anfälle; es wird postuliert, dass bei Traumafolgestörungen ein analoger Vorgang die Symptomatik erklären könnte. Die Anwendung von stimmungsstabilisierenden („Antikindling-Medikamenten") Medikamenten (z.B. Carbamazepin) wird deshalb diskutiert.

Für die Behandlung von komorbiden Störungen ist ein pragmatischer Ansatz sinnvoll. Es ist ja nicht gesagt, dass tatsächlich diese zahlreichen Komorbiditäten bei Traumafolgestörungen Ausdruck ein und derselben Krankheitsursache sind (auch wenn vieles dafür sprechen mag) – im Vergleich kann bei somatischen Erkrankungen die Ursache selten auf eine einzige körperliche Störung zurückgeführt werden. So mag eine Person gleichzeitig an Bluthochdruck und Nierensteinen leiden – jede dieser Störungen erfordert eine eigene ärztliche Intervention.

11 Spiegelneurone

„Nichts erscheint uns einfacher, als eine Kaffeetasse in die Hand zu nehmen" (Rizzolatti & Sinigaglia 2008, p. 17).

Rizzolatti und Gallese haben 1992 eine Arbeit veröffentlicht, worin sie eine Gruppe von Nervenzellen im Frontalkortex von Makakenaffen beschreiben, welche auf die Darbietung von Handlungen anderer Makaken so reagierten, als würden die beobachtenden Affen die Handlungen selbst ausführen. Auch Geräusche, welche mit den Handlungen verbunden waren, lösten die gleichen Aktivitätsmuster aus. Die Forscher nannten diese Zellen *mirror neurons* (Spiegelneurone) und stellten die These auf, dass diese Zellen bei Primaten die Basis für Mitgefühl (Empathie) darstellen (Rizzolatti et al. 2008).

Beim Menschen liegen erste Untersuchungsbefunde über die Spiegelneurone vor. Neurone im anterioren zingulären Kortex werden bei schmerzhaften Nadelstichen aktiv (Hutchinson et al. 1999, zit. in Walther et al. 2012, p. 104). Mittels fMRT konnten die Spiegelneurone im Frontalkortex lokalisiert werden. Mit anderen Worten bedeutet dies: *„Wir sind evolutionär begabt mit dem Vermögen, subjektive Zustände dritter Personen selbst nachvollziehen zu können"* (Wils 2007, p. 53).

Möglicherweise stehen die Spiegelneurone in einem Zusammenhang mit Autismus-Spektrum-Erkrankungen. Nishitani konnte zeigen, wie die Erkennung von Gesichtsausdrücken bei Menschen mit Asperger-Syndrom gegenüber gesunden Probanden verändert ist (zit. in Walther et al. 2012, p. 105). Weitere Untersuchungen bei Kindern scheinen diese Befunde zu bestätigen.

Die Wirkungsweise der Spiegelneurone liefert für die Psychotherapie entscheinde Hinweise für die Gestaltung therapeutischer Interventionen.

Mit der Hand sehen

Wieso können wir eine Kaffeetasse so zielsicher ergreifen? Rizzolatti und Mitarbeiter diskutieren diese Frage in ihrem Beitrag (Rizzolatti et al. 2008, pp. 61ff.). Sie zitieren Mead, welcher vor über hundert Jahren geäussert hat: *„Wir sehen, weil wir handeln, und gerade weil wir sehen, können wir handeln"*; damit wird ein Paradigma formuliert, welches eine Wechselwirkung zwischen dem optischen und dem motorischen System postuliert. In Tat und Wahrheit ist es weitaus komplexer: die motorische Handlung des Ergreifens der Kaffeetasse hängt nicht nur von den intrinsischen Eigenschaften (Form, Grösse, Orientierung, Inhalt) ab, sondern auch davon, was wir mit der Tasse zu tun beabsichtigen (daraus zu trinken, sie zu spülen oder sie zu wegzuräumen, etc.). Damit kommen Motivations- und Entscheidungsinstanzen ins Spiel, welche wenigstens teilweise auf zurückliegende Lernerfahrungen abstellen. *„Es ist mit anderen Worten, als würden die Neurone [...] 'nicht nur auf den Reiz als solchen, also auf seine* Form [...] *reagieren, sondern auch auf die Bedeutung, die er für das handelnde Subjekt besitzt' – und 'reagieren bedeutet dasselbe wie begreifen'"* (Rizzolatti et al. 2008, p. 62). Die Schaffung einer Lebensumwelt hängt *„nicht nur davon ab, ob wir dieses oder jenes Objekt ergreifen, sondern von unserer Fähigkeit, uns in dem Raum, der uns umgibt, zu bewegen und zu orientieren, und von der Fähigkeit, die Handlungen und Intentionen anderer zu begreifen"* (Rizzolatti et al. 2008, p. 64). Die Implikationen dieses Modells für die Auswirkungen traumatischer Erfahrungen werden erahnbar, wenn man sich Gewalthandlungen durch nahe Angehörige oder signifikante Bindungspersonen (Lehrer, Ärzte, Heimleiter, Priester, etc.) vor Augen hält.

Die Erfassung des uns umgebenden Raumes

Um den uns umgebenden Raum zu erfassen, bedarf es eines „Messinstrumentes", d.h. ein Mechanismus, wie wir ein räumliches Bezugs- resp. Koordinatensystem erstellen. Wenn wir eine Kaffeetasse ergreifen wollen, müssen wir wissen, wo sie sich in Bezug auf unseren Körper befindet. Das Messinstrument ist der eigene Köper. Bereits intrauterin führt der Fetus koordinierte Bewegungen aus, indem er etwa die Hand zum Mund führt und am Daumen lutscht. Nach der Geburt spielt das optische System eine zunehmende Rolle. Das Kleinkind exploriert den ihn umgebenden Raum wie auch seinen eigenen Körper. Piaget hat beobachtet, wie viel Zeit drei Monate alte Kinder damit verbringen, die eigenen Hände zu beobachten (Piaget 1988). In den ersten drei Lebensmonaten lernt das Kleinkind die Bewegung der Augen, insbesondere der Konvergenz, zu steuern. Die Linse wird beweglicher und erlaubt Fixierungen im Raum – d.h. das Kind lernt Objekte wahrzunehmen. So beginnt das Kind buchstäblich den Raum zu „begreifen".

Mit zunehmender Entwicklung der motorischen und kognitiven Fähigkeiten erweitert sich der umgebende Raum des Kindes – ein Prozess, der sich dynamisch gestaltet und nicht etwa statisch aufgefasst werden darf. Indem beispielsweise das Kind einen Gegenstand wirft, erfährt es eine Ausdehnung seines Raumes, weil es Wirkungen wahrnimmt. Mit zunehmendem Alter lernt das Kind Gefahren zu antizipieren – so wird sich ein Primarschulkind wohl instinktiv zu schützen versuchen, wenn etwa eine Wand einzustürzen droht, während ein Vierjähriges sich wohl eher noch voller Neugier näher hin bewegen würde.

Hier kommen nun zusätzlich die Spiegelneurone ins Spiel, welche es dem Menschen erlauben, durch Beobachtung von Handlungen zu lernen, ohne diese Handlungen selbst auszuführen. Es entsteht ein gemeinsamer Handlungsraum, der ein *„unmittelbares Erkennen der Bedeutung der Gesten der anderen"* (Rizzolatti et al. 2008, p. 136) ermöglicht. Den Spiegelneuronen kommt für das Lernen durch Nachahmung eine zentrale Bedeutung zu. Dies leitet über zur Kommunikation und der Bedeutung der Emotionen.

Das Mitempfinden von Emotionen

Emotionen sind für das Überleben eines Individuums zentral. Auf diesen Zusammenhang hat schon Darwin in seinem Werk *„Der Ausdruck der Gefühle bei Mensch und Tier"* (1872) hingewiesen. Im Selektionsprozess haben sich die Emotionen aufgrund ihres adaptiven Nutzens herauskristalliert: *„Unsere Interaktionen mit der Umwelt und unsere emotionalen Verhaltensweisen hängen weitgehend von der Fähigkeit ab, die Emotionen anderer wahrzunehmen und zu verstehen"* (Rizzolatti et al. 2008, p. 176). Diesbezüglich kommt den Spiegelneuronen eine zentrale Bedeutung zu.

Window of Tolerance

Durch Spannungszustände und Triggerphänomene werden Betroffene in Hyper- oder Hypoarousal versetzt, und befinden sich damit ausserhalb des optimalen Erregungsniveaus: *„The range of optimal functioning"* (Siegel 2010, p. 253). Siegel prägte in diesem Zusammenhang den Begriff des *„Window of Tolerance"*, die Spannweite des Verträglichen. Traumabetroffene fallen aus „dem Rahmen" und zeigen unter dem Einfluss von Triggermechanismen allerlei bizarre Phänomene. Sie können ihr Verhalten nicht willentlich beeinflussen, welches über das Limbische System gesteuert wird. In solchen Situationen ist es erforderlich, einen Zugang zum "emotionalen Gehirn" zu finden und therapeutische Interventionen zu gestalten, die von Bessel Van der Kolk als *„limbic system therapy"* (Van der Kolk 2014, p. 205) bezeichnet werden. Neurowissenschaftler wie LeDoux und andere haben darauf hingewiesen, dass der einzige bewusste Zugang zum emotionalen Gehirn über Selbstwahrnehmung möglich ist, d.h. durch

Introspektion (*introception*) mittels Aktivierung des medialen präfrontalen Cortex.

Hyperarousal	Gesteigerte Wahrnehmung Emotionale Reaktionen Hypervigilanz Intrusionen desorganisierte kognitive Verarbeitung

↑

Window of Tolerance
Optimaler Aktivitätsbereich

↓

Hypoarousal	Fehlende Stimuli Numbing (Taubheit) Eingeschränkte Verarbeitungsmöglichkeiten Bewegungsarmut

Die drei Zonen des Erregungsniveaus und das Window of Tolerance. (Darstellung entnommen von Ogden et al. 2006, p. 27).

Sichere Bindungserfahrungen in der Entwicklungsphase erweitern den Bereich des optimalen Funktionierens und damit des Window of Tolerance (Lanius 2019). Die therapeutische Bearbeitung von nicht-integrierten Persönlichkeitsanteilen führt in die selbe Richtung (Mosquera et al. 2017).

Erhöhte Grundspannung

Im Englischen spricht man von Hyperarousal. Bessel Van der Kolk hat darauf hingewiesen, dass die Psychiatrie über die letzten Jahrzehnte einzig Psychopharmaka bevorzugte, um die Art und Weise, wie wir uns fühlen, beeinflussen können (Van der Kolk 2014, p. 206). So konnte beispielsweise die Forschung zeigen, dass zehn Wochen Yoga die PTSD Symptome bei Patienten, die nicht auf medikamentöse oder andere traumasensitive Behandlung ansprachen, deutlich zu reduzieren vermochten (zit. in van der Kolk 2014, p. 207). Die Regulation von emotionalen Zuständen ist den Kleinkinder-Erzieherinnen und den Kindergartenlehrerinnen vertraut – sie müssen mit den emotionalen Regulationsproblemen der Kinder im Entwicklungsstadium klar kommen.

Für Traumaüberlebende werden die eigenen Gefühle und körperlichen Zustände zum grössten Feind. Viele entwickeln phobische Reaktionen gegenüber belastenden Situationen. Sie wissen aus Erfahrung, wie es ihnen ergehen wird und nehmen an, dass sie diese Zustände nicht beeinflussen können. Introspektion kann mithelfen, die Wahrnehmung zu verändern. Der grösste Schutz gegen emotionale Reaktionen stellen jedoch Beziehungen dar: *„Our attachment bonds are our greatest protection against threat"* (Van der Kolk 2014, p. 210). Da jedoch die meisten Menschen in der eigenen Familie, resp. in nahen Beziehungen inkl. fachlichen Behandlungsverhältnissen, traumatisiert werden, resultiert der Verlust des wichtigsten Schutzes, mit verheerenden Folgen für die Befindlichkeit. Viele Traumaüberlebende bestreiten Jahre später einen Zusammenhang zwischen ihren heutigen Beschwerden und den damaligen Ereignissen – die ja lange zurückliegen ... . Aber die damalige Situation hat ihnen keine Möglichkeit gelassen, in sich hineinzuhören – sie waren so überschwemmt von Panik, Unverständnis und Horror, dass ihnen oft nichts mehr anderes blieb als zu dissoziieren, sich zu betäuben, um der unerträglichen Realität auszuweichen.

Von den Eltern wird erwartet, dass sie ihre Kinder beschützen. Von Fachleuten wird erwartet, dass sie das Beste für die ihnen anvertrauten Menschen tun. Vom Partner wird erwartet, dass er liebevoll zu seiner Familie steht. Deswegen sind die Auswirkungen so erschütternd, wenn es in solchen Beziehungskonstellationen zu sexualisierten Gewaltdelikten kommt. Eltern, aber auch nahestehende Fachleute wie auch Lebenspartner spielen eine wichtige Rolle in der Affektregulation und der Aufrechterhaltung einer inneren Balance. In der Therapie müssen Traumabetroffene nun lernen, der Therapeutin oder dem Therapeuten zu vertrauen, als jemandem, der sie durch die Abgründe des Limbischen Systems führt, dem sie *„blind"* vertrauen können, weil sie es selbst nicht schaffen. Der Gestaltung des Auftragsverhältnisses sowie der therapeutischen Beziehung kommt deswegen eine zentrale Bedeutung zu, welche nicht genug betont werden kann (Tschan 2005)!

Tiere in der Trauma-Behandlung

Tiere, zu therapeutischen Zwecken eingesetzt, können gerade bei den schwerst Traumatisierten eine grosse Hilfe sein – eine Beziehung zu einem Hund, einem Pferd, oder einem anderen Tier, einzugehen, kann für lange Zeit das einzig mögliche sein. Jenn, unsere Kooikerhündin, hat in unserer Praxis vieles verändert. Das Tier heilt nicht die Traumabetroffene resp. den Traumabetroffenen, wie dies Otterstedt in Bezug auf Heilung formuliert hat: "[...] *so ist hier nicht gemeint, dass allein eine Begegnung zwischen Mensch und Tier eine Krankheit heilen, den Menschen von einem Leiden erlösen kann*" (Otterstedt 2003, p. 61). Die Begegnung mit einem Tier muss vielmehr als Beziehungsqualität verstanden werden, welche für Traumabetroffene – insbesondere nach Beziehungstraumen – Türen im Sinne des "*jemanden an sich heranlassens*" öffnen kann, die in Beziehungen gegenüber Menschen zunächst undenkbar sind. Analoge Erfahrungen werden mit der Begegnung mit Papageien berichtet (Siebert 2016). Damit werden Begegnungen ermöglicht, die zu anderen Reaktionen des Limbischen Systems führen, als sie bisher aufzutreten pflegten. Schliesslich werden auf diese Weise positive Lernerfahrungen ermöglicht, welche mithelfen, die Lebensqualität entscheidend zu verbessern.

Bei zahlreichen Traumabetroffenen erfüllen auch Stofftiere oder Tier-Felle einen ähnlichen Zweck. Sie spenden Trost und helfen über das Alleinesein hinweg, aber: "*Es gibt keinen Ersatz für ein lebendiges Tier in der therapeutischen Begleitung*" (Otterstedt 2003, p. 64). Papageien werden in der Behandlung von schwerst traumatisierten Kreigsveteranen im Serenity Park in Los Angeles eingesetzt (Siebert 2016). Die Tiere sind selbst traumatisiert, etwa durch Misshandlungen ihrer vormaligen Besitzer oder weil sie verwaist sind. Die Erkenntnis über das therapeutische Potenzial ist einem Zufall zu verdanken, der auf Lorin Lindner, Klinische Direktorin des VA Programms, zurück geht. Das Sanctuarium war ein Rettungsprogramm für misshandelte und verwaiste Papageien – Papageien sind äussert soziale und emotionale Tiere. Die Psychologin beobachtete wie zuvor stumme Kriegsveteranen plötzlich mit den Papageien zu sprechen begannen – die Männer wirkten wie verwandelt (wahrscheinlich emotional berührt?). Analoge Erfahrungen wurden mit misshandelten Wolfshunden gemacht. Die Erfolgsrate bei Kriegsveteranen mit konventionellen Therapieansätzen inkl. psychopharmakologischer Behandlung liegt bei rund 20% - mit Tiertherapie hingegen bei 85% (Köhler Andrea, NZZ Nr. 134, 11. Juni 2016). Erfolg wird daran gemessen, dass die Kriegsveteranen keinen Substanzenkonsum mehr aufweisen, sich mit ihren Herkunftsfamilien versöhnt haben und einem Job nachgehen. Traumatisierte Tiere sind analog wie die Kriegsveteranen weder in der Wildnis noch unter Menschen zu Hause – die therapeutische Begegnung kommt letztlich beiden zu Gute, was wohl auch aus ethischer Sicht dieser Art der Behandlung die nötige Akzeptanz verleiht. Als theoretische Erklärungsansätze gelten die Spiegelneurone, welche für das Einfühlungsvermögen in andere entscheidend sind. Die harten Kerls merken, dass es dem Tier nicht gut geht und fangen an, über diese Gefühle zu sprechen – so lernen sie Schritt für Schritt auch wieder über ihre eigenen Gefühle zu sprechen, welche sie völlig unterdrückt haben. Sie werden damit wieder zu menschlichen Wesen – und sind nicht mehr die "*Tötungs-*

maschinen", als die sie "*abgerichtet*" wurden. Vielleicht bestätigt sich hier einmal mehr die alte Weisheit von Heraklit "*Der Krieg ist Vater aller Dinge*".

12 Transfer der Erkenntnisse für die Psychotherapie

„The therapist's role is analogous to that of a mother who provides her child with a secure base from which to explore the world" (Bowlby, 1988, p. 140).

Zunächst muss gewürdigt werden, dass es eines erheblichen Mutes bedarf, sich einer Traumatherapie zu unterziehen - Psychotherapie vollzieht sich stets in einem Beziehungskontext, so wie Gewalt eben auch in der überwiegenden Mehrzahl aller Fälle. Gleichzeitig ist der Beziehungsaufbau in der Psychotherapie Voraussetzung für den Behandlungserfolg. John Bowlby hat sich in seinem Spätwerk zur Rolle und Aufgabe von Psychotherapeuten geäussert und dabei die Schaffung einer *„secure base"* (Vertrauensbasis) als paradigmatische Bedingung des therapeutischen Prozesses dargestellt. Dem Therapeuten kommt damit die einseitige Aufgabe im Sinne des Auftragsverhältnisses zu, die Grundvoraussetzungen zu schaffen, damit ein Heilungsprozess möglich wird. Die therapeutische Beziehung stellt eine dynamische Interaktion dar, die sowohl durch den Patienten, als auch durch den Therapeuten geprägt und gestaltet wird. *„ … a patient's way of constructing his relationship with his therapist is not determined solely by the patient's history: it is determined no less by the way the therapist treats him"* (Bowlby, 1988, p. 141).

> Die Interaktion im psychotherapeutischen Prozess ist nicht bloss durch das Verhalten der Patientin oder des Patienten geprägt, sondern ebenso durch die Vorgehensweise und Haltung der Therapeutin und des Therapeuten.

Psychotherapie soll sich an wissenschaftlich begründbaren Hypothesen orientieren. Damit ist eine klare Abgrenzung gegen Heilslehren gegeben, die sich auf Glaubensüberzeugungen abstützen. Die Definition von Wissenschaftlichkeit hängt von Lehrmeinungen und fachlichen Perspektiven ab. *„The healer – whether a neurosurgeon or a family doctor, a chiropractor or* *the latest breed of psychotherapist – interprets the health problem within a particular nomenclature and taxonomy, a disease nosology, that creates a new diagnostic entity, an „it" – the disease"* (Kleinman 1988, p. 5).

Die Gestaltung des Auftragsverhältnisses ist eine einseitige fachliche Aufgabe, die nicht durch das Verhalten von Patienten relativiert werden kann. Es liegt an der Fachperson, die notwendigen Klärungen vorzunehmen, und allenfalls einen Behandlungsauftrag abzulehnen. Dies darf nicht zu Unzeiten umgesetzt werden – also beispielsweise nicht in Notfallsituationen. Hier ist der Arzt zur unverzüglichen Hilfeleistung verpflichtet. *„Medicine is both a healing art and a science. The dynamics of this combination are best reflected in psychiatry, the branch of medicine that specializes in the care and protection of those who are ill or infirm, because of a mental disorder or impairment. Although there may be cultural, social and national differences, the need for ethical conduct and continual review of ethical standards is universal"* (WPA Declaration 1997 and amendements).

Eine verständliche Sprache ist unabdingbare Voraussetzung jeder Behandlung. Hier wird seitens der TherapeutInnen ein stetes sich Bemühen vorausgesetzt. Wenn man verstanden werden will, muss man auf das Rezeptionsvermögen des Gegenübers abstellen.

Der Patient ist nicht gezwungen, sich einer Interventionsstrategie auszusetzen. Der Patient kann grundsätzlich jederzeit eine Psychotherapie beenden. *„Zur Autonomie des ... Patienten gehört z.B. die Freiheit, ein Psychotherapieangebot auch ausschlagen oder eine aufgenommene Psychotherapie auch wieder abbrechen zu können"* (Hutterer-Krisch 2007, p. 25).

Die therapeutische Beziehung muss auf Grund ihrer zentralen Bedeutung geschützt werden – normative Bestimmungen und professionelle Anforderungen regeln dies auf verschiedene Weise. Der Patient darf der Fachperson vorbehaltlos vertrauen – die Ausbildungs-Qualifikationen und die staatlichen Bewilligungs- und Aufsichtsbehörden stellen dies sicher: *„Like the attorney-client and other relationships of trust between professionals and* *those in society to whom they provide a service, the physician-patient relationship is fundamentally fiduciary in nature"* (Rich, 2001, p. 50).

Traumabetroffene können sich meist nicht vorstellen, dass sich an ihrer Situation je wieder etwas ändert. Sie haben versucht, gegen ihre Beschwerden anzukämpfen – oft jahrelang, ohne Erfolg. Therapie kann nichts ungeschehen machen. Aber vielleicht hilft eine Metapher weiter, die ich in den letzten Jahren oft meinen PatientInnen weitergab. Ich war Zeitzeuge des deutschen Mauerbaus. Vollkommen unvorstellbar, dass dieses Bollwerk aus Beton, Maschendraht und Minen je wieder verschwinden würde. Am Abend des 9. November 1989 hatte meine Frau Dienst in der Psychiatrischen Klinik; um sich die Zeit etwas zu vertreiben, schaute sie TV. Irgendwann nach 21h rief sie mich an – ich glaube es war ein Donnerstag. *"Schau mal die Nachrichten im TV. Die deutsche Mauer ist offen. DDR-Bürger strömen nach Westdeutschland". "Heeeeh? Was ist los?" "Was meinst du?"* Es war nicht fassbar.

Die deutsche Bundeskanzlerin Frau Dr. Merkel sagte 25 Jahre später: *"Träume können wahr werden. Nichts muss so bleiben, wie es ist – mögen die Hürden auch noch so hoch sein"* (Süddeutsche Zeitung Nr. 258, 10.09.2014). Ich möchte diese Metapher allen PatientInnen mit auf den Weg geben. Selbst wenn traumaassoziierte Symptome schon seit Jahrzehnten bestehen – solange sie funktioneller Natur sind, kann sich alles ändern. Phobien sind nicht mehr da, Flashbacks tauchen nicht mehr jede Nacht auf, es macht sich so etwas wie Lebensqualität breit. Dass dies nicht bloss utopische Schwärmereien sind, beweisen die vielen Traumabetroffenen, die einen Weg zur Überwindung ihrer Beschwerden gefunden haben. Nicht vergessen – aber hinter sich lassen. Den Schrecken, das Grauen, das Unvorstellbare.

In der Psychotherapie wird der Schulenstreit mit einer Vehemenz ausgefochten, der mehr an fundamentalistische Glaubenskriege erinnert, als an evidenzbasierte Medizin (EBM). Innerhalb der Psychotherapie gibt es praktisch keine schulenunabhängigen wissenschaftlichen Untersuchungen über die Wirksamkeit der einzelnen Interventionskonzepte. Der Patient sollte jeweils die adäquate und bestmögliche Behandlung gemäss dem derzeitigen Stand des Wissens erhalten. In einem Editorial des BMJ haben Sackett und Mitautoren die Anwendung von EBM in der Medizin gefordert: *„the conscientious, explicit, and judicious use of current best evidence in making decisions about the care of individual patients"* (Sackett et al., 1996). Oft wenden Psychotherapeuten einfach die Methode an, die sie gelernt haben, ohne zu reflektieren, ob dies im konkreten Fall die bestmögliche und erfolgversprechendste Intervention darstellt.

EBM nahm ihren Anfang in den 1980er Jahren in Kanada. Für eine Fachperson ist es angesichts von tausenden von Fach-Journalen und Millionen von Beiträgen unmöglich, auch nur annähernd einen Überblick über die Entwicklungen innerhalb der Medizin und der Psychotherapie zu haben. EBM stellt einen Versuch dar, die praktische Entscheidungsfindung auf eine rationale Basis abzustellen: *„In 1990, they began to move beyond teaching critical appraisal skills and developing a new philosophy of medical education, which they termed „evidence-based medicine".* (Gray 2004, p.4). Der erste Beitrag zu *evidence-based psychiatry* erschien 1995 (Bilsker and Goldner, 1995). Die Bereitschaft innerhalb der Psychiatrie zur Übernahme der EBM gilt generell als klein: *„It is one thing to criticize a theoretical system and quite another to offer something in its place* (Bentall 2003, p. 141).

Die derzeitige Behandlung und Versorgung von Patientinnen und Patienten mit Traumafolgestörungen ist prekär. Was nicht nur Gesundheitspolitiker alarmieren sollte: *„Die Nicht-Nutzung der besten bestehenden Behandlungsmöglichkeiten führt zu den grössten Kosten, nicht deren Nutzung"* (Grawe et al. 1994, p. 681). Allgemein gesprochen erhalten viele Psychotherapiepatientinnen und –patienten höchstens suboptimale Behandlungen mit der Gefahr der weiteren Chronifizierung ihrer Leiden. Da viele Traumabetroffene sich wegen körperlicher Beschwerden an ihre Hausärztinnen und Hausärzte wenden, sollte das Augenmerk auf deren Ausbildung gelegt werden: *„Nach [...] epidemiologischen Untersuchungen leiden zwischen 21 und 33% der Patienten von Allgemeinärzten und Internisten unter psychi-*

schen Störungen von Krankheitswert, aber nur bei 3-4% ihrer Patienten diagnostizieren diese Ärzte selber eine psychische Störung" (Grawe et al. 1994, p. 682). Und weiter: *„Sehr viele dieser Patienten irren jahrelang in unserem Gesundheitswesen umher, bis sie endlich eine adäquate Behandlung erhalten"* (p. 683).

Die heutige Situation charakterisiert Grawe mit den Worten: *„[...] was den Umgang mit psychischen und psychogenen Störungen angeht, [haben wir es] mit einer Fehlversorgung von wahrlich gigantischem Ausmass zu tun [...]"* Grawe et al. 1994, p. 685).

Heilungsprozess

Heilen können sich nur die Betroffenen selbst. Sie benötigen dazu die Hilfe von aussen – weil nur positive Bindungserfahrungen zu einer Überwindung von Bindungstraumen führen können. Dieser Prozess kann nur gelingen, wenn das Prinzip der Störung der Persönlichkeit beachtet wird – alle gegenteiligen Vorgehensweisen – seien sie noch so gut gemeint - führen unweigerlich zu Retraumatisierungen. Schweigen ist die stärkste Waffe der Täter (Tschan 2005); erst wenn dieses Schweigen gebrochen wird, kann der Heilungsprozess beginnen. *„Jedes Trauma zerstört die Fähigkeit des Patienten, eine vertrauensvolle Beziehung einzugehen; so bekommt auch der Therapeut die Auswirkungen des Traumas zwar indirekt, aber doch deutlich zu spüren. Es ist daher nicht erstaunlich, dass es weder dem Patienten noch dem Therapeuten leicht fällt, ein solidarisches Arbeitsbündnis aufzubauen"* (Herman 2003, p. 187). Die Auswirkungen der Gewalttätigkeit der Verursacher der Traumafolgestörungen sind allgegenwärtig: *„Der Terror entsteht dadurch, dass ausser dem Patienten und dem Therapeuten noch eine dritte Person anwesend zu sein scheint. Diese dritte Person ist der Täter, der [...] Stillschweigen forderte und dessen Befehl nun missachtet wird"* (Eric Lister 1982, zit. in Herman 2003, p. 188). Deswegen geht es in der Behandlung tatsächlich um Leben oder Tod – die Therapeutin resp. der

Therapeut wird als Retter idealisiert – bis die Wut und Enttäuschung hervorbricht, dass dies nicht funktioniert. Es entwickelt sich eine scheinbar unlösbare Situation: *„Obwohl der traumatisierte Patient sich verzweifelt danach sehnt, auf die Integrität und die Kompetenz des Therapeuten vertrauen zu können, ist er dazu nicht in der Lage, weil seine Fähigkeiten zu vertrauen durch die traumatische Erfahrung verstümmelt wurde"* (Herman 2003, p. 190). Wenn dann die beführtete und antizipierte Zurechtweisung und Bestrafung durch die Therapeutin resp. den Therapeuten immer noch nicht erfolgt, ist irgendwann das Pulver verschossen – nun können endlich diese Brücken an Vertrauen entstehen, welche den Abschluss des Heilungsprozesses ermöglichen.

Der Heilungsprozess verläuft über drei Schritte, wie dies Aphrodite Matsakis formuliert hat (Matsakis 1996):

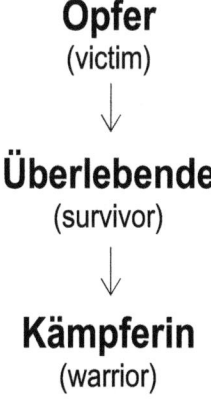

Opfer
(victim)

↓

Überlebende
(survivor)

↓

Kämpferin
(warrior)

KämpferIn bedeutet in erster Linie für sich einstehen (Selbstbehauptung), nicht mehr schweigen, benennen, was geschehen ist und was ihr/ihm angetan wurde, sowie den Täter als den Schuldigen bezeichnen und Rechte einzufordern.

Berücksichtigung der neurobiologischen Forschung

Ohne Kenntnisse über die neurobiologischen Zusammenhänge kann keine wirkungsvolle traumasensitive Behandlung durchgeführt werden. *„Bei Traumafolgen liegen das Problem und die Ursache nicht primär in der Persönlichkeitsentwicklung und der allgemeinen biografischen Vorgeschichte, sondern in der Realität des Traumas"* (Olbricht 2004, p. 142). Traumaüberlebende sollen das Unfassbare erzählen und Therapeutinnen und Therapeuten sollen ihnen dabei zuhören. Zahlreiche therapeutische Verfahren wurden über die letzten Jahre vorgeschlagen. Das tönt dann etwa so: *„Narrative Exposure Therapy (NET) is a succesful and culturally universal intervention for the treatment of survivors of multiple and severe traumatic events, such as organized violence, torture, war, rape, and childhhood abuse. Field tests in areas of ongoing adversity and disaster, and controlled trials in clinical settings in various countries, have shown its effectiveness: working through the biography with a focus on trauma can provide considerable relief after only a few sessions"* (Schauer et al. 2011, hintere Umschlagseite). Laut der Untersuchung des John Jay for Criminal Statistics dauerte es mehr als zwanzig Jahre, bis die Hälfte aller Opfer von Übergriffen durch katholische Geistliche jemandem etwas anvertrauten. Die Überwindung des Schweigens ist kaum in paar Sitzungen zu bewerkstelligen. Für viele Dinge vor allem aus unserem Innenleben benötigen wir Metaphern – eine solche verwendet Miyaji (2014, siehe nachfolgender Abschnitt) um den Prozess des Erkennens der vollen Wahrheit nachzuvollziehen.

Das Opfer hat Mühe etwas zu sagen; die Fachleute haben Mühe hinzuhören, und die Gesellschaft hat Mühe zu glauben, was sie vorgesetzt bekommt. Die verwendete Metapher (Miyaji 2014) ist der Entstehung eines Atolls entlehnt – wo sich zunächst einige kleine Erhebungen über dem Meeresspiegel zeigen, die bald durch die Macht der Gezeiten wieder weggespült werden. Doch die Kraft der Wahrheit fördert immer mehr Details zu Tage – so tobt ein Hin und Her. Dieses Hin und Her ist der therapeutische Prozess, dieses Hin und Her ist der innere Prozess von Traumabetroffenen, dieses Hin und Her betrifft auch die Fachpersonen.

Neueste neurobiologische Forschungen verdeutlichen, dass positive Umweltfaktoren traumabedingte Verhaltensänderungen korrigieren können (die sonst im Tierversuch an die Nachkommen vererbt würden). Die Reversibilität der Folgen konnte im Tierversuch nachgewiesen werden (siehe Mansuy, Forschergruppe an der ETH Zürich resp. Gapp et al. 2016). Meaney hat diese These erstmals an einem Kongress in New York formuliert (2004, Annual Meeting American Psychiatric Association). Traumabetroffenen Menschen können wir gestützt auf diese Forschungsdaten berechtigte Hoffnung machen, dass sie die Folgen resp. die epigenetischen Veränderungen in Zusammenhang mit der frühkindlichen Traumaerfahrung überwinden können (in meinen Worten: *„hinter sich lassen – nicht vergessen"*).

Auftragsklärung

Der therapeutische Prozess beginnt bereits mit der Auftragsklärung. Diese setzt Vertragsfähigkeit voraus. In einem ersten Schritt erfolgt die Eingriffsaufklärung, welche der Patientin resp. dem Patienten eine informierte Entscheidung ermöglicht. Folgende Elemente sind Bestandteil der Eingriffsaufklärung:

- Diagnose
- Behandlungsmöglichkeiten
- Mögliche Risiken der Behandlung
- Notwendigkeit (sachlich und zeitlich) von therapeutischen Interventionen
- Entwicklung des Gesundheitszustandes mit oder ohne Behandlung

Die Sicherungsaufklärung dient dazu, die Patientin resp. den Patienten darüber zu informieren, mit welchen Massnahmen der Erfolg der Behandlung und die Erhaltung ihrer/ seiner Gesundheit erreicht werden kann.

Die Vertraulichkeit aller Mitteilungen gilt als Schlüssel für den Behandlungserfolg. Sie ist gesetzlich geregelt und kennt nur wenige Ausnahmen (gesetzliche Meldepflichten).

Informed Consent

„[...] *all our knowledge grows only through the correcting of our mistakes*" (Popper 1963, p. XV).

Die Grundidee hinter dem Konzept des *informed consent* ist die Patientenautonomie. Eine Entscheidung kann dann als autonom bezeichnet werden, wenn die nachfolgenden drei Bedingungen erfüllt sind. *Sie muss von einer Patientin resp. einem Patienten, die/der versteht, worum es geht, bewusst und ohne steuernde Einflussnahme Dritter getroffen werden* (Faden, Beauchamp 1986, p. 235ff.). Aus Sicht der Patienten stellt die Doktrin des *informed consent* einen Rechtsanspruch dar – aus der Sicht des Arztes ist dies eine (lästige) Verpflichtung. Die Haltung vieler Ärztinnen und Ärzte wird im nachfolgenden Zitat charakterisiert: *„Die Ärzteschaft hätte sich wohl kaum freiwillig von der Idee des Paternalismus verabschiedet, hätten nicht Öffentlichkeit, Geisteswissenschaftler, Medien und diverse gesellschaftliche Gruppen in die Debatte eingegriffen"* (Bergdolt 2004, p. 290).

Man könnte annehmen, dass die Idee der informierten Zustimmung des Patienten zu medizinischen Handlungen (informed consent) Ausdruck einer selbstverständlichen Haltung innerhalb des Gesundheitswesens darstellt – dem ist leider nicht so. Die Doktrin des informed consent wurde der Medizin durch die Justiz „aufgezwungen" – ausgehend von einem US-amerikanischen Bezirksgerichtsurteil im Jahre 1957 hat sich das Konzept des *informed consent* zu einem universell gültigen Paradigma entwickelt.

Vor dem Hintergrund der im 2. Weltkrieg bekannt gewordenen Gräueltaten medizinischer Fachleute (siehe Nürnberger Prozesse und Menschenversuche, Verbrechen japanischer Ärzte an Tausenden von Kriegsgefangenen, etc.) entwickelte sich der Grundsatz, dass medizinische Eingriffe und Handlungen nur dann ethisch vertretbar sind, wenn sie unter ausdrücklicher Zustimmung des betreffenden Patienten erfolgen. Die Zustimmung setzt voraus, dass die Patientin resp. der Patient weiss, zu was er ihre/seine Zustimmung erteilt – deshalb: *informed consent*. Dies wird im nachfolgenden Zitat noch einmal ausgeführt: *„ [...] that informed consent be obtained before a physician is legally entitled to administer treatment to a patient. This requirement is actually composed of two seperate but related legal duties imposed on physicians: the duty first to disclose information to the patient, and the duty subsequently to obtain consent before administering treatment"* (Berg et al. 2001, p. 12).

Die Doktrin des *informed consent* wurde zunächst innerhalb der amerikanischen Rechtslehre entwickelt. Berg und Mitautoren haben dies wie folgt geschildert: *„In 1955, the Supreme Court of North Carolina statet that the failure to explain the risks involved in surgery 'may be considered a mistake on the part of the surgeon'. Two years later, in Salgo vs. Leland Stanford Junior University Board of Trustees, a California Court – relying in part on the North Carolina precedent – specifically held that physicians had an affirmative duty of disclosure. The following year, the Supreme Court of Minnesota reinforced this duty. It held a physician liable for failing to inform a patient before surgery of alternative forms of treatment that would not have entailed the undesirable consequence of the procedure actually performed. Thus began the modern evolution of informed consent, which not only requires free consent but also requires that patients be fully informed by practitioners about risks and benefits and other aspects of treatment"* (Berg et al. 2001. p. 44). Im Urteil von 1957 wurde erstmals der Begriff des *informed consent* verwendet. In der Folge hat sich der Ausdruck weltweit in der Rechtslehre sowie der medizinischen Entscheidungsfindung eingebürgert.

Mit der Auftragsklärung und der co-evolutiven Vorgehensweise zur Festlegung von Behandlungszielen und Interventionsstrategien wird die Doktrin des *informed consent* befolgt. Die Aufklärungspflicht in der Psychotherapie ist ein prozesshaftes Geschehen, wo sich im Laufe der Behandlung neue Gesichtspunkte und Sichtweisen ergeben können, die neue Beurteilungen erforderlich machen. Die angewandte Methodik und die zugrundeliegenden Arbeitshypothesen (im Sinne des Störungs- und Krankheitsverständnisses) sind gegenüber der Patientin resp. dem Patienten offen zu legen. Aber aufgepasst: so wenig, wie jemand wissen kann, wie eine Zitrone schmeckt, bevor sie/er das erste Mal den Geschmack erlebt hat, können Patientinnen und Patienten wissen, was im Rahmen einer Psychotherapie auf sie zu kommt, resp. welche Ziele sie verfolgen wollen. Die Therapeutin resp. der Therapeut müssen den Prozesscharakter der Psychotherapie und die co-evolutive Vorgehensweise klarstellen und die therapeutischen Interventionen fortlaufend neuen Gesichtspunkten anpassen.

Fachliches Fehlverhalten bei Traumafolgestörungen

„The psychiatrist-patient relationship may be the only relationship that permits an exploration of the deeply personal and emotional space, as granted by the patient. Within this relationship, the psychiatrist's respect for the humanity and dignity of the patient builds a foundation of trust that is essential for a comprehensive treatment plan. The relationship encourages the patient to explore deeply held strengths, weaknesses, fears, and desires, and many of these might be related to sexuality. Knowledge of these characteristics of the patient places the psychiatrist in a position of advantage that the patient allows on the expectation of trust and respect. Taking advantage of that knowledge by manipulating the patient's sexual fears and desires in order to obtain sexual access is a breach of the trust, regardless of consent. In the therapeutic relationship, consent on the part of the patient is considered vitiated by the knowledge the psychiatrists possesses about the patient and by the power differential that vests the psychiatrist with special authority over the patient. Consent under these circumstances will be tantamount to exploitation of the patient.

The latent sexual dynamics inherent in all relationships can become mani-
fest in the course of the therapeutic relationship and if they are not properly
handled by the therapist can produce anguish to the patient. This anguish is
likely to become more pronounced if seductive statements and inappropri-
ate non-verbal behavior are used by the therapist. Under no circumstances,
therefore, should a psychiatrist get involved with a patient in any form of
sexual behavior, irrespective of whether this behavior is initiated by the
patient or the therapist" (WPA 1997 and amendements).

Therapeutische Beziehungen sind keine privaten Beziehungen und sie sind
durch ein Machtgefälle charakterisiert (Tschan 2019). Es ist immer die
Therapeutin resp. der Therapeut, welche für die Einhaltung von Grenzen
verantwortlich sind – unabhängig vom jeweiligen Verhalten der Patientin
oder des Patienten.

Im Münchner Kommentar zum deutschen Strafgesetzbuch Art. 174C dStGB
heisst es: *„Bei der Behandlung einer seelischen Störung darf der Therapeut*
die Behandlungssituation nicht zu Sexualkontakten ausnutzen. Jeder Sexu-
alkontakt stellt als Bruch des therapeutischen Verhältnisses eine therapeu-
tische Überschreitung der zwischen dem Behandelnden und dem Klienten
bestehende Grenze dar. Statt eine allein den Interessen der Hilfe suchen-
den Person angemessene professionelle Beziehungsform einzuhalten, wird
die Therapie zweckentfremdet. Die konstitutionelle Abhängigkeit des Klien-
ten von den Behandelnden wird nicht beendet, sondern vertieft. Sexualkon-
takte, die vom Klienten initiiert werden, rechtfertigen keine andere Beurtei-
lung, handelt es sich hierbei doch um eine typische Folge des Prozesses:
Der Klient versucht, seine Unterlegenheit gegenüber der behandelnden,
betreuenden oder beratenden Person durch eine Auflösung der Grenzen zu
symmetrisieren, was durch das notwendig intime Verhältnis zwischen den
Beteiligten begünstigt wird".

Die Auseinandersetzung innerhalb der Medizin über fachliches Fehlverhalten begann 1973 mit der Veröffentlichung des Artikels „The sick physician"
durch den AMA (American Medical Association) Council on Mental Health

(JAMA 1973; 223(6):684-687). Der *impaired physician* (krank, beeinträchtigt, eingeschränkt) wurde in diesem Aufsatz als eine Fachperson bezeichnet: *„Unable to practice medicine with reasonable skill and safety"*. Drei Gründe für die eingeschränkte Funktionalität von Ärzten wurden damals angeführt: (1) Substanzmissbrauch, (2) Alter und (3) Krankheit (*psychiatric or medical illness*). Im Laufe der 1990er Jahre wurde die Problematik deutlich weiter gefasst: *„any physical, mental or behavioral disorder that interferes with the ability to engage safely in professional activities"* (Reade, 2006). Die Gründe wurden weiterhin in erster Linie als Folgen gesundheitlicher Einschränkungen verstanden. Anfangs 2000 wurde durch die AMA der Begriff *„disruptive behavior"* eingeführt (AMA Policy 2000). *Disruptive behavior* wurde als Verhalten eines Arztes resp. einer Ärztin verstanden, welches: *„interferes with patient care or could reasonably be expected to interfere with the process of delivering quality care"* (Federation of State Medical Boards of the United States, 2010). Die Patientensicherheit wurde damit in Beziehung zum ärztlichen Verhalten gesetzt, und es wurde festgehalten, dass ärztliches Fehlverhalten Patienten schaden kann (Moffett et al. 2012). Die AMA forderte in der Folge: *„As a member of this profession, a physician must recognize responsibility not only to patients, but also to society, to other health professionals, and to self"* (AMA Policy 2000). Im Rahmen einer Umfrage unter über 4500 Fachleuten äusserten über 50% die Vermutung, dass zwischen *disruptive behavior* und Fehlern im Gesundheitswesen ein klarer Zusammenhang bestehen (Rosenstein et al., 2005). Weitere Untersuchungen belegen diesen Zusammenhang (Boisaubin 2009). Es ist davon auszugehen, dass bis zu einem Drittel aller Ärzte im Laufe ihrer Berufstätigkeit in Situationen geraten, wo sie eine deutliche funktionale Einschränkung zeigen, und nicht mehr sicher ihren beruflichen Pflichten nachkommen können (Leape et al. 2006). Oft ist nicht nur die sichere Versorgung von Patienten in Frage gestellt, sondern *disruptive behavior* tangiert auch das Verhalten gegenüber Mitarbeitern. Ich schlage folgende Formulierung für die Definition von fachlichem Fehlverhalten in ärztlichen/therapeutischen Settings vor:

Definition fachliches Fehlverhalten

Ein fachliches Fehlverhalten ist durch ein Verhalten einer Fachperson charakterisiert, welches eine Verletzung fachlicher Standards darstellt und Klienten oder Mitarbeiter negativ beeinträchtigt oder schädigt, resp. beeinträchtigen oder schädigen könnte.

Ein kritisches, jedoch situationsadäquates Verhalten gegenüber Klienten
oder Mitarbeitern mit dem Ziel einer Verbesserung der Situation ist nicht als
fachliches Fehlverhalten zu bezeichnen.

Fachliches Fehlverhalten umfasst unter anderem: (1) PSM (Professional
Sexual Misconduct), (2) unangemessene fachliche Verhaltensweisen inkl.
ungeeignete diagnostische, pflegerische und therapeutische Massnahmen,
(3) verletzende oder unangemessene Bemerkungen (z.B. in Rapporten,
Krankengeschichten oder ärztlichen Berichten), und (4) unangemessene
Kritik (z.B. beleidigende, verfehlte Wortwahl). Als Ursachen für ein fachliches Fehlverhalten kommen in Frage: (1) Defizite fachlicher Art wie beispielsweise ungenügende Kenntnisse und Fertigkeiten, (2) Defizite persön-
licher Art (Haltungen), (3) Krankheiten und (4) Alterserscheinungen. Menschen mit Traumafolgestörungen sind in ihrern Möglichkeiten, adäquate
Grenzen zu setzen, eingeschränkt. Dies kann zu Grenzverletzungen in
Behandlungen führen (Tschan 2005). Es versteht sich klar, dass für ein
derartiges Fehlvehalten einzig die Fachperson die Verantwortung zu tragen
hat.

Fehlverhalten kann die Folge von Irrtum, Nicht-Wissen, fehlender Kompetenz oder Vorsatz sein. Medizinisches Fachpersonal ist immer auch für die
eigene Gesundheit verantwortlich und deshalb verpflichtet, sich rechtzeitig
die erforderliche Hilfe zu holen, insbesondere wenn die Funktionalität ge-
fährdet ist.

Die Hilfestellung muss über die Berufsverbände in Zusammenarbeit mit den Aufsichtsorganen erfolgen. Die Thematik erfordert eine curriculare Integration über Risiken und Interventionsmöglichkeiten, inkl. zwingender Meldung entsprechender Feststellungen. Die erforderlichen Strukturen müssen durch die Aufsichtsorgane resp. den Gesetzgeber (z.B. Meldepflichten) geschaffen werden (Tschan 2014).

Fachpersonen mit eingeschränkter Funktionalität benötigen Hilfe und Unterstützung. Bei gravierendem Fehlverhalten und/oder strafrechtlich relevanten Delikten sind aufsichtsrechtliche Schritte zu prüfen und ein entsprechendes Fallmanagement sicherzustellen. Eine Rehabilitation macht nur Sinn, wenn seitens der Fachperson eine entsprechende Einschränkung akzeptiert wird. Mittels eines Assessments wird ein individueller Rehabilitationsplan entwickelt. Bei Fehlverhalten muss sich zwingend ein Monitoring zur Sicherstellung des individuellen Fallmanagements anschliessen. Ziel der Bemühungen ist stets die Gewährleistung einer hinreichenden Patientensicherheit. Bestehen Zweifel an der fachlichen Eignung ist ein (allenfalls temporäres) Berufsverbot auszusprechen.

Fachliches Fehlverhalten kann in kriminelles Verhalten übergehen – das Ganze ist eine Frage der strafrechtlichen Bestimmungen. Ärztinnen und Ärzte wie auch Therapeutinnen und Therapeuten haben gegenüber ihren Patientinnen und Patienten eine Garantenstellung – eine gesetzliche Meldepflicht von Fehlverhalten sollte eigentlich selbstverstädlich sein.

DBT (Dialektisch-Behaviorale Therapie)

DBT wurde ursprünglich von Marsha Linehan als störungsspezifisches (schulenübergreifendes) Verfahren zur Behandlung von Borderline-Persönlichkeitsstörungen entwickelt und wird heute in der Behandlung von komplexen Traumafolgestörungen eingesetzt. Zentraler Ansatz ist die fundamentale Bedeutung von Bindungsbeziehungen für die therapeutische

Arbeit. Dieser Ansatz unterscheidet DBT von anderen Therapieformen. Aus der Entwicklung dieser Behandlungsform für hochgefährdete suizidale Patientinnen resultiert die Hierarchisierung der therapeutischen Interventionen und des Einbezuges des Gegenübers *„auf Augenhöhe"* mit Konsequenz, Ehrlichkeit und Edukation als charakteristische therapeutische Haltung (Linehan 1996). DBT gilt als die am besten evaluierte Behandlungsform.

Die Behandlung gliedert sich in vier Abschnitte:

Vorbereitungsphase	Edukation über Krankheitsverständnis und Therapieverlauf
	Gefahren und Risiken der Behandlung
	Co-evolutive Formulierung von Behandlungszielen
Erste Therapeiphase	Sicherheit und emotionale Stabilisierung
	Reduktion problematischer Verhaltensweisen
	Entwicklung von Hilfsmitteln (Notfallkoffer)
	Training von Fertigkeiten (Skills-Training)
Zweite Therapiephase	Erhalt des Erreichten
	Umsetzung langfristiger Therapieziele
Dritte Therapiephase	Konsolidierung
	Umsetzung in den Lebensalltag

Die Hierarchisierung und Priorisierung der therapeutischen Interventionen soll zunächst sicherstellen, dass selbstschädigende Verhaltensweisen inkl. Therapieabbrüche, Nichterscheinen zu vereinbarten Terminen, Substanzkonsum, Nichteinnehmen von verordneten Medikamenten, suizidale Vorbereitungshandlungen, etc., laufend geklärt werden und dass sinnvolle Gegenstrategien vermittelt, eingeübt und angewendet werden. Charakteristisch ist eine intensive emotionale Zuwendung nebst der strukturierten Interventionsmethodik. Die Vorgehensweise ist pragmatisch (schulenübergreifend) mit vielen kleinen und überschaubaren Therapieschritten im Sinne einer coevolutiven Vorgehensweise. Viele lebenspraktische Dinge müssen geklärt werden: Wer versorgt die Kinder? Wer versorgt die Haustiere? Budgetfragen, Ernährungsfragen, Fragen der allgemeinen Lebensgestaltung, Bewegung, soziale Kontakte und Freizeitgestaltung, etc. werden gemeinsam angegangen. Die Therapeutin resp. der Therapeut bemüht sich, die Selbstkontrolle und Selbstverantwortung bei der Klientin resp. dem Klienten zu stärken. Frühindikatoren für kontraproduktive Entwicklungen werden gemeinsam identifiziert und adaptive Copingsstrategien werden entwickelt, umgesetzt und im Hinblick auf deren Potential evaluiert. Klienten müssen vor Überforderungen geschützt werden.

Es wird gemeinsam ein Notfallkoffer (was ist zu tun wenn) entwickelt, wo beispielsweise auch telefonische Kontaktmöglichkeiten resp. andere Hilfen (z.B. Kriseninterventionsstellen, etc.) geklärt werden. Verhaltensweisen, welche die Lebensqualität tangieren, werden proaktiv durch die Therapeutin resp. den Therapeuten angesprochen. Beim Skilltraining wird an verschiedenen Problembereichen gearbeitet: Verbesserung der inneren Achtsamkeit, Beziehungsgestaltung, Arbeitsbelastung, Umgang mit finanziellen Ressourcen, Gestaltung von Ruhe- und Erholungsphasen, Bewegung und sportliche Betätigung, Ernährung, Umgang mit Rauchen, Alkohol und Drogen, Umgang mit Gefühlen und schrittweise Erhöhung der Belastbarkeit.

Ziel von DBT ist die Behandlung der Folgen von traumatischen Erlebnissen. Betroffene müssen auch lernen, nach Möglichkeiten Retraumatisierungen zu vermeiden. Dadurch lernen sie, mehr Verantwortung für sich und ihre Lebensgestaltung zu übernehmen. Längerfristig kommt die Steigerung der Selbstachtung und die Formulierung und das Erreichen individueller Lebensziele hinzu.

DBT beruht weitgehend auf klassischen verhaltenstherapeutischen Techniken. So findet beispielsweise das *Kontingenzmanagement* Anwendung, d.h. der Umgang mit positiven und negativen Verstärkern durch die therapeutische Beziehung. Thematisiert werden dabei Verhaltensweisen und nicht in erster Linie die Klientin resp. der Klient. Weiter werden *kognitive Umstrukturierungen* eingesetzt, welche zu neuen und veränderten Sichtweisen und

Wertungen führen. Geschichten und Metaphern werden zum selben Zweck eingesetzt. Ziel ist es, die Wahrnehmung für dysfunktionale Einstellungen und Handlungsweisen zu erkennen und zu verändern.

Die Forschung zur DBT hat gezeigt, dass die Fokussierung auf die Bindungsbeziehung wahrscheinlich das wirksamste Element der therapeutischen Interventionen darstellt. Eindeutige Ergebnisse sind zudem: signifikanter Rückgang von Behandlungsabbrüchen, Abnahme selbstschädigender Verhaltensweisen, Rückgang der stationären Verweildauer, Minderung von Wut, Angst, Ärger, Depressivität, Suizidalität, Hoffnungslosigkeit und Verbesserung der sozialen Integration (Ahrens 2011, p. 524). Die therapeutische Bereitschaft, Patientinnen resp. Patienten so anzunehmen, wie sie sind (oder wie sie geworden sind), bildet die entscheidende Basis für Veränderungen. Der Fachausdruck für diese Haltung heisst Validierung (Wertschätzung). Therapeutinnen und Therapeuten tendieren dazu, Traumabetroffenen resp. BorderlinepatientInnen eine Schuld an der eigenen Befindlichkeit und Handlungsweise zuzuschreiben: Die Patientin spaltet das Team – *„Der Glaube, dass die Patienten spalten, ähnelt gefährlich einer Denkweise, die TherapeutInnen bei ihren Patientinnen zu ändern versuchen – die Schuld für ihre Probleme anderen oder externalen Ereignissen zu geben"* (Linehan 1990, p. 325 zitiert in Ahrens 2011, p. 525).

Hypnotherapeutische Interventionen

Voraussetzung jeder hypnotherapeutischen Intervention bei Traumafolgestörungen ist, dass sich Betroffene in der therapeutischen Beziehung sicher fühlen (Perren-Klingler 2009). Was Hypnose ist, wird im nachfolgenden Zitat ausgeführt: *„Charakteristische Eigenschaften der Hypnose sind Umverteilung der Aufmerksamkeit, vertiefte und fokussierte Konzentration, gesteigerte Absorption, grosse Suggestibilität unter Aufhebung des kritischen Urteils, veränderte Wahrnehmung, ein veränderter Zustand des Gewahrwerdens, Veränderungen im kognitiven Bereich, in der Stimmung so-*

wie im Erinnerungsvermögen" (Van der Hart 2009, p. 485). Wir verfügen mit der IRRT (Imagery Rescripting & Reprocessing Therapy) über ein wirksames hypnotherapeutisches Therapieverfahren für die Behandlung von erwachsenen Personen (Schmucker et al. 2014). Es ist eine Bearbeitung mit Hilfe des Inneren Kindes, welche über drei Phasen abläuft:

- Die Patientin/der Patient stellt eine belastende Szene dar
- Nun tritt die heutige Person mit therapeutischer Unterstützung auf die Innere Bühne und hilft dem Inneren Kind in der Bewältigung der Szene – der Täter wird konfrontiert
- In der dritten Phase geht es um die Bestätigung der heutigen Person und die Versöhnung mit der Vergangenheit

Im weiteren therapeutischen Prozedere wird das erreichte vertieft und durch kognitive Umstrukturierungen neu bewertet, etwa nach dem Beispiel: das kleine Kind, ohne Unterstützung, war der damaligen Situation völlig schutzlos ausgeliefert; das heutige ICH hingegen ist in der Lage, sich Hilfe zu holen, und kann damit den Verlauf beeinflussen. Damit wird ein Empowerment sowie eine „Ent-Schuldung" in Bezug auf Vergangenes erreicht.

IRRT wird auch eingesetzt zur Bearbeitung von Trauerreaktionen (Köster et al. 2016).

Für die Bearbeitung von Flashbacks hat Perren-Klingler eine hypnotherapeutische Vorgehensweise in neun Schritten vorgeschlagen (Details siehe Perren-Klingler 2009, p. 477ff.).

Mittels der hypnotherapeutischen Intervention erfolgt eine Konfrontation mit den traumatischen Erinnerungen und anschliessend führt eine „Desensibilisierung" der Flashback-Inhalte zu einer weitgehend emotionslosen Auseinandersetzung mit den traumatischen Erfahrungen. Diese Vorgehensweise ermüdet und erschöpft Betroffene, so dass nun eine Pause angezeigt ist. Der Hyperarousal (Übererregung) kann ebenfalls mittels hypnotherapeutischer Techniken, Atemübungen und Entspannungsübungen bearbeitet werden.

Behandlung von Traumafolgestörungen im Überblick

Eingehende Kenntnisse über das biologisch fundierte Konzept der Trauma-folgestörungen sind unabdingbare Voraussetzung jeder therapeutischen Intervention. Als erster Schritt steht unabhängig von Therapieschulen und theoretischen Konzepten immer die Schaffung von Sicherheit und der Auf-bau einer tragfähigen therapeutischen Beziehung im Vordergrund. Die The-rapeutin resp. der Therapeut muss seine Haltung und Position gegenüber Betroffenen sorgfältig klären: „[...] *ebenso muss der gesellschaftliche Kon-sens des üblichen Täterschutzes deutlich sein"* (Olbricht 2004, p. 162). Es versteht sich von selbst, dass ein täterloyales Verhalten jegliche trauma-sensitive Behandlung verunmöglicht. Die Therapeutin resp. der Therapeut haben die Funktion von Zeugen, denen schreckliche Dinge mitgeteilt wer-den: *„Die Zweifel und Selbstzweifel sind bei realen Traumata immer sehr stark"* (Olbricht 2004, p. 146). Die Therapeutin resp. der Therapeut sind weder Richterin noch Richter – ihre primäre Aufgabe ist es deshalb nicht, die Aussagen auf ihren Wahrheitsgehalt hin zu überprüfen, sondern sie müssen lernen, solche Aussagen – so unglaublich sie manchmal klingen mögen – als gegeben hinzunehmen, welche der realen Erfahrung des Ge-genübers entsprechen. Der weitere Verlauf des therapeutischen Prozesses wird dann weitere Puzzleteile beisteuern, welche eine Realitätsprüfung er-möglichen.

Traumatherapeutinnen und –therapeuten müssen sich in ihrem fachlichen Werdegang intensiv mit möglichen traumatischen Ereignissen auseinander-setzen: *„Die Vorstellung, dass ein Ereignis erst dann als real erlebt glaub-haft ist, wenn es möglichst lückenlos, widerspruchsfrei, detailliert und plas-tisch berichtet werden kann, ist [...] völlig illusorisch und wird traumatisier-ten Menschen nicht gerecht"* (Olbricht 2004, p. 145). Erst wenn Fachleute sich gewisse Dinge vorstellen können, können sie sie auch nachvollziehen. Es lohnt sich, Filme und Romane anzuschauen, wo solche Schicksalschläge verarbeitet wurden. *„Die Auserwählten"* zeigt die Geschichte der Odenwaldschule. *„3096 Tage"* beruht auf der Autobiografie von Natascha Kampusch. Oder den Roman von Pat Barker *„Regeneration"*. Oder das Fachbuch von Piskorski *„Die Verjagten"*, oder die Autobiografie von Marilyn Van Derbur *„Tagkind – Nachtkind"*. Ich empfehle meinen Studenten auch jeweils, Stieg Larsson *„Millenium-Trilogie"* zu lesen, oder sich den schwedischen Film mit Noomi Rapace und Mikael Nyqvist in den Hauptrollen anzusehen.

Olbricht fordert, dass auch der Begriff Regression in der Traumatherapie zu überdenken sei. *„[...] denn regressives Verhalten, wie der Umgang mit Übergangsobjekten (Teddybär) oder Kissen und Decken, ist eher der Anfang von Selbstfürsorge und damit progressiv, ebenso wie der Schutz, den das Sitzen etwa auf dem Boden oder in einer Ecke darstellt"* (Olbricht 2004, p. 163). Traumatherapeuten müssen bereit sein, beispielsweise Settingfragen flexibel zu handhaben. So haben Patientinnen und Patienten mit massiven Schlafstörungen beispielsweise grösste Mühe, Vormittags-Termine einzuhalten.

Traumatherapeuten müssen die Bereitschaft mitbringen, den Körper in die Therapie miteinzubeziehen. Dies geschieht auf drei Arten:

- Berührungen
- Körperliche Übungen
- Körpersignale und Achtsamkeit

Alle Interventionen in der Traumatherapie setzen die Informierte Zustimmung der Patientin resp. des Patienten voraus, dies gilt erst recht für körperliche Interventionen. Im Zusammenhang mit Grenzverletzungen in Behandlungen (Tschan 2005) stellen Berühungen immer wieder einen Schritt in Richtung *slippery slope* dar.

Nebenwirkungen von therapeutischen Interventionen

Traumatherapien wirken; aber sie haben auch Nebenwirkungen. Manche mögen erwünscht sein, andere nicht. Traumatherapeuten sind verpflichtet, im Aufklärungsgespräch auf mögliche Nebenwirkungen einzugehen und Patientinnen und Patienten entsprechend zu informieren. Da Traumabehandlung in erster Linie Beziehungsarbeit ist, treten auch in diesem Bereich die deutlichsten Nebenwirkungen auf. Häufig stellen sich die Nebenwirkungen überraschend ein, meistens in Situationen, wo Betroffene es nicht erwarten.

Viele Nebenwirkungen werden sich im therapeutischen Prozess selber zeigen und phasenweise die Zusammenarbeit zwischen Patientin resp. Patient und Therapeutin resp. Therapeut erschweren. Durch Antizipierung solcher möglichen Entwicklungen können auch gemeinsam wirkungsvolle Coping-Strategien besprochen werden.

„Von der Therapeutin oder dem Therapeuten sind Umdenken und Umlernen gefordert, ein Umstrukturieren auch der äusseren Therapiebedingungen in einigen Therapiephasen und insbesondere persönliche Integrität und klare ethische Vorstellungen" (Olbricht 2004, p. 161). Es ist hilfreich, wenn Patientinnen und Patienten darauf vorbereitet sind, welche Prozesse eine traumasensitive Behandlung auslösen kann, und wie man diesen Reaktionen begegnen kann.

Behandlung von Flüchtlingen

Herausforderung für die ärztliche Versorgung

Die Flüchtlingskatastrophe 2014 bis jetzt hat gigantische Ausmasse. Gemäss UNHCR handelt es sich dabei um den höchsten jährlichen Anstieg von Fallzahlen, der je registriert wurde. Nach den Angaben der UN-

Flüchtlingshilfe waren Ende 2014 um die 60 Millionen Menschen weltweit auf der Flucht (Kämper 2015); im Jahre 2015 waren es über 65 Mio. Menschen – über 50% der Flüchtlinge sind jünger als 18 Jahre. Diese Menschen stellen die nationalen Gesundheitssysteme vor gewaltige Herausforderungen – zunächst einmal rein zahlenmässig müssen die Gesundheitsdienste (Spitäler, Hausarztpraxen, Zahnärzte, Pädiatrische und Gynäkologische Praxen) die Neuankömmlinge medizinisch versorgen. Sekundär werden die spezialärztlichen Versorgungsstrukturen in Anspruch genommen – insbesondere die psychiatrischen und psychotherapeutischen Praxen. Eine besondere Schwierigkeit stellen dabei die Sprach- und Verständigungsprobleme dar. Die Krankheitskonzepte und Heilungsvorstellung von Menschen aus anderen Kulturkreisen differieren zum Teil erheblich von unseren gewohnten Standards – hier ist eine kultursensible Herangehensweise erforderlich.

In seinen Ausführungen hat Piskorski festgehalten: *„Die Europäer vergessen allzu leicht, dass die Erfahrung erzwungener Flucht in grossem Umfang etwas ursprünglich Europäisches ist – sie vergessen, [...] dass im Zeitraum zwischen 1914 und ungefähr 1960, rund 75 Millionen Europäer Opfer von Deportationen, Evakuierungen, Flucht oder Vertreibung waren"* (Piskorski 2013, p. 19-20). Die ärztliche, insbesondere die psychiatrische Diagnostik, versuchte jahrelang, die gesundheitlichen Folgen herunterzuspielen und führte die resultierenden Probleme nach traumatischen Erfahrungen auf Charakterschwäche, moralische Defizite oder gar Drückeberger- und Simulantentum zurück (Vess 2010). Die ohnehin traumatisierten Menschen wurden damit in grossem Stil erneut, diesmal durch Ärzte, gedemütigt. Im Grunde gibt es keine Worte für dieses eklatante Fehlverhalten – als Mitglied dieser Ärzteschaft muss ich oft tief beschämt diese erschütternden Schicksale zur Kenntnis nehmen. Wie bedenklich sich die Situation selbst heute noch darstellt, mag daran ersichtlich sein, dass bisher die Thematik der Traumafolgestörungen keinen Eingang in die curriculare Wissensvermittlung innerhalb der Humanmedizin der deutschsprachigen Länder gefunden hat – und die Ärztinnen und Ärzte damit kaum in der Lage sind, diese Störungsbilder korrekt zu diagnostizieren und zu therapieren.

Flüchtlinge lassen sich keiner bestimmten diagnostischen Kategorie zuordnen, vielmehr umfasst der Begriff eine Vielzahl von betroffenen Menschen mit unterschiedlichen Störungsbildern. Gemäss der Genfer Flüchtlingskonvention (UNHCR 1951) wird ein Flüchtling als eine Person verstanden, die *„aus der begründeten Furcht vor Verfolgung wegen ihrer Rasse, Religion, Nationalität, Zugehörigkeit zu einer bestimmten sozialen Gruppe oder wegen ihrer politischen Überzeugung sich ausserhalb des Landes befindet, dessen Staatsangehörigkeit sie besitzt, und den Schutz dieses Landes nicht in Anspruch nehmen kann oder wegen dieser Befürchtungen nicht in Anspruch nehmen will; oder die sich als Staatenlose infolge solcher Ereignisse ausserhalb des Landes befindet, in welchem sie ihren gewöhnlichen Aufenthalt hatte, und nicht dorthin zurückkehren kann oder wegen der erwähnten Befürchtungen nicht dorthin zurückkehren will"*.

In diesem Beitrag sollen die Traumafolgestörungen vor dem Hintergrund der Flüchtlingskatastrophe dargestellt werden. Als eigentliche Traumaursachen gelten die Situation im Herkunftsland (Krieg, Genozid, körperliche und sexualisierte Gewalt, Mitansehen wie Eltern und andere misshandelt und getötet werden, organisierte Kriminalität, politische Säuberungen, Inhaftierungen, Folterungen, Umweltkatastrophen), lebensbedrohliche Begebenheiten auf der Flucht, Gewalterlebnisse auf der Flucht oder in den Auffangstationen. Kinder und Jugendliche verlieren ihre Eltern und sind womöglich ohne Papiere (staatenlos). Konservative Schätzungen gehen davon aus, dass die Hälfte aller Flüchtlinge in Deutschland an behandlungsbedürftigen Traumafolgestörungen leiden (Gaebel 2008, von Lersner et al. 2008, Flatten 2011). Die Betroffenen sind häufig unfähig, das Erlebte in Worte zu fassen – sei es als direkte Folge eines Vermeidungsverhaltens, sei es wegen Misstrauen gegenüber Autoritäten und Behörden, sei es wegen neurophysiologischen Auswirkungen beispielsweise von Kopfverletzungen. Leicht kommt dabei der Verdacht der Falschaussage auf (Herman 2003), was jedoch durch zahlreiche wissenschaftliche Untersuchungen widerlegt wurde (Birck 2002).

Die Symptomatik wird vielfach in erster Line durch die körperlichen Beschwerden bestimmt; welche bis heute nicht in den Klassifikationskriterien für Traumafolgestörungen berücksichtigt werden, die jedoch Ausdruck von Stressregulationsstörungen verstanden werden müssen. In vielen Untersuchungen wird darauf hingewiesen dass sich bei Flüchtlingen oft ein sehr heterogenes Bild von **sequentiellen Traumaerfahrungen** (Erfahrungen in allen Phasen der Flucht inkl. dem Verlust von wichtigen Bezugspersonen, eigenen Kindern und/oder Lebenspartner) zeigt, die sich erst in ihrer aufeinanderfolgenden Belastung zum vollständigen klinischen Bild ergänzen (Keilson 2005). Diesen Zusammenhängen muss in diagnostischer Hinsicht Beachtung geschenkt werden – so können einzelne Ereignisse für sich genommen die Definitionskriterien für Traumafolgestörungen gemäss ICD-10 allenfalls nicht erfüllen; erst die Abfolge verschiedener belastender Ereignisse ergibt das vollständige klinische Bild (Herman 1992, Mollica et al. 1999, Halcon et al. 2004; Neuner et al. 2004). Nicht vergessen sollten Ärztinnen und Ärzte, dass auch das Erleben einer lebensbedrohlichen Krankheit beispielsweise mit Erstickungsanfällen, schwerster Atemnot, epileptischen Anfällen oder Herzinfarkte, etc. ebenfalls als Traumaursachen in Frage kommen können.

Die heutige Diagnostik orientiert sich am Konzept der *„trauma spectrum disorder"* oder auf deutsch: **Traumafolgestörungen** (Tschan 2012), d.h. mit anderen Worten, dass sich die Diagnostik entlang eines Kontinuums möglicher Traumafolgen bewegt, wie sie in diesem Werk beschrieben werden. Die körperlichen Beschwerden sind meist funktioneller Natur und sollten diagnostisch in Zusammenhang mit möglichen Traumaursachen gesetzt werden. Häufig treten Zeichen einer vegetativen Übererregbarkeit auf: Zittern, Herzklopfen oder –rasen, Schweissausbrüche, Kreislauflabilität bis Ohnmachtsanfälle, chronische Übelkeit, Essstörungen und Appetitlosigkeit, Kopfschmerzen, Migräne, Hyperventilation, um nur die wichtigsten Beschwerden zu nennen. Auf der psychischen Seite sind Intrusionen und Flashbacks (immer wiederauftauchende Erinnerungsbilder), Albträume und (körperliche) Reaktionen bei Konfrontation mit Triggerphänomenen zu erfragen; dann die Vermeidungsreaktionen (Vermeidung der Konfrontation mit auslösenden Reizen inkl. der Vermeidung von Schilderungen der traumatischen Ereignisse), (Teil-)Amnesien, Interessensverminderung, sozialer Rückzug, eingeschränkte Zukunftsperspektive, die chronische Übererregung mit Schlafstörungen, Hypervigilanz, häufig verbunden mit Panikstörungen oder generalisierten Angsterkrankungen, erhöhter Reizbarkeit und Wutausbrüchen (Nerven liegen blank), übermässigen (und oft lange anhaltenden) Schreckreaktionen (beispielsweise auf Polizisten im Einsatz, Ambulanzfahrzeuge), und Konzentrationsschwierigkeiten. Selbstbehandlungsversuche beispielsweise mit Alkoholica, Beruhigungsmitteln oder Drogen und exzessiver Flucht in Arbeit (als Beweis der eigenen Leistungsfähigkeit) sind nicht selten.

Die Dauer der Beschwerden ist länger als ein Monat und führt zu einer signifikanten Beeinträchtigung im Alltag oder in der Berufstätigkeit. Regelmässig fühlen sich die Betroffenen krank und suchen deshalb die Ärztin oder den Arzt auf. Wichtig ist auch die Beachtung der individuellen Anpassungsleistung an die Beeinträchtigung – Betroffene versuchen sich aus Scham- und Insuffizienzgefühlen gegen Aussen nichts anmerken zu lassen. Auch wollen sie niemandem zur Last fallen (etwa aus Angst vor Abschiebung). Selbstaggressives Verhalten und Selbstmordgedanken sind nicht selten.

Häufig nimmt die Symptomatik ein Ausmass an, dass von einer vollständigen Einschränkung der Erwerbsunfähigkeit gesprochen werden muss und damit sozialversicherungsrechtliche Schritte geprüft werden müssen. Betroffene fühlen sich oft völlig entwurzelt – sie sind nirgends mehr „zu Hause", weder in ihrer ursprünglichen Heimat, noch hier im Auffangland. Sie können ihrer ursprünglichen Rolle nicht mehr gerecht werden und begraben alle ihre Hoffnungen und Perspektiven. Dadurch wirken sie abgestumpft und irgendwie verloren – was die Helfer vor grosse Herausforderungen stellt und häufig zu einem therapeutischen Nihilmus führt, womit ein verheerender Teufelskreis ausgelöst wird – dass Betroffene trotz schrecklicher Erlebnisse weiter leben können, hat unter anderem ein ärztlicher Kollege von uns gezeigt (Frankl 2007). Soziale Unterstützung ist dabei einer der wirksamsten Heilungsfaktoren (Herman 1992).

Nicht alle Flüchtlinge leiden an Traumafolgestörungen. Aber viele leiden eben daran – aus ärztlicher Sicht ist es selbstverständlich, dass wir ihnen beistehen – analog wie anderen schwer kranken Menschen geholfen wird, und sie nicht einfach ihrem Schicksal überlassen werden. Es gehört mit zu den zentralen ärztlichen Aufgaben, Betroffenen Mut zu machen und zu versuchen, gemeinsam mit ihnen und ihren Angehörigen zusammen aus der heutigen Situation eine Lebensperspektive zu entwickeln. Dazu bedarf es jedoch auch der sozialen Unterstützung – Ärztinnen und Ärzte, Pflegefachfrauen und –männer können dies nicht alleine bewerkstelligen.

Die Behandlung fokussiert auf drei Ebenen:
1. Ort der Sicherheit, wo eine Aufarbeitung der Vergangenheit möglich wird. Die Vergangenheit kann nicht verändert werden – sondern die traumatischen Erfahrungen können „hinter sich gelassen werden", nicht vergessen werden; aber so umgestaltet, dass sie nicht mehr dauernd diesen Horror bewirken, oder nicht mehr diese Schmerzen auslösen.
2. Schweigen (resp. Vermeidungsverhalten) wird als Schutzkonzept und Überlebensstrategie verstanden, welche erst aufgegeben werden kann, wenn andere Lösungsansätze vorhanden sind. Angehörige sind nach Möglichkeit einzubeziehen.
3. Gemeinsame Erarbeitung von Lösungsstrategien – es ist nicht die Ärztin oder der Arzt, welche den Patienten heilen, sondern der Patient selbst ist auf dem Weg der Heilung – die Fachleute helfen dabei.

Die Heilungsprozesse nach traumatischen Erfahrungen verlaufen individuell sehr unterschiedlich. Die soziale Integration kann dabei eine wichtige Ressource werden – z.B. das Mitmachen in einem Sportverein, einem Sing- oder Musikverein und ähnlichem. Das Erleben einer tragfähigen menschlichen Gemeinschaft hilft vielen Betroffenen in der Überwindung ihrer Beschwerden. Bewegung, Tanz und (Härle 2015) (Härle 2016) hilft mit, das eigene Gleichgewicht wieder zu finden; Bewegung hilft auch mit, Spannungen, Angst und Aggressivität abzubauen. Die Erfahrung, etwas *„zu schaffen"* verstärkt das Selbstwertgefühl und damit die Lebensqualität. Wichtig ist aus ärztlicher Sicht weniger was, als vielmehr etwas, was einem Freude macht – ganz einfach, weil man es dann auch tut (Ornish 1999).

Auch tiergestützte Behandlungen können für die Überwindung von Traumafolgestörungen eine grosse Hilfe sein. In diesem Werk ist der Einsatz von Papageien in der Behandlung von schwer traumatisierten Kriegsveteranen aufgeführt. Wegen ihrer Bedeutung sei hier nochmals festgehalten, dass die Erfolgsrate bei Kriegsveteranen mit konventionellen Therapieansätzen inkl. psychopharmakologischer Behandlung bei rund 20% liegen - mit Tiertherapie hingegen bei 85% (Köhler Andrea, NZZ Nr. 134, 11. Juni 2016). Diese Ausführungen sollen verdeutlichen, dass in der Behandlung von Traumafolgestörungen innovative Ansätze erforderlich sind, welche die traditionellen Therapieansätze ergänzen können (siehe Selbsthilfebücher: z.B. Härle 2015, oder Miller 2016).

Zum Schluss noch ein Hinweis auf das Berufsrisiko im Umgang mit Traumafolgestörungen bei Flüchtlingen. Helfer müssen behutsam auf ihre eigenen Grenzen achten – die Arbeit mit traumatisierten Menschen kann zu sekundären Traumatisierungen (resp. vicarious trauma) bei Fachleuten führen. Ein gutes fachliches Netzwerk und fachliche Supervision können eine grosse Hilfe in der Bewältigung dieser Aufgabe sein. Als Fachleute sind wir nicht nur für das Wohlbefinden unserer Patienten verantwortlich, sondern auch für unser eigenes – in dieser doppelten Aufgabe müssen wir selbst Hilfe in Anspruch nehmen, falls dies erforderlich werden sollte.

Spezifische Literatur zur Flüchtlingsproblematik:

- Birck Angelika: Traumatisierte Flüchtlinge. Wie glaubhaft sind ihre Aussagen? Kröning, Asanger, 2002.
- Flatten, Guido., Gast, U., Hofmann, A., Knaevelsrud, Ch., Lampe, A., Liebermann, P., Maercker, A., Reddemann, L., Wöller, W. (2011): S3 – Leitlinie Posttraumatische Belastungsstörung. Trauma & Gewalt 3: 202-210.

- Frankl Victor E.: ...trotzdem Ja zum Leben sagen. Ein Psychologe erlebt das Konzentrationslager. München, Deutscher Taschenbuchverlag, 2007, 28. Auflage.
- Gäbel, U., Ruf, M., Schauer, M., Odenwald, M. & Neuner, F.: Prävalenz der Posttraumatischen Belastungsstörung (PTSD) und Möglichkeiten der Ermittlung in der Asylverfahrenspraxis. Zeitschrift für Klinische Psychologie und Psychotherapie, 2006;35(1):12–20.
- Halcon L.L., Lifson A.R.: Prevalence and predictors of sexual riskes among homeless youth. Journal of Youth and Adolescence 2004; 33(1): 71-80.
- Herman Judith: Trauma and recovery. New York, Basis Books, 1992.
- Herman Judith: Die Narben der Gewalt. Paderborn, Junfermann, 2003.
- Kämper Vera: 60 Millionen Flüchtlinge weltweit: Woher sie kommen, wohin sie wollen, wohin sie gehen. Berlin, Der Spiegel, 18.06.2015.
- Keilson Hans: Sequentielle Traumatisierung bei Kindern: Untersuchungen zum Schicksal jüdischer Kiregswaisen. Giesen, Psychosozial Verlag, 2005.
- Mollica, R.F., McInnes, K., Sarajlic, N., Lavelle, J., Sarajlic, I., & Massaggli, M.P.: Disability associated with psychatric comorbidity and health status in Bosnian refugees living in Croatia. Journal of the American Medical Association, 1999; 282: 433-439.
- Neuner, F., Schauer, M., Karunakara, U., Llaschik, C., Robert., C., & Elbert, T.: Psychological trauma and evidence for enhanced vulnerability for posttraumatic stress disorder through previous trauma among West Nile refugees. BMC Psychiatry, 2004; 4:34.
- Ornish Dean: Die revolutionäre Therapie, Heilen mit Liebe. Berlin, Mosaik Verlag, 1999.
- Ottomeyer Klaus: Die Behandlung der Opfer. Über unseren Umgang mit dem Trauma der Flüchtlinge und Verfolgten. Stuttgart, Klett-Cotta, 2011.
- Piskorski Jan M.: Die Verjagten. Flucht und Vertreibung im Europa des 20. Jahrhunderts. München, Siedler, 2013.
- Steel Z. Silove D. Phan T. & Baumann A.: Long-term effects of psychological trauma on mental health of Vietnamese refugees resettled in

Australia: A population based study. The Lancet, 2002; 360: 1056-1062.

- Tschan Werner: Sexualisierte Gewalt. Praxishandbuch zur Prävention von sexuellen Grenzverletzungen bei Menschen mit Behinderungen. Bern, Huber, 2012.
- UNHCR (United Nations High Commissioner for Refugees): Abkommen über die Rechtsstellung der Flüchtlinge („Genfer Flüchtlingskonvention, GFK"). Geneva, UNHCR, 28. Juli 1951; Erweiterung 1967.
- Vees Martina: Die Begutachtung verfolgungsbedingter Störungen von Holocaustüberlebenden im Rahmen von Verschlimmerungsanträgen. Inaugural-Dissertation an der Medizinischen Fakultät der Eberhard-Karls-Universität zu Tübingen, 2010.
- Von Lersner Ulrike, Elbert Thomas, Neuner Frank: Mental Health of refugees following state-sponsored repatriation from Germany. BMC Psychiatry 2008;8(1).

Zukünftige Entwicklungen

Es bleibt zu hoffen, dass die vor über zehn Jahren getroffene Feststellung gehört wird: *„Erschwert wird die Therapie mit Frühtraumatisierten zusätzlich durch die Struktur des derzeitigen Gesundheitswesens. Weder die Ausbildungsrichtlinien und Ausbildungsmöglichkeiten noch die psychiatrische und psychotherapeutische Versorgung oder die Begutachtungspraxis beziehen die neueren Forschungsergebnisse der Psychotraumatologie in angemessenem Masse ein"* (Olbricht 2004, p. 167).

Traumafolgestörungen werden in die Gegenstandskataloge der einzelnen Studienrichtungen und Disziplinen aufgenommen. Weiter wird es interdisziplinäre Angebote geben, wo die einzelnen Fachleute die Sichtweisen anderer Disziplinen kennenlernen und sich auch im Hinblick auf die spätere Berufstätigkeit vernetzen können. Und schliesslich wird die Integration der Ethik in die einzelnen Disziplinen selbstverständlich.

Es ist kaum möglich, dieses Werkl über die Neurobiologie der Traumafolge-störungen abzuschliessen, ohne ein Wort über falsche Erinnerungen beizu-fügen: *„Could it be that a happy childhood is the most common false memory?"* (Sinason 1998, p. 5).

Zum Schluss

„Wo Dissoziation war, soll Integration werden" (Ellert Nijenhuis, 2012).

Offensichtlich haben einzelne Fachleute Mühe mit den wissenschaftlichen Fakten: *„Angesichts moderner neurowissenschaftlicher Erkenntnisse fällt es zunehmend schwer, komplexe Verhaltensänderungen losgelöst vom Zentralorgan Gehirn zu betrachten"* (Walther & Förstl 2012, p. 104). Ja bitte, wie den sonst?

In der Psychotherapie bekommen wir nur Antworten auf diejenigen Fragen, die wir gestellt haben. *„Wenn therapeutisch nur nach Angst, Defiziten und Unfähigkeiten gefragt wird, dann entsprechen dem die Antworten. Und die Betroffenen machen es der Therapeutin oder dem Therapeuten leicht. Es ist für sie nicht schwer, über Unfähigkeiten und Schwächen zu sprechen, da dies der langjährigen Überzeugung früh Traumatisierter entspricht, unterstützt von der Haltung vieler therapeutischer Schulen, die ebenfalls defizitorientiert arbeiten. Wenn nach Mut oder Tapferkeit, wenn nach Stärken gefragt wird, dann löst dies üblicherweise Verblüffung, Staunen und meistens auch Abwehr aus. Aber woher sollen Menschen in der Therapie denn den Mut zum Leben und die Lust auf Leben nehmen, wenn beides in der Theoriebildung nicht vorkommt?"* (Olbricht 2004, p. 173ff.)

Eine wissenschaftliche Arbeitsweise hat die Theorieentwicklung im Bereich der psychischen Erkrankungenn nicht immer gekennzeichnet: *„Psychiatry is a field of fashions; dominant schools of thought, therapist ideology, and the charisma of particular clinicians have always had a powerful impact on developing untenable biases. Too often, these have led to acrimonious polarizations within the profession, at the expense of good patient care."* (Van der Kolk et al. 1996, p. 67). Eine selbstkritische Haltung sollte Traumatherapeutinnen und –therapeuten selbstverständlich sein: *„However, though this continual reinvention of the psychological wheel may make for interesting careers, it does not foster a solid accumulation of knowledge or the development of an effective treatment repertoire"* (Van der Kolk et al. 1996, p. 67).

Glossar

AAI	Adult Attachment Interview
ACE	Adverse Childhood Experience
ADHS	Aufmerksamkeitsdefizit-/Hyperaktivitätsstörung
Affektregulation	Mechanismus zur Regulation von Affekten und ihrer Ausdrucksweise
Agnosie	Unfähigkeit, Dinge trotz funktionierender Sinnesorgane richtig zu erkennen
Aktionspotential	Depolarisation der Nervenzelle
Amygdala	(Mandelkern) "Alarmzentrale" innerhalb des Limbischen Systems
ANS	Autonomes Nervensystem (Sympathicus – Parasympathicus)
BPD	Borderline Personality Disorder (Borderlinestörung)
Cortex	Grosshirn-Rinde, Teil der Grosshirnhemisphären
DBT	Dialektisch-behaviorale Therapie
DES	Dissociative Experience Scale
DID	Dissoziative Identitätsstörung
DNA	Desoxyribonucleinsäure, die Erbsubstanz als Doppelhelix
DSM	Diagnostisches und statistisches Manual psychischer Störungen
EEG	Elektroencephalogramm, Ableitung der Hirnströme
Epigenetisch	Modifikation der Genregulation
explizites Gedächtnis	Das explizite Gedächtnis wird hippocampus-vermittelt: In Worte fassbar, bewusst erinnerbar
exzitatorisch	erregend
fMRI	funktionelle Magnetresonanztomografie (magnetic resonance imaging)
Gliazellen	Stützzellen im ZNS
Hirnstamm	Hirnstruktur bestehend aus Meduall oblongata, Pons und Mittelhirn
HPA-Achse	Hypothalamic-Pituitary-Adrenocortical – Achse (Hypothalamus-Hypophysen-Nebennierenrinden-Achse
Hypothalamus	Regulation von vegetativen, endokrinen und viszeralen Funktionen
Impliztes G.	amygdala-vermitteltes Gedächtnis, nicht in Worte fassbar
IWM	Inner Working Model, innere Repräsentanz der Bindungserfahrung
Mentalisation	Fähigkeit, den Mind anderer Personen zu verstehen

Neurobiologie	Arbeitsweise der Nervenzellen
PET	Positronenemissionstomografie
Reptiliengehirn	Hirnstamm, der anatomisch älteste Teil des ZNS
Resilienz	Widerstandskraft resp. Toleranz eines Organismus gegenüber störenden Einwirkungen. Der Begriff stammt aus der Physik und beschreibt die Fähigkeit einer Materialie, sich verformen zu lassen und wieder in die ursprüngliche Form zurück zu finden (z.B. Spannfeder).
Synapse	Übertragungsstelle im Nervensystem (mitels chem. Transmitter)
ZNS	Zentrales Nervensystem (bestehend aus Gehirn und Rückenmark)

Literatur:

- Ader Robert, Cohen Nicholas: Behaviorally conditioned immunosuppression. Psychosom Med 1975;37:333 – 340.
- Ahrens Ruth: Pflegehandeln im Rahmen der Dialektisch-Behavioralen Therapie. In: Sauter Dorothea, Abderhalden Christoph, Needham Ian, Wolff Stephan: Lehrbuch Psychiatrische Pflege. Bern, Hans Huber, 2011, 3. Auflage, pp. 521 – 527.
- Aly Götz: Die Belasteten. Euthanasie 1939-1945. Eine Gesellschaftsgeschichte. Frankfurt, S. Fischer, 2013.
- American Psychiatric Association: Diagnostic and Statistical Manual of Mental Disorders. DSM 5th edition. Washongton DC, American Psychiatric Publishing, 2013.
- AMA Policy: E-9.045 Physicians with Disruptive Behavior. Washington DC, American Medical Association, June 2000.
- Appelbaum Paul S., Uyehara Lisa A., Elin Mark R. : Trauma and Memory. Clinical and Legal Controversies. New York, Oxford University Press, 1997.
- Appelbaum Paul S., Gutheil Thomas G.: Clinical Handbook of Psychiatry and the Law. Philadelphia, Lippincott Williams and Wilkins, 2007.
- Arbeitskreis Rituelle Gewalt der Bistümer Osnabrück, Münster und Essen (Hrsg.): Rituelle Gewalt. Das (Un)heimliche unter uns. Münster, Dialog Verlag, 2014.
- Bader Marie, Braun Marie-Luise, Sailer Steffen, Schober Annabell, Schreiber Jennifer, Sellmaier Pis : Die Schüler von Winnenden. Unser Leben nach dem Amoklauf. Würzburg, Arena, 2014.
- Bamm Peter: Ex Ovo. Essays über die Medizin. München, Deutsche Verlags Anstalt, 1956.
- Barker Pat, Fienbork Matthias: Niemandsland. München, Hanser, 1997 (Orig. engl.: Regeneration. 1991).
- Baron-Cohen Simon, Tager-Flusberg Helen, Lombardo Michael V. (eds.): Understanding other minds. Perspectives from developmental social neusoscience. Oxford, Oxford University Press, 2013.

- Baron-Cohen Simon: Mindblindness. An essay on autism and theory of mind. Cambridge, MA, MIT Press, 1995.
- Bast Heinrich, Bernecker Angela, Kastien Ingrid, Schmitt Gerd, Wolff Reinhart (Hg.): Gewalt gegen Kinder. Kindesmisshandlungen und ihre Ursachen. Reinbek bei Hamburg, Rowohlt, 1975.
- Bateson Gregory: Geist und Natur. Eine notwendige Einheit. Frankfurt am Main, Suhrkamp, 1982. (Mind and Nature. A Necessary Unity. 1979).
- Bear Mark F., Connors Barry W., Paradiso Michael A.: Neurowissenschaften. Ein grundlegendes Lehrbuch für Biologie, Medizin und Psychologie. Berlin, Springer, 2008, 2012, 3. Auflage.
- Bergdolt Klaus: Das Gewissen der Medizin. Ärztliche Moral von der Antike bis heute. München, Beck, 2004.
- Bergmann Christine: Abschlussbericht der Unabhängigen Beauftragten zur Aufarbeitung des sexuellen Kindesmissbrauchs. Berlin, Geschäftsstelle UBSKM, 2011.
- Bhabha Jacqueline (ed.): Children without a State. A Global Human Rights Challenge. Cambridge, MIT Press, 2011.
- Bilsker Dan, Goldner Elliot M.: Teaching evidence-based practice in mental health. Evid Based Ment Health 1999;2:68-69.
- Bolton Derek: What is mental disorder? Oxford, Oxford University Press, 2008.
- Bowlby John: A Secure Base. Parent-Child Attachment and Healthy Human Development. London, Routledge, 1988.
- Breitenbach Gaby, Requardt Harald: Psychotherapie mit entmutigten Klienten. Kröning, Asanger, 2005, 2012, 4. Auflage.
- Breitenbach Gaby, Requardt Harald: Komplex-systemische Traumatherapie und Traumapädagogik. Kröning, Asanger, 2013.
- Breitenbach Gaby: Innenansichten dissoziierter Welten extremer Gewalt. Kröning, Asanger, 2012.
- Brewin C.: Encoding and Retrieval of Traumatic Memories. In: J. Vasterling, C. Brewin (eds.): Neuropsychology of PTSD: Biological, Cognitive, and Clinical Perspectives. New York, Guilford, 2005; pp. 131 – 150.
- Bridi Morgan, Abel Ted: Histone Modifikations in the Nervous System and Neuropsychiatric Disorders. In: Sweatt J. David, Meaney Michael J.,

Nestler Eric J., and Akbarian Schahram (eds.): Epigenetic Regulation in the Nervous System. Basic Mechanisms and Clinical Impact. Amsterdam, Academic Press, 2013, p. 35 – 67.

- Brisch Karl Heinz: Bindungsstörungen. Von der Bindungstheorie zur Therapie. Stuttgart, Klett-Cotta, 1999.
- Bridges Nancy A.: Teaching Psychiatric Trainees to Respond to Sexual and Loving Feelings. The Supervisory Challenge. J Psychother Pract Res 1998;7:217-226.
- Brown Daniel, Scheflin Alan W., Hammond D. Corydon: Memory, Trauma Treatment and the Law. An essential reference on memory for clinicans, researchers, attorneys, and judges. New York, W.W. Noron, 1998.
- Brundtland Gro Harlem: Grundrecht Gesundheit. Vision: mehr Lebensqualität für alle. Frankfurt am Main, Campus, 2000.
- Cohen Barry M., Cox Carol Thayer: Telling without Talking: Art as a Window into the World of Multiple Personality. New York, W.W. Norton, 1995.
- Cozolino Louis: Neuroscoence of Psychotherapy. Building and Rebuildung the Human Brain. New York, W.W. Norton, 2012, 2nd ed.
- Cozolino Louis: The Neuroscience of Human Relationships. Attachment and the Developing Social Brain. New York, W.W. Norton, 2014.
- Cozolino Louis: Why Therapy Works: Using our minds to change our brains. New York, W.W. Norton, 2016.
- Cozolino Louis: Neuroscience and Psychotherapy. New York, W.W. Norton, 2017.
- Damasio Antonio: The Feeling of What Happens. Body and Emotion in the Making of Consciousness. Orlando, Harcourt, 1999.
- Damasio Antonio: Self comes to Mind: Constructing the Conscious Brain. New York, Vintage, 2012.
- Damasio Antonio: The strange order of Things: Life, Feeling, and the Making of the Cultural Mind. New York, Pantheon, 2018.
- Dansauer Friedrich, Schellworth Walther: Neurosenfrage, Ursachenbegriff und Rechtssprechung. Leipzig, Georg Thieme, 1939.
- Dell Paul F., O'Neil John A.: Dissociation and the Dissociative Disorders. DSM-V and beyond. New York, Routledge, 2009.

- Doidge Norman: The brain's way of healing. Stories of remarkable Recoveries and Discoveries. New York, Penguin, 2016.
- Dorahy Martin J., Van der Hart Onno: Relationship between Trauma and Dissciation. In: Vermetten Eric, Dorahy Martin, Spiegel David (eds.): Traumatic Dissociation. Neurobiology and Treatment. Washington, American Psychiatric Publishing, 2007, pp. 3 – 30.
- Dörner Klaus, Plog Ursula, Teller Christine, Wendt Frank: Irren ist menschlich. Lehrbuch der Psychiatrie und Psychotherapie. Köln, Psychiatrie-Verlag, 2013, 22. Auflage.
- Drexler Katharina: Ererbte Wunden heilen. Therapie der transgenerationalen Traumatisierung. Stuttgart, Klett-Cotta, 2018.
- Drobinski Matthias: Rechtlos im Rechtsstaat. Süddeutsche Zeitung Nr. 286, 10. Dezember 2010.
- Dutra Lissa, Bureau Jean-Francois, Holmes Biame, Lyubchik Amy, Lyons-Ruth Karlen: Quality of Early Care and Childhood Trauma: A Prospective Study of Developmental Pathways to Dissociation. J Nerv Ment Dis 2009;197/6: 383-390.
- Ellenberger Henry: The discovery of the unconsciones. New York, Basic Books, 1970.
- Erikson Erik H.: Der vollständige Lebenszyklus. Frankfurt am Main, Suhrkamp, 1988. (Original: The Life Cycle Completed. New York, W.W. Norton, 1982).
- Farrell Simon and Lewandowsky Stephan: Computational Modeling of Cognition and Behavior. Cambridge, Cambridge University Press, 2018.
- Felitti Vincent J., Anda Robert F.: The relationship of adverse childhood experience to adult medical disease, psychiatric disorders and sexual behavior: implication for healthcare. In: Lanius Ruth A., Vermetten Eric (eds.): The impact of Early Life Trauma on Health and Disease: The Hidden Epidemic. Cambridge, Cambridge University Press, 2010, p. 77 – 87.
- Fielder Peter: Persönlichkeitsstörungen. Weinheim, Beltz, 2001, 5. Auflage.

- Fitzharris Lindsey: Der Horror der frühen Medizin. Joseph Listers Kampf gegen Kurpfuscher, Quacksalber & Knochenklempner. Berlin, Suhrkamp, 2018.
- Flatten Guido: 150 Jahre Psychotraumatologie. Trauma und Gewalt, 2011;5(3) (August 2011): 190-199.
- Förstl Hans (Hg.): Theory of Mind. Neurobiologie und Psychologie sozialen Verhaltens. Berlin, Springer, 2012, 2. Auflage.
- Fosha Diana and Siegel Daniel J.: Healing Power of Emotions: Affective Neuroscience, Development and Clinical Practice. New York, W.W. Norton, 2009.
- Fosha Diana: Transforming Power of Affect: A model for accelerated change. New York, Basic Books, 2000.
- Frewen and Lanius Ruth: Healing the Traumtized Self: Consciousness, Neuroscience, Treatment. New York, W.W. Norton, 2015.
- Freyd Jennifer J.: Betrayal Trauma: The Forgetting of Childhood Abuse. Cambridge MA, Harvard University Press, 1996.
- Fritzsche Kai: Praxis der Ego-State-Therapie. Heidelberg, Carl-Auer, 2013.
- Gabbard Glen: Lessons to be learned from the study of sexual boundary violations. American Journal of Psychotherapy 1996;50(3): 311-322.
- Gal Tali, Shildo-Hezroni Vered: Restorative Justice as Therapeutic Jurisprudence: The Case of Child Victims. In: Erez E., Kilchling M., Wemmers J.-A. (eds.): Therapeutic Jurisprudence and Victim Participation in Justice. Durham, Carolina Academic Press, 2011, 139 – 167.
- Galle Sara: Kindswegnahmen. Das „Hilfswerk für die Kinder der Landstrasse" der Stiftung Pro Juventute im Kontext der schweizerischen Jugendfürsorge. Zürich, Chronos, 2016.
- Gallese Vittorio: The Birth of Intersubjectivity: Psychodynamics, Neurobiology and the Self. New York, W.W. Norton, 2014.
- Gapp Katharina, Bohacek Johannes, Grossmann Jonas, Brunner Andrea M., Manuella Francesca, Nanni Paolo, Mansuy Isabelle M.: Potential of Environmental Enrichment to Prevent Transgenerational Effects of Paternal Trauma. Neuropsychopharmacology 2016; June 9.

- Gast Ursula: Dissoziative Identitätsstörungen im Gesundheitswesen. Zwischen struktureller Retraumatisierung und strukturierender Hilfe zur Genesung. In: Özkan Ibrahim, Streeck-Fischer Annette, Sachsse Ulrich (Hg.): Trauma und Gesellschaft. Vergangenheit in der Gegenwart. Göttingen, Vandenhoeck & Ruprecht, 2002, pp. 127 – 138.
- Glaser Danya: Child Abuse and Neglect and the Brain – A Review. J Child Psychol Psychiat 2006; 41(1): 97-116.
- Gøtzsche Peter C.: Tödliche Medizin und organisierte Kriminalität. Wie die Pharmaindustrie das Gesundheitswesen korrumpiert. München, Riva Verlag, 2015, 2. Auflage.
- Grawe Klaus, Donati Ruth, Bernauer Friederike: Psychotherapie im Wandel. Von der Konfession zur Profession. Göttingen, Hogrefe, 1994, 2001 (5. Auflage).
- Gray Gregory E.: Evidence-Based Psychiatry. Washington DC, American Psychiatric Publishing, 2004.
- Harari Dorith, Bakermans-Kranenburg Marian J., Van Ijzendoorn Marinus J.: Attachment, Disorganization and Dissoziation. In: Vermetten Eric, Dorahy Martin, Spiegel David (eds.): Traumatic Dissociation. Neurobiology and Treatment. Washington, American Psychiatric Publishing, 2007, pp. 31 – 54.
- Härle Dagmar: Körperorientierte Traumatherapie. Sanfte Heilung mit traumasensitivem Yoga. Paderborn, Junfermann, 2015.
- Härle Dagmar: Praxisbuch traumasensitives Yoga. Über die heilende Wirkung von Yoga bei komplexen Traumata. Paderborn, Junfermann, 2016.
- Häuser Winfried, Schmutzer Gabriele, Brähler Elmar, Glaesmer Heide: Misshandlungen in Kindheit und Jugend. Deutsches Ärzteblatt 2011; 108,17: 287-294.
- Herman Judith: Trauma and Recovery. New York, Basic Books, 1992, 1998.
- Hilgers Micha: Scham. Gesichter eines Affekts. Göttingen, Vandenhoeck & Ruprecht, 1996, 2013, 4. Auflage.

- Hinterhuber Hartmann: Ermordet und vergessen. Nationalsozialistische Verbrechen an psychisch Kranken und Behinderten. Innsbruck, Verlag für Integrative Psychiatrie, 1995.
- Hinterhuber Hartmann: Die Seele. Natur- und Kulturgeschichte von Psyche, Geist und Bewusstsein. Wien, Springer, 2001.
- Hunter Marlene E.: Understanding Dissociative Disorders. A Guide for Family Physicians and Health Care Professionals. Carmarthen UK, Crown House Publishing, 2004.
- Hunter Scott J., Sparrow Elizabeth P.: Executive Function and Dysfunction. Cambridge, Cambridge University Press, 2012.
- Jaspers Karl: Allgemeine Psychopathologie. Berlin, Springer Verlag, 1948.
- Jessel Tom: Das Nervensystem. In: Kandel Eric R., Schwarzt James H., Jessell Thomas M. (Hrsg.): Neurowissenschaften. Eine Einführung. Heidelberg, Spektrum Akademischer Verlag, 1996, pp. 71 – 91.
- Kampusch Natascha: 10 Jahre Freiheit. Berlin, Ullstein, 2016.
- Kandel Eric R.: Gehirn und Verhalten. In: Kandel Eric R., Schwarzt James H., Jessell Thomas M. (Hrsg.): Neurowissenschaften. Eine Einführung. Heidelberg, Spektrum Akademischer Verlag, 1996, pp. 5 – 19.
- Keilson Hans: Sequentielle Traumatisierung bei Kindern: Untersuchung zum Schicksal jüdischer Kriegswaisen. Giesen, Psychosozial Verlag, 2005.
- Kelly Anita E., McKillop Kevin J.: Consequences of Revealing Personal Secrets. Psychological Bulletin 1996; Vol. 120(3): 450 – 465.
- Kelly Dennis, Jessel Tom: Geschlecht und Gehirn. In: Kandel Eric R., Schwarzt James H., Jessell Thomas M. (Hrsg.): Neurowissenschaften. Eine Einführung. Heidelberg, Spektrum Akademischer Verlag, 1996, 591 – 606.
- Kleinman Arthur: The Illness Narratives. Suffering, Healing and the Human Condition. New York, Basic Books, 1988.
- Kleinman Arthur: What really matters? Living a moral life amidst uncertainty and danger. Oxford, Oxford University Press, 2006.
- Klintzke Grit, Romppel Matthias, Häuser Winfried, Brähler Elmar, Glaesmer Heide: Die deutsche Version des Childhood Trauma Questi-

onnaire (CTQ) – psychometrische Eigenschaften in einer bevölkerungs-repräsentativen Stichprobe. Psychother Psych Med 2012; 62: 47-51.

- Kluft Richard P.: Aspects of the treatment of multiple personality disorder. Psychiatric Annals, 1984;14:51-55.
- Kluft Richard P.: Childhood multiple personality disorder: Predictors, clinical findings, and treatment results. In Kluft Richard P. (Ed.): The Childhood Antecedents of Multiple Personality. Washington DC, American Psychiatric Press, 1985;
- Kluft Richard P.: Wie viele Theorien braucht die Arbeit mit dissoziativen Patienten? In: Villa Lindenfels: Gesichter der Gewalt. Stuttgart-Fellbach, Kongressband 2012, p. 142-160.
- Kluft Richard P.: Shelter from the Storm. Processing the traumatic Memories of DID/DDNOS Patients with The Fractionated Abreaction Technique. North Charleston, Create Space, 2013.
- Köster Rolf, Schmucker Mervyn: IRRT zur Behandlung anhaltender Trauer. Stuttgart, Klett-Cotta, 2016.
- Krug Etienne G., Dahlberg Linda L., Mercy James A., Zwi Anthony B., Lozano Rafael (eds.): World Report on Violence and Health. Geneva, World Health Organizations, 2002.
- Kunzke Dieter, Güls Frank: Diagnostik einfacher und komplexer posttraumatischer störungen im Erwachsenenalter. Psychotherapuet 2003; 48:50-70
- Kupfermann Irving, Kandel Eric: Lernen und Gedächtnis. In: Kandel Eric R., Schwarzt James H., Jessell Thomas M. (Hrsg.): Neurowissenschaften. Eine Einführung. Heidelberg, Spektrum Akademischer Verlag, 1996, pp. 667 – 684.
- Lanius Ruth: Presentation at Attachment and Trauma Conference, Rome, May 10, 2019.
- Lanius Ruth A., Vermetten Eric, Pain Clare: The Impact of Early Life Trauma on Health and Disease. Cambridge, Cambridge University Press, 2010.
- LeDoux Joseph: Das Netz der Gefühle. Wie Emotionen entstehen. München, DTV, 2001

- Lehmacher A. T. Katrin: Trauma-Konzepte im historischen Wandel. Ein Beitrag zur Rezeptionsgeschichte der Posttraumatic-Stress Disorder in Deutschland (1980-1991). Inaugural-Dissertation an der Rheinischen Friedrich-Wilhelms-Universität, Bonn, 2013.
- Levy T.M., Orlans M.: Attachment, Trauma and Healing: Understanding and Treating Attachment Disorders in Children and Families. Washington DC, CWLA Press, 1998.
- Lewandowsky Stephan, Dunn John C., Kirsner Kim: Implicit Memory. Mahwah, NJ, Lawrence Erlbaum Associates, 1989.
- Leys Ruth: Trauma. A Genealogy. Chicago, Chicago University Press, 2000.
- Lifton Robert Jay : Death in Live : Survivors of Hiroshima. New York, Random House, 1968.
- Lifton Robert Jay : The Nazi Doctors : Medical Killing and the Psychology of Genocide. New York, Basic Books, 1986.
- Linehan Marsha: Dialektisch-Behaviorale Therapie der Borderline-Persönlichkeitsstörung. München, CIP-Medien, 1996.
- Liotti G.: Disorganized Attachment as a Model for the Understanding of Dissociative Psychopathology. In: J. Solomon, C. George (eds.): Attachment Disorganization. New York, Guilford Press, 1999; pp. 291 – 317.
- Liotti G.: Attachment and Dissociation. In: P.F. Dell, J. O'Neill (eds.): Dissociation: DSM-V and Beyond. New York, Routledge Press, 2009; pp. 53 –65.
- Maercker Andreas, Bromberger Florentine: Checklisten und Fragebogen zur Erfassung traumatischer Ereignisse in deutscher Sprache. Trierer Psychologische Berichte, 2005; 32 (2): 1-40.
- McGregor Kim: Surviving and Moving on. Self-help for survivors of childhood sexual abuse. Auckland, Random House, 2008.
- McKeown Joanne M., Fine Catherine G. (eds.): Despine and Evolution of Psychology. Historical and Medical Perspectives on Dissociative Disorders. New York, Palgrave MacMillan, 2008.

- Meaney Michael: The Biology of Stress and Vulnerability. Paper presented to the 156th American Psychiatric Association Annual Meeting. San Francisco, May 17-22, 2003.
- Meier Marietta: Spannungsherde. Psychochirurgie nach dem Zweiten Weltkrieg. Göttingen, Wallstein, 2015.
- Miller Alison: Jenseits des Vorstellbaren. Therapie bei Ritueller Gewalt und Mind-Control. Kröning, Asanger, 2011.
- Miller Alison: Werde, wer Du wirklich bist: Mind Control und Rituelle Gewalt überwinden. Kröning, Asanger, 2016.
- Miller Scott, Hubble Mark, Duncan Barry: Escape from Babel: Toward a Unifying Language for Psychotherapy Practice. New York, W.W. Norten, 1997.
- Miyaji Naoko: A New Metaphor for Speaking of Trauma: The Toroidal Island Model. Violence and Victims, 2014;29,1:137-151.
- Montada Leo: Fragen, Konzepte, Perspektiven. In: Oerter Rolf, Montada Leo (Hrsg.): Entwicklungspsychologie. Weinheim, Beltz, 2002, 5. Auflage, pp. 3 – 53.
- Mosquera Dolores: The Discovery of the Self. Enhancing Reflective Thinking, Emotional Regultation and Self-Care in Borderline Personlity Disorder. Madrid, Institute for the Treatment of Trauma and Personality Disorder, 2016.
- Mosquera Dolores, Kathy Steele: Complex trauma, dissociation and Borderline Personlity Disorder: Working with integration failures. European Journal of Trauma and Dissociation 2017(1): 63-71.
- Nathanson Donald I.: The many faces of Shame. New York, Guilford Press, 1987.
- Nathanson Donald L.: Shame and Pride. Affect, Sex, and the Birth of the Self. New York, W.W. Norton 1992.
- Niederland William G.: Folgen der Verfolgung: Das Überlebenden-Syndrom. Seelenmord. Frankfurt am Main, Suhrkamp, 1980.
- Nightingale Florence: Notes on Hospitals. London, Longman, Green, Longman, Roberts and Green, 1863.
- Ogden Pat, Minton Kekuni, Pain Clare: Trauma and the Body. A sensorimotor approach to psychotherapy. New York, W.W. Norton, 2006.

- Ogden Pat and Fisher Janina: Sensorimotor psychotherapy interventions for trauma and attachment. New York, W.W. Norton, 2015.
- Olbricht Ingrid: Wege aus der Angst. Gewalt gegen Frauen. Ursachen, Folgen, Therapie. München, Beck, 2004.
- Oreskes Naomi, Conway Erik M.: Die Machiavellis der Wissenschaft. Das Netzwerk des Leugnens. Weinheim, Wiley-VCH, 2014. (Orignial: Merchants of Doubt, 2010).
- Otterstedt Carola : Der heilende Prozess in der Interaktion zwischen Mensch und Tier. In: Erhard Olbrich, Carola Otterstedt (Hrsg.): Menschen brauchen Tiere. Grundlagen und Praxis der tiergestützen Pädagogik und Therapie. Stuttgart, Kosmos, 2003, 58 – 68.
- Panksepp Jaak: Affective Neuroscience. The Foundation of Human and Animal Emotions. New York, Oxford University Press, 1998.
- Payer Lynn: Disease-Mongers. How doctors, drug companies, and insurers are making you feel sick. New York, John Wiley and Sons, 1992.
- Pennebaker James W.: Emotion, Disclosure, and Health. Washington DC, American Psychological Association, 1995.
- Perren-Klinger Gisela: Posttraumatische Belastungsstörungen. In: Revenstorf Dirk, Burkhard Peter (Hrsg.): Hypnose in Psychotherapie, Psychosomatik und Medizin. Manual für die Praxis. Heidelberg, Springer, 2009, 2. Auflage; pp. 474 – 483.
- Perry Bruce D., Szalavitz Maia: Der Junge, der wie ein Hund gehalten wurde: was traumatisierte Kinder uns über Leid, Liebe und Heilung lehren können. München, Kösel, 2008. Original: The Boy who was Raised as a Dog: What Traumatized Children can Teach us About Loss, Love, and Healing. New York, Basic Books, 2006.
- Piaget Jean: Das Weltbild des Kindes. München, DTV, 1988 (Original: La représentation du monde chez l'enfant. Paris, Presses Universitaires de France, 1926).
- Piskorski Jan M.: Die Verjagten: Flucht und Vertreibung in Europa des 20. Jahrhunderts. München, Siedler, 2013.
- Popper Karl: Conjectures and Refuctations. London, Routledge, 1963.

- Porges Stephen W.: Die Polyvagal-Theorie und die Suche nach Sicherheit: Traumabehandlung, soziales Engagement und Bindung. Lichtenau, G.P. Probst Verlag, 2018.
- Putnam F.: Diagnose und Behandlung der Dissoziativen Identitätsstörung. Paderborn: Junfermann, 2003. Original: Diagnosis and Treatment of Multiple Personality Disorders. New York, Guilford Press,1989.
- Rauwald Marianne (Hrsg.): Vererbte Wunden. Transgenerationale Weitergabe traumatischer Erfahrungen. Weinheim, Beltz, 2013.
- Retkowski Alexandra: Perspektiven auf die Fort- und Weiterbildung zu Folgen der sexualisierten Gewalt. In: Retkowski Alexandra, Treibel Angelika, Tuider Elisabeth (Hrsg.): Handbuch sexualisierte Gewalt und pädagogische Kontexte. Weinheim, Beltz Juventa, 2018, 194 – 202.
- Rich Ben A.: Strange Bedfellows. How Medical Jurisprudence has influenced Medical Ethics and Medical Practice. New York, Kluwer, 2001.
- Richstein Karl-Hinz, Tschan Werner: Weiterbildung zur Prävention sexualisierter Gewalt: das Modellprojekt des Erzbistums Freiburg im Breisgau. Weinheim, Beltz, 2016.
- Rizzolatti Giacomo, Sinigaglia Corrado: Empathie und Spiegelneurone. Die biologische Basis des Mitgefühls. Berlin, Suhrkamp, 2008.
- Rosling Hans: Factfulness. Wie wir lernen, die Welt so zu sehen, wie sie wirklich ist. Berlin, Ullstein, 2018.
- Ross Colin A., Halpern Naomi: Trauma Model Therapy. A Treatment Approach For Trauma, Dissociation and Complex Comorbidity. Richardson, Manitou Communications, 2009.
- Ross Colin A.: The Trauma Model. A Solution to the Problem of Comorbidity in Psychiatry. Richardson, Manitou, 2007.
- Rüegg Johann Caspar: Psychosomatik, Psychotherapie und Gehirn. Stuttgart, Schattauer, 2001.
- Rush Florence: The best kept secret. Sexual Abuse of Children. Englewood Cliffs, Prentice-Hall, 1980.
- Russel Diana E.H.: The Secret Trauma. Incest in the Lives of Girls and Women. New York, Basic Books, 1986.

- Russel Eileen: Restoring Resilience. Discovering your Clients' Capacity for Healing. New York, W.W. Norton, 2015.
- Sack Martin, Sachsse Ulrich, Schellong Julia: Komplexe Traumafolgstörungen. Stuttgart, Schattauer, 2013.
- Sackett David L., Rosenberg William M.C., Gray J.A. Muir, Haynes R. Brian, Richardson W. Scott: Evidence based medicine: what it is and what it isn't. Editorial. BMJ 1996;312:71-72.
- Salter Anna C.: Transforming Trauma. A guide to understanding and treating adult survivors of child sexual abuse. Thousand Oaks, Sage, 1995.
- Schatz Gottfried: Jenseits der Gene. Essays über unser Wesen, unsere Welt und unsere Träume. Zürich, Verlag Neue Zürcher Zeitung, 2013.
- Schmerl Christiane: Die Frau als wandelndes Risiko. In: Hurrelmann Klaus, Kolip Petra (Hrsg.): Geschlecht, Gesundheit und Krankheit. Bern, Huber, 2002, p. 32-52.
- Schölzel-Klamp Marita, Köhler-Saretzki Thomas: Das blinde Auge des Staates. Die Heimkampagne von 1969 und die Forderungen der ehemaligen Heimkinder. Bad Heilbrunn, Julius Klinikhardt, 2010.
- Schmucker Mervyn, Köster Rolf: Praxishandbuch IRRT: Imagery Rescripting & Reprocessing Therapy bei Traumafolgestörungen, Angst, Depression und Trauer. Stuttgart, Klett-Cotta, 2014.
- Schore Allan N.; Affect Dysregulation and Disorders of the Self. New York, W.W. Norton, 2003.
- Seidler Günter H., Freyberger Harald J., Maercker Andreas (Hrsg.): Handbuch der Psychotraumatologie. Stuttgart, Klett-Cotta, 2011.
- Seung Sebastian: Connectome. How the Brain's Wiring Makes Us Who We Are. Boston, Houghton Mifflin Harcourt, 2012.
- Siebert Charles: What does a Parrot know about PTSD? New York Times, Jan 28, 2016.
- Siegel Daniel J.: The Developing Mind: Toward a Neurobiology of Interpersonal Experience. New York, Guilford, 1999.
- Siegel Daniel J.: The Mindful Therapist. New York, W.W. Norton, 2010.
- Siegel Daniel J.: Mindsight. The new sciences of emotional transformation. New York, Bantam Books, 2010.

- Siegel Daniel J.: The Developing Mind. How Relationships and the Brain interact to shape Who We are. New York, Guilford, 2012.
- Sinason Valerie: Attachment, Trauma and Multiplicity. Working with Dissociative Identity Disorder. Hove, Brunner Routledge, 2002.
- Sinanson Valerie: Introduction. In: Sinason Valerie (ed.): Memory in dispute. London, Karnac Book, 1998; 1 – 15.
- Schnurr Paula P., Ford Julian D., Friedman Maatwe J., Green Bonnie L., Dain Bradley J., Sengupta Anjana: Predictors and Outcomes of Posttraumatic Stress Disorder in World War II Verterans Exposed to Mustard Gas. Journal of Consulting and Clinical Psychology 2000, Vol. 68(2): 258 – 268.
- Shapiro Robin: Easy Ego State Interventions. Strateges for Working with Parts. New York, W.W. Norton, 2016.
- Spinazzola Joseph, Ford Julian, Zucker Marla, Van der Kolk Bessel A., Silva Susan, Smith Stefanie F., Blaustein Margaret: Survey Evaluates Complex Trauma Exposure, Outcome, and Intervention Among Children and Adolescents. Psychiatric Annals, 2005; 35(5):433 – 439.
- Stemple Lara, Meyer Ilan H.: The Sexual Victimization of Men in America: New Data Challenge Old Assumptions. Am J Public Health, 2014 June; 104(6): e19-e26.
- Subic-Wrana Claudia, Tschan Regine, Michal Matthias, Zwerenz Rüdiger, Beutel Manfred, Wiltink Jörg: Kindheitstraumatisierungen, psychische Beschwerden und Diagnosen beo Patienten in einer psychosomatischen Universitätsambulanz. Psychother Psych Med 2010
- Sweatt J. David, Meaney Michael J., Nestler Eric J., Akbarian Schahrem (eds.): Epigenetic Regulation in the Nervous System. Amsterdam, Academic Press, 2013.
- Taleb Nassim Nicholas: The Black Swan. New York, Random House, 2007.
- Tangney June Price, Dearing Ronda L.: Shame and Guilt. New York, Guilford, 2002.
- Tiedemann Jens L.: Die Scham, das Selbst und der Andere. Psychodynamik und Therapie von Schamkonflikten. Giessen, Psychosozial Verlag, 2010.

- Tiedemann Jens L.: Scham. Giessen, Psychosozial Verlag, 2013.
- Thorndike e.L.: Educational Psychology. New York, Teachers College, Columbia University, 1914. Dt.: Psychologie der Erziehung. Jena, Gustav Fischer, 1930.
- Trobisch-Lütge Stefan, Bomgerg Karl-Heinz (Hg.): Verborgene Wunden. Spätfolgen politischer Traumatisierung in der DDR und ihre transgenerationale Weitergabe. Giessen, Psychosozial-Verlag, 2015.
- Tschan Werner: Missbrauchtes Vertrauen. Sexuelle Grenzverletzungen in professionellen Beziehungen. Basel, Karger, 2005, 2. Auflage.
- Tschan Werner: Sexualisierte Gewalt und gesundheitliche Folgen. Primary Care 2013;13(17): 308-309.
- Tschan Werner: Professional Sexual Misconduct in Institutions. Causes and Consequences, Prevention and Intervention. Göttingen, Hogrefe, 2014.
- Tschan Werner: Impact of Violence on Children. In: Bernard Catherine, Shea John (eds.): Giving Children a Voice. The Transforming Role of the Family. Newcastle upon Tyne, Cambridge Scholars Publishing, 2015; 109 – 126.
- Tschan Werner: Übergriffe in Institutionen in der Schweiz. In: Fegert Jörg M., Wolff Mechthild (Hrsg.): Kompendium Sexueller Missbrauch in Institutionen. Entstehungsbedingungen, Prävention und Intervention. Weinheim, Beltz Juventa, 2015; 707 – 719.
- Tschan Werner: How to prevent sexual boundary violation in psychotherapy? TELL, in print, 2019.
- Tsokos Michael, Guddat Saskia: Deutschland misshandelt seine Kinder. München, Droemer, 2014.
- Van Derbur Marilyn: Tagkind – Nachtkind: Das Trauma sexueller Gewalt. Kröning, Asanger, 2011.
- Van der Hart Onno, Nijenhuis Ellert R.S., Stelle Kathy: Das verfolgte Selbst: Strukturelle Dissoziation und die Behandlung chronischer Traumatisierungen. Paderborn, Junfermann, 2008. Original: The Haunted Self. Structural Dissociation and the Treatment of Chronic Traumatisation. New York, W.W. Norton, 2006.

- Van der Hart Onno: Dissoziative Identitätsstörungen. In: Revenstorf Dirk, Burkhard Peter (Hrsg.): Hypnose in Psychotherapie, Psychosomatik und Medizin. Manual für die Praxis. Heidelberg, Springer, 2009, 2. Auflage; pp. 484 – 494.
- Van der Hart Onno, Dorahy Martin J.: History of the Conecpt of Dissociation. In: Dell Paul F., O'Neil John A. (eds.): Dissociation and the Dissociative Disorders. New York, Routledge, 2009; pp. 3 – 26.
- Van der Kolk Bessel: The Body keeps the Score. Brain, Mind, and Body in the Healing of Trauma. New York, Viking, 2014.
- Van der Kolk Bessel A: Die Vielschichtigkeit der Anpassungprozesse nach erfolgter Traumatisierung: Selbstregulation, Reizdiskriminierung und Entwicklung der Persönlichkeit. In: Van der Kolk Bessel A., McFarlane Alexander C., Weisaeth Lars (eds.): Traumatic Stress. Grundlagen und Behandlungsansätze. Paderborn, Junfermann, 2000; pp. 169 – 194.
- Van der Kolk Bessel A., Weisaeth Lars, Van der Hart Onno: History of Trauma in Psychiatry. In: Van der Kolk Bessel A., McFarlane Alexander C., Weisaeth Lars (eds.): Traumatic stress. The effects of overwhelming experience on mind, body and society. New York, Guilford, 1996, pp. 47 – 74.
- Vasterling Jennifer J., Brewin Chris R. (eds.): Neuropsychology of PTSD. Biological, Cognitive, and Clinical Perspectives. New York, Guilford, 2005.
- Vees Martina: Die Begutachtung verfolgungsbedingter Störungen von Holocaustüberlebenden im Rahmen von Verschlimmerungsanträgen. Inaugural-Dissertation an der Medizinischen Fakultät der Eberhard-Karls-Universität zu Tübingen, 2010.
- Vermetten Eric, Dorahy Martin J., Spiegel David (eds.): Traumatic Dissociation. Neurobiology and Treatment. Washington DC, American Psychiatric Publishing, 2007.
- Von Baeyer Walter Ritter, Häfner Heinz, Kisker Karl Peter: Psychiatrie der Verfolgten. Berlin, Springer, 1964.
- Walther Alexander, Förstl Hans: Zelluläre Korrelate der Theory of Mind: Spiegelneurone, Von-Economo-Neurone, parvo- und magnozelluläre Neurone. In: Förstl Hans (Hrsg.): Theory of Mind. Neurobiologie und

Psychologie sozialen Verhaltens. Berlin, Springer, 2012, 2. überarbeitete und aktualiserte Auflage, pp. 103 – 110.

- Wieland Sandra: Dissoziation bei Kindern und Jugendlichen: Symptomatik, Störungsbild und Implikationen. In: S. Wieland (Hrsg.): Dissoziationen bei traumatisierten Kindern und Jugendlichen. Grundlagen, klinische Fälle und Strategien. Stuttgart, Klett-Cotta, 2014; pp. 17 - 49. Original: Dissociation in Traumtized Children and Adolescents: Theory and Clinical Interventions. New York, Routledge, 2011.
- Willems Helmut, Ferring Dieter (Hrsg.): Macht und Missbrauch in Institutionen. Interdisziplinäre Perspektiven auf institutionelle Kontexte und Strategien der Prävention. Wiesbaden, Springer, 2014.
- Wils Jean-Pierre: ars moriendi. Über das Sterben. Leipzig, Insel Verlag, 2007.
- Winnicott D. W.: Reifungsprozesse und fördernde Umwelt. Giessen, Psychosozial Verlag, 1974, 2001 (Original: Maturational Processes and the Facilitating Environment. London, Hogarth Press, 1965).
- Wolfradt Uwe: Kultur und dissoziative Prozesse: eine integrtive Perspektive. In: Wolfradt Uwe, Heim Gergard, Fiedler Peter (Hrsg.) : Dissoziation und Kultur. Pierre Janets Beiträge zur modernen Psychiatire und Psychologie. Lengerich, Pabst, 2013; 11 – 21.
- WPA (World Psychiatric Association): Madrid Declaration 1997 and amendments.
  http://www.wpanet.org/detail.php?section_id=5&content_id=48
- Wulff Hella : Childhood Trauma Questionnaire : Entwicklung einer deutschsprachigen Version und Überprüfung bei psychiatrisch-psychotherapeutisch behandelten Patienten. Inauguraldissertation zur Erlangung der Doktorwürde an der medizinischen Fakultät der Universität zu Lübeck, 2006.
- Yang Bao-Zhu, Zhang Huiping, Ge Wenjing, Weder Natalie, Douglas-Palumberi Heather, Perepletchikova Francheska, Gelernter Joel, Kaufmann Joan: Child Abuse and Epigenetic Mechanisms of Disease Risk. Am J Prev Med 2013 ;44(2):101-107.
- Yehuda Rachel: Psychobiology of Posttraumatic Stress Disorder : A Decade of Progress. New York, New York Academy of Science, 2006.

Der Autor: Dr. med. Werner Tschan MAE

Werner Tschan engagiert sich seit 30 Jahren für eine umfassende und nachhaltige Gewaltprävention. Für Einrichtungen hat er Schutzkonzepte gegen Gewalt entwickelt. Er ist Facharzt für Psychiatrie und Psychotherapie in eigener Praxis in Allschwil/Basel; er verfügt über einen Zertifikatsabschluss der Universität Mainz in der Behandlung von Sexualdelinquenten und einen Masterabschluss der Universität Zürich in Applied Ethics (MAE).

Seine Masterarbeit an der Universität Zürich trägt den Titel: Sexuelle Missbräuche in ärztlichen Behandlungen.

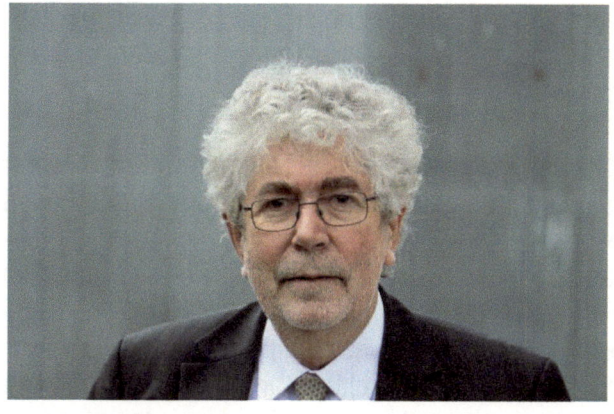

Foto: David I. Tschan (2017)

Werner Tschan nahm von 2010 bis 2011 als Experte am Erweiterten Runden Tisch der Deutschen Bundesregierung in Berlin zur Prävention von sexuellen Missbräuchen teil. Von 2004 bis 2009 konzipierte und leitete er an der Universität Zürich den interdisziplinären CAS-Studiengang *„Intervention und Prävention bei sexueller Gewalt"*. Traumafolgestörungen verstehen, erkennen und behandeln ist eine unabdingbare Voraussetzung für die Bewältigung der Folgen.

In seiner Praxis behandelt Werner Tschan betroffene Personen und versucht ihnen eine Perspektive zu vermitteln, wie sie die schrecklichen Erlebnisse hinter sich lassen können – nicht vergessen, und nicht ungeschehen machen wollen. Die Bearbeitung der Folgen, vor allem wenn Bindungserfahrungen tangiert sind, kann mitunter Jahre dauern. Er beteiligt sich auch an der Rehabilitation von Tätern und kennt den Strafvollzug inklusive den Knast. Sein Wissen und seine Erfahrung setzt er in der Beratung von Institutionen und in der Ausbildung von Fachleuten ein – Zeugnis davon sind seine weltweite Seminar- und Vortragstätigkeit. Er hat zu Juristen in Osaka/Japan gesprochen, er hat den postgraduate Ausbildungszyklus der Psychiater in Sydney mit seinem Beitrag über das Berufsrisiko eröffnet, er hat zu Bischöfen in New Delhi über die Prävention von sexuellen Übergriffen in der Kirche gesprochen, er hat zu *male survivors* in Christchurch NZ und in New York gesprochen, er hat zu Schulleitern in Bern gesprochen – das Problem der Gewaltprävention und der Aufarbeitung der Folgen stellt sich weltweit.

Während seinem Studium der Humanmedizin 1977 bis 1983 hat Werner Tschan nie etwas über Psychotraumatologie gehört – obwohl der Begriff PTSD bereits 1980 geschaffen wurde. Normalerweise gelangen Neuerungen in der Medizin rasch über den Atlantik – so kann er sich noch an Vorlesungen von 1982 erinnern, als zum ersten mal die Rede von Gay-Related Immune Deficiency (GRID) war, was dann später als AIDS bezeichnet wurde. Während seiner Assistentenjahre an der Psychiatrischen Universitätsklinik wurde er von einem klinischen Forscher darauf angesprochen, ob ihm die Bindungstheorie von Bowbly etwas sage. Nein, noch nie gehört. Er kann sich nicht erinnern, wann er zum ersten Mal etwas über Verding- und Heimkinder gehört hat – in der Schweiz ein Problem geradezu gigantischen Ausmasses, waren doch hunderttausende Kinder betroffen, die ihre traumatischen Erfahrungen ins Erwachsenenalter mitnahmen. Sprachlosigkeit überall – noch heute sind die Traumafolgestörungen in den deutschsprachigen Ländern nicht in die Curricula der Humanmedizin aufgenommen!

Die Frage des angemessenen Verhaltens von Fachleuten ist nur selten der Erörterung wert. Werner Tschan kennt die Problematik von fachlichem Fehlverhalten aus unmittelbarer Erfahrung; er hat ein Rehabilitationsprogramm für Fachleute nach PSM entwickelt und seit Jahren umgesetzt („Boundary Training" und „Monitoring"). Er war in diesem Bereich in der Verbindung der Schweizer Ärztinnen und Ärzte tätig und hat in der Aufbauphase von Hilfestrukturen für Fachleute in Schwierigkeiten (REMED) wesentliche Inputs vermittelt. Er hat immer wieder die Verpflichtung von Fachleuten betont, dass sie fehlbare Kolleginnen und Kollegen melden müssen, damit ihnen nach Möglichkeit geholfen werden kann, und dass Patientinnen und Patienten nicht zu Schaden kommen. Der Leitgedanke von Stephen Porges, dass eine wirksame therapeutische Arbeit ist nur möglich ist, wenn sich der Klient in der Therapiesituation sicher fühlt (Porges 2017, S. 190), muss folglich zwingend die Problematik des fachlichen Fehlverhaltens als Verletzung dieser Grundvoraussetzung berücksichtigen.